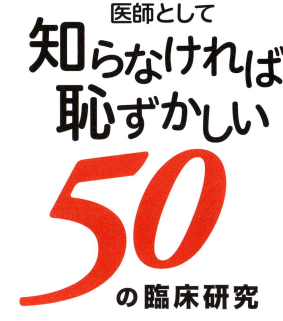

編

David Y. Hwang, MD
Assistant Professor of Neurology
Division of Neurocritical Care
and Emergency Neurology
Yale School of Medicine
New Haven, Connecticut

David M. Greer, MD, MA
Zimmerman and Spinelli Professor
and Vice Chairman of Neurology
Yale School of Medicine
New Haven, Connecticut

シリーズ編者

Michael E. Hochman, MD, MPH
Assistant Professor of Clinical Medicine
Keck School of Medicine
University of Southern California
Los Angeles, California

監訳

岩田 淳
東京大学医学部附属病院神経内科講師

50 Studies
Every Neurologist
Should Know

メディカル・サイエンス・インターナショナル

Authorized translation of the original English Edition,
"50 Studies Every Neurologist Should Know", First Edition
edited by David Y. Hwang and David M. Greer

© Oxford University Press 2016
All rights reserved.

本書は2016年に出版された50 Studies Every Neurologist Should Knowの翻訳であり，オックスフォード大学出版局との契約により出版されたものである。翻訳に関するすべての責任はメディカル・サイエンス・インターナショナルにあり，オックスフォード大学出版局は内容の誤り，欠如，不正確さ，あいまいな表現，およびこれら翻訳によって生じた損害について，いかなる責任も負わない。

50 Studies Every Neurologist Should Know, First Edition was originally published in English in 2016. This translation is published by arrangement with Oxford University Press. Medical Sciences International, Ltd. is solely responsible for this translation from the original work and Oxford University Press shall have no liability for any errors, omissions or inaccuracies or ambiguities in such translation or for any losses caused by reliance thereon.

© First Japanese Edition 2017 by Medical Sciences International, Ltd., Tokyo

Printed and Bound in Japan

監訳者序文

私が神経内科医として第一歩を踏み出したのは1990年代前半のことである。その頃は漸くMRIが一般的に使用できるようになり，神経内科領域に新しい画像診断という流れが到来しており，遺伝性の神経疾患の遺伝子異常が次々と同定されていた時代でもあった。やっと神経疾患が他の領域の疾患と同様に理解できるようになった，と若いながら感じたことを覚えている。ただ，そうはいっても，神経内科の疾患は「病態の理解が難しく」，「治療が難しく（治療方法があればまだましといえた）」，「希少な疾患」が多いというイメージを払拭できていなかったように思うし，それはいまだにそうかもしれない。

そのために，今回監訳させていただいた50の臨床研究はすべて「治療の研究」という点が小医にとって隔世の感があるわけである。そもそも「稀少疾患」では症例数が限られてしまうために「治験」はきわめて困難である。それゆえ，本書に記載されている疾患はどれも神経領域のcommon diseaseばかりである。改めて考えさせてくれるのは，私たち神経科医の多くがそのような治療可能なcommon diseaseにもっと目を向ける必要があるのは明白だ，ということだろう。本書に含まれる認知症，てんかん，頭痛，脳卒中だけでも我が国の人口の3割以上が罹患する疾患群である。そのような疾患に対して「知らなければ恥ずかしい」は言い過ぎにしても，「知っておくべき」臨床治療研究の成果を一覧できたことは訳者一同にとっても大きな収穫であった。

本書が先生方の日常の診療にお役立ていただけることを切に願う。また，本書を刊行するにあたり，メディカル・サイエンス・インターナショナルの佐々木由紀子氏に多大なる貢献をいただいたことに感謝の意を表したい。

2017年3月
監訳者
岩田　淳

原著序文

臨床神経科学においては病変の局在が強調されるが，それは当然のことである。世界中の医学生は，教科書に記載されている中枢および末梢の機能神経解剖学を記憶するために，果てしのない時間を投入している。脳幹の脳卒中症候群から腕神経叢の回路構成に至るまでの神経系の伝達経路を習得することは，神経疾患を有する患者の治療を行うためには古典的な出発点となる。

とはいえ，最もよく勉強している新人の神経内科のレジデントであっても，最初のローテーションを始めてすぐに，神経画像検査を用いてすら患者の病変部位を特定するということは，必ずしも簡単ではないうえに，患者の治療にとっては始まりにすぎないことを見いだすのである。特に，神経学の分野においては過去50年間に爆発的な数の治験が施行され，今までにないほどの治療法を私たちの分野にもたらした。この爆発的な数の治験の存在により，新しく神経科医としてゼロからエビデンスに基づく医療の専門知識の構築を開始することがさらに困難になっている。すべての医師にとって，患者に何をすべきか，そしてなぜそうするのかをみつけ出すことは終わりのない過程であり，インターンから1年目の神経科医へと移り変わる時期や，初めてチームを率いようとしている新しいシニアレジデントといった特定の人々にとっては特に手強いものになる。総合診療医として初めて開業するような場合においても，熟練した学術的な専門家としてこれからの1か月間病棟に勤務することに備えている場合でも，臨床神経学の基本的な研究についての自らの知識に対して自信をもてるようになることは容易なことではない。

1冊だけで，何年も読書をして臨床経験を積むことでのみ培われる知識を提供できる本などない。しかしながら，"Oxford's 50 Studies"シリーズの精神として，臨床に影響を与えた重要な治験を紹介することがこの本の目的である。この本は，回診や症例検討会に出席する者に，「なぜ」，「何を」という考えについてより自信をもってもらうための出発点として書かれた。意図的に，それぞれの章は1つもしくは複数の治験を要約している。仕事で忙しいレジデントでも十分に消化できるほど短いフォーマットではあるが，包括的にアプローチしており，その結果だけでなく，それぞれの治験がどのように一般化できるか，についてきちんと説明した。実際，要約されている論文のいくつかは，すでに私たちが行っている標準的な医療とは異

なるが，その当初の影響力は劇的であり，いまだに，特定の疾患をどのように治療したらよいのかについて，その考え方を雄弁に物語っている。この本が，神経疾患の治療を関連づけて理解し，膨大な情報量からなる臨床の神経学をもう少し理解しやすくする助けとなることを願っている。

　このような本をまとめ上げるうえでの最大の問題は，50 の研究にどの研究を取り上げるのかということである。この本で研究を選択する際には，米国内の神経学の教育者からなる委員会による査読を経たのであるが，肝心な点は，回診で頻繁に登場するような研究を単純に選ぶということであった。公平かどうかはわからないが，大規模な多施設共同研究の数の多い専門分野も重要視した。目次を一目みれば，この本は入院患者の診療，特に脳血管障害にとても重きをおいていることがおわかりになるだろう。ある専門分野の研究の紹介がとても少ないという事実は，神経学においてその分野の重要性が小さいということを反映しているわけではない。むしろ，良かれ悪しかれ，圧倒的に患者数が多いために，ほとんどすべての神経科医には，脳卒中患者の診療を行う責任があることを認識いただきたい！

　私たちはこの初版本がまだ発展途上にあると考えている。この本に選ばれた，もしくは選ばれなかった研究について，読者の方々のご意見をぜひうかがいたいし，この本が将来も版を重ねること，そしてその内容を改善する機会のあることを信じている。影響の大きい研究について議論を始めることは興味深いことではあるが，研鑽を積み始める方にとってこの本がエビデンスに基づく臨床神経学を少しでも受け入れやすくする基礎となれば，と思う。本書を選択いただき感謝します。本書があなたにとって有用となることを願っています。

David Y. Hwang, MD
David M. Greer, MD, MA

献辞

本書が実現したのは，執筆陣，すなわち，イエール大学医学部の神経科および脳外科 (Departments of Neurology and Neurosurgery at the Yale School of Medicine) のレジデントと教授らの努力の賜物である。本書の原稿の執筆と推敲にかかった長時間の業績に対して心より感謝する。

"50 Studies" シリーズ編者の Dr. Michael Hochman，そして，Oxford University Press からの依頼で制作に協力してくださった匿名の査読委員の方々にも感謝する。彼らは掲載する研究の一覧の改良に協力し，そして本書の出版を勧めてくださった。

最後に，本書の内容を査読する時間を割いてくださった，以下の方々のご厚意に感謝したい。これらの査読者の多くは本書で扱った研究の著者である。研究論文の著者に査読をお願いできなかった章，そして，脳卒中と神経救急以外の内容では，査読をお願いするために追加のエキスパートの先生方を募らせていただいた。その先生方全員に深く感謝する。しかしながら，本書に述べられている内容はそれらの著者や以下にご紹介する査読者の見解を代表するものではなく，彼らには，情報の正確性を保証する義務はない。間違いがあったとしたら，それはすべて私たちの責任である。

David Y. Hwang, MD
David M. Greer, MD, MA

- Dr. Lawrence T. Friedhoff。A 24-week, double-blind, placebo-controlled trial of donepezil in patients with Alzheimer's disease. Donepezil Study Group. *Neurology.* 1998; 50: 136-145 の上席著者。イエール大学医学部准教授 Dr. Darren C. Volpe のご協力にも感謝する。
- Dr. Pierre N. Tariot および Dr. George T. Grossberg。Memantine treatment in patients with moderate to severe Alzheimer disease already receiving donepezil: a randomized controlled trial. *JAMA.* 2004; 291: 317-324 の著者。
- Dr. Lawrence J. Hirsch。イエール大学医学部てんかん・脳波部門の責任者。A comparison of four treatments for generalized convulsive status epilepticus. *N Engl J*

Med. 1998; 339: 792-798 の査読者。

- Dr. Anthony G. Marson。(1) The SANAD study of effectiveness of carbamazepine, gabapentin, lamotrigine, oxcarbazepine, or topiramate for treatment of partial epilepsy: an unblinded randomised controlled trial. *Lancet.* 2007; 369: 1000-1015 および (2) The SANAD study of effectiveness of valproate, lamotrigine, or topiramate for generalised and unclassifiable epilepsy: an unblinded randomised controlled trial. *Lancet.* 2007; 369: 1016-1026 の筆頭著者。
- Dr. Michel D. Ferrari。Treatment of migraine attacks with sumatriptan. The subcutaneous sumatriptan international study group. *N Engl J Med.* 1991; 325: 316-321 の責任著者。
- Dr. Frank M. Sullivan。Early treatment with prednisolone or acyclovir in Bell's palsy. *N Engl J Med.* 2007; 357: 1598-1607 の筆頭著者。
- Dr. Serena Spudich。イエール大学医学部神経感染症と全世界規模の神経学の責任者。Dexamethasone in adults with bacterial meningitis. *N Engl J Med.* 2002; 347: 1549-1556 の査読者。
- Dr. Karl Kieburtz。Levodopa and the progression of Parkinson's disease. *N Engl J Med.* 2004; 351: 2498-2508 の共著者。
- Dr. Günther Deuschl。A randomized trial of deep-brain stimulation for Parkinson's disease. *N Engl J Med.* 2006; 355: 896-908 の筆頭著者。
- Dr. David Barnes。Barnes D, Hughes, Morris RW, Wade-Jones O, Brown P, Britton T, Francis DA, Perkin GD, Rudge P, Swash M, Katifi H, Farmer S, Frankel J. Randomised trial of oral and intravenous methylprednisolone in acute relapses of multiple sclerosis. *Lancet.* 1997; 349: 902-906 の筆頭著者。
- Dr. Roy W. Beck。Intramuscular interferon beta-1a therapy initiated during a first demyelinating event in multiple sclerosis. *N Engl J Med.* 2000; 343: 898-904 の共著者であり，A randomized, controlled trial of corticosteroids in the treatment of acute optic neuritis. *N Engl J Med.* 1992; 326: 581-588 の筆頭著者。
- Dr. Giancarlo Comi。Effect of glatiramer acetate on conversion to clinically definite multiple sclerosis in patients with clinically isolated syndrome: a randomised, double-blind, placebo-controlled trial. *Lancet.* 2009; 374: 1503-1511 の筆頭著者。また，Dr. Natalia Ashtamker と Teva Pharmaceutical Industries Ltd. の協力にも感謝する。
- Dr. Alfred W. Sandrock。Natalizumab plus interferon beta-1a for relapsing multiple sclerosis. *N Engl J Med.* 2006; 354: 911-923 の上席著者。
- Dr. Jeffrey A. Cohen。Oral fingolimod or intramuscular interferon for relapsing multiple sclerosis. *N Engl J Med.* 2010; 362: 402-415 の筆頭著者。
- Dr. Ralf Gold。Placebo-controlled phase3 study oforal BG-12 for relapsing multiple sclerosis. *N Engl J Med.* 2012; 367: 1098-1107 の筆頭著者。
- Dr. Robert J. Fox。Placebo-controlled phase 3 study of oral BG-12 or glatiramer in multiple sclerosis. *N Engl J Med.* 2012; 367: 1087-1097 の筆頭著者。
- Dr. Michael Holzer。Mild therapeutic hypothermia to improve the neurologic outcome after cardiac arrest. *N Engl J Med.* 2002; 346: 549-556 の共著者および保証人。
- Dr. Stephen A. Bernard。Treatment of comatose survivors of out-of-hospital cardiac arrest with induced hypothermia. *N Engl J Med.* 2002; 346: 557-563 の筆頭著者。

- Dr. D. James Cooper および Dr. Jeffrey V. Rosenfeld。Decompressive craniectomy in diffuse traumatic brain injury. *N Engl J Med*. 2011; 364: 1493-1502 の共著者。
- Dr. George S. Allen。Cerebral arterial spasm—a controlled trial of nimodipine in patients with subarachnoid hemorrhage. *N Engl J Med*. 1983; 308: 619-624 の筆頭著者。
- Dr. Richard A.C. Hughes および Dr. David R. Cornblath。Randomised trial of plasma exchange, intravenous immunoglobulin, and combined treatments in Guillain-Barré syndrome. Plasma exchange/Sandoglobulin Guillain-Barré Syndrome Trial Group. *Lancet*. 1997; 349: 225-230 の執筆委員会の委員。
- Dr. Vera Bril。Comparison of IVIg and PLEX in patients with myasthenia gravis. *Neurology*. 2011; 76: 2017-2023 の上席著者。
- Dr. Vincent Meininger。Bensimon G, Lacomblez L, Meininger V. A controlled trial of riluzole in amyotrophic lateral sclerosis. *N Engl J Med*. 1994; 330: 585-591 の上席著者。
- Dr. Joachim M. Baehring。コネティカット州ニューヘブンの Smilow Cancer Hospital の脳腫瘍プログラム臨床プログラムのリーダー。(1) Radiotherapy plus concomitant and adjuvant temozolomide for glioblastoma. *N Engl J Med*. 2005; 352: 987-996 および (2) MGMT gene silencing and benefit from temozolomide in glioblastoma. *N Engl J Med*. 2005; 352: 997-1003 の査読者。
- Dr. Elias M. Michaelides〔イエール大学医学部外科准教授(耳鼻咽喉科)〕，および Dr. Dhasakumar S. Navaratnam (イエール大学医学部神経学・神経生物学准教授)。The canalith repositioning procedure: for treatment of benign paroxysmal positional vertigo. *Otolaryngo Head Neck Surg*. 1992; 107: 399-404 の査読者。また，オレゴン州ポートランドの Vesticon 社社長の Cathryn Epley にも協力に感謝する。そして，この原稿の要約に付随する図を作成してくれた Michael T. Loscalzo の協力にもに感謝する。
- Dr. Sanjeev V. Kothare。New York University Medical Center の小児睡眠プログラムの責任者。Randomized, double-blind, placebo-controlled crossover trial of modafinil in the treatment of excessive daytime sleepiness in narcolepsy. *Neurology*. 1997; 49: 444-451 の査読者。
- Dr. Claudia Trenkwalder。Efficacy of rotigotine for treatment of moderate-to-severe restless legs syndrome: A randomised, double-blind, placebo-controlled trial. *Lancet Neurol*. 2008; 7: 595-604 の筆頭著者。また，Connecticut Veterans Affairs Healthcare System の睡眠医学プログラムの責任者 Dr. Brian B. Koo の協力にも感謝する。
- Dr. Wilco C. Peul。Surgery versus prolonged conservative treatment for sciatica. *N Engl J Med*. 2007; 356: 2245-2256 の筆頭著者。
- Dr. James N. Weinstein。Surgical versus nonsurgical treatment for lumbar degenerative spondylolisthesis. *N Engl J Med*. 2007; 356: 2257-2270 の筆頭著者。
- Dr. Mark N. Hadley。アラバマ大学バーミングハム校医学部の脳神経外科教授。A randomized, controlled trial of methylprednisolone or naloxone in the treatment of acute spinal-cord injury. Results of the Second National Acute Spinal Cord Injury Study. *N Engl J Med*. 1990; 322: 1405-1411 の査読者。
- Dr. JohnR. Marler。Tissue plasminogen activator for acute ischemic stroke. The National Institute of Neurological Disorders and Stroke rt-PA Stroke Study Group. *N Engl J Med*.

1995; 333: 1581-1587 の責任著者。

・Dr. Werner Hack。Thrombolysis with alteplase 3 to 4.5 hours after acute ischemic stroke. *N Engl J Med.* 2008; 359: 1317-1329 の筆頭著者。

・Dr. Anthony Furlan。Intra-arterial prourokinase for acute ischemic stroke. The PROACT II study: A randomized controlled trial. Prolyse in Acute Cerebral romboembolism. *JAMA.* 1999; 282: 2003-2011 の筆頭著者。

・Dr. Joseph P. Broderick。Endovascular therapy after intravenous t-PA versus t-PA alone for stroke. *N Engl J Med.* 2013; 368: 893-903 の筆頭著者。

・Dr. Chelsea S. Kidwell および Dr. Reza Jahan。A trial of imaging selection and endovascular treatment for ischemic stroke. *N Engl J Med.* 2013; 368: 914-923 の共著者。

・Dr. Seemant Chaturvedi。マイアミ大学ミラー医学部神経科教授。(1) Beneficial effect of carotid endarterectomy in symptomatic patients with high-grade carotid stenosis. North American Symptomatic Carotid Endarterectomy Trial Collaborators. *N Engl J Med.* 1991; 325: 445-453 および (2) Benefit of carotid endarterectomy in patients with symptomatic moderate or severe stenosis. North American Symptomatic Carotid Endarterectomy Trial Collaborators. *N Engl J Med.* 1998; 339: 1415-1425 の査読者。

・Dr.HaroldP.Adams。Endarterectomy for asymptomatic carotid artery stenosis. Executive Committee for the Asymptomatic Carotid Atherosclerosis Study. *JAMA.* 1995; 273: 1421-1428 の出版委員会委員。

・Dr. Zheng-Ming Chen。CAST: Randomised placebo-controlled trial of early aspirin use in 20,000 patients with acute ischaemic stroke. CAST (Chinese Acute Stroke Trial) Collaborative Group. *Lancet.* 1997; 349: 1641-1649 の責任著者。

・Dr. Peter A. G. Sandercock。The International Stroke Trial (IST): A randomised trial of aspirin, subcutaneous heparin, both, or neither among 19,435 patients with acute ischaemic stroke. International Stroke Trial Collaborative Group. *Lancet.* 1997; 349: 1569-1581 の責任著者。

・Professor Dr. Hans C. Diener。European Stroke Prevention Study. 2. Dipyridamole and acetylsalicylic acid in the secondary prevention of stroke. *J Neurol Sci.* 1996; 143: 1-13 の筆頭著者。

・Dr. K. Michael Welch。イリノイ州ノースシカゴの Rosalind Franklin University of Medicine and Science の社長兼 CEO。High-dose atorvastatin after stroke or transient ischemic attack. *N Engl J Med.* 2006; 355: 549-559 の共著者。

訳者一覧（翻訳順）

岩田　淳（いわた あつし）
東京大学医学部附属病院神経内科講師
（原著序文, 18 〜 21, 25, 26, 28 〜 30 章）

宮川統爾（みやがわ とうじ）
東京大学医学部附属病院神経内科
（1, 2, 6 〜 8 章）

濱田　雅（はまだ まさし）
東京大学医学部附属病院神経内科
（3 〜 5, 9, 10 章）

作石かおり（さくいし かおり）
東京大学医学部附属病院神経内科
（11 〜 17 章）

間野かがり（まの かがり）
東京大学医学部附属病院神経内科
（22 〜 24, 31 〜 33 章）

土田剛行（つちだ たけゆき）
東京大学医学部附属病院神経内科
（27, 36, 37, 40, 41, 43, 44, 49, 50 章）

坂内太郎（ばんない たろう）
東京大学医学部附属病院神経内科
（34, 35, 38, 39, 42, 45 〜 48 章）

執筆者一覧

Hardik P. Amin, MD
Assistant Professor of Neurology
Yale School of Medicine
New Haven, Connecticut

Allison Arch, MD
Resident, Yale Neurology
Yale School of Medicine
New Haven, Connecticut

Mary A. Bailey, MD
Assistant Professor of Neurology
Yale School of Medicine
New Haven, Connecticut

Benjamin N. Blond, MD
Resident, Yale Neurology
Yale School of Medicine
New Haven, Connecticut

Daniel C. Brooks, MD
Resident, Yale Neurology
Yale School of Medicine
New Haven, Connecticut

Sarah E. Buckingham, MD
Resident, Yale Neurology
Yale School of Medicine
New Haven, Connecticut

Amy Chan, MD
Resident, Yale Neurology
Yale School of Medicine
New Haven, Connecticut

Robert J. Claycomb, MD, PhD
Resident, Yale Neurology
Yale School of Medicine
New Haven, Connecticut

Pue Farooque, DO
Assistant Professor of Neurology
Yale School of Medicine
New Haven, Connecticut

Shivani Ghoshal, MD
Resident, Yale Neurology
Yale School of Medicine
New Haven, Connecticut

Ryan A. Grant, MD, MS
Assistant Professor of Medicine
Frank Netter School of Medicine
Quinnipiac University
Resident, Yale Neurosurgery
Yale School of Medicine
New Haven, Connecticut

Abeer J. Hani, MD
Fellow, Clinical Neurophysiology
Duke University Medical Center
Durham, North Carolina

Matthew D. Kalp, MD
Fellow, Vascular Neurology
Duke University Medical Center
Durham, North Carolina

Luis Kolb, MD
Resident, Yale Neurosurgery
Yale School of Medicine
New Haven, Connecticut

Mark Landreneau, MD
Resident, Yale Neurology
Yale School of Medicine
New Haven, Connecticut

Joshua Lovinger, MD, MA
Fellow, Vascular Neurology
New York University School of
    Medicine
New York, New York

Brian Mac Grory, MB, BCh, BAO
Resident, Yale Neurology
Yale School of Medicine
New Haven, Connecticut

Sarah A. Mulukutla, MD, MPH
Resident, Yale Neurology
Yale School of Medicine
New Haven, Connecticut

Sacit Bulent Omay, MD
Resident, Yale Neurosurgery
Yale School of Medicine
New Haven, Connecticut

Ashish L. Ranpura, MD, PhD
Resident, Yale Neurology
New Haven, Connecticut

Kimberly R. Robeson, MD
Assistant Professor of Neurology
Yale School of Medicine
New Haven, Connecticut

Irene Hwa Yang, MD
Resident, Yale Neurology
New Haven, Connecticut

Teddy S. Youn, MD
Fellow, Division of Neurocritical Care
and Emergency Neurology
Yale School of Medicine
New Haven, Connecticut

目次

SECTION 1　行動神経学 ……………………………………………………… 1
1. Alzheimer 病に対するコリンエステラーゼ阻害薬　2
2. Alzheimer 病に対するメマンチン　8

SECTION 2　てんかん ………………………………………………………… 17
3. 全般性てんかん重積に対するロラゼパム　18
4. 部分てんかんに対するラモトリギン：SANAD 試験アーム A　22
5. 全般性および分類不能てんかんに対するバルプロ酸：
　 SANAD 試験アーム B　27

SECTION 3　頭痛 ……………………………………………………………… 31
6. 急性片頭痛発作に対するスマトリプタン　32

SECTION 4　神経感染症 ……………………………………………………… 37
7. Bell 麻痺に対する副腎皮質ステロイド　38
8. 急性細菌性髄膜炎に対する副腎皮質ステロイド　44

SECTION 5　運動疾患 ………………………………………………………… 49
9. Parkinson 病に対するレボドパ　50
10. Parkinson 病に対する脳深部刺激　56

SECTION 6　多発性硬化症 …………………………………………………… 61
11. 多発性硬化症の急性再発に対する経口副腎皮質ステロイドと静注副腎皮質
　　 ステロイドの効果の比較　62
12. 初回脱髄発作に対するインターフェロン β-1a：CHAMPS 試験　67
13. clinically isolated syndrome に対するグラチラマー酢酸塩：
　　 PreCISe 試験　72
14. 再発型多発性硬化症に対するナタリズマブ：SENTINEL 試験　77

15. 再発型多発性硬化症に対するフィンゴリモド：TRANSFORMS 試験　82
16. 再発寛解型多発性硬化症に対する経口 BG-12, パート I：DEFINE 治験　86
17. 再発寛解型多発性硬化症に対する経口 BG-12, パート II：
    CONFIRM 治験　90

SECTION 7　神経救急医学 ……………………………………………… **95**
18. 心停止に対する低体温療法, パート I：HACA 試験　96
19. 心停止に対する低体温療法, パート II：オーストラリア試験　101
20. 広汎性外傷性脳損傷に対する減圧開頭術：DECRA 試験　106
21. くも膜下出血に対する nimodipine　111

SECTION 8　神経筋疾患 …………………………………………………… **117**
22. Guillain-Barré 症候群における免疫グロブリン静注療法と血漿交換の比較　118
23. 重症筋無力症における免疫グロブリン静注療法と血漿交換の比較　124
24. 筋萎縮性側索硬化症に対するリルゾール　129

SECTION 9　神経腫瘍学 …………………………………………………… **133**
25. グリオブラストーマに対する放射線療法へのテモゾロミドの追加　134
26. グリオブラストーマにおけるメチル化された *MGMT* 遺伝子プロモーターと
    テモゾロミドへの反応性　139

SECTION 10　神経眼科学 ………………………………………………… **145**
27. 急性視神経炎に対する副腎皮質ステロイド　146

SECTION 11　神経耳科学 ………………………………………………… **151**
28. 良性発作性頭位変換性めまいに対する Epley 法　152

SECTION 12　睡眠 …………………………………………………………… **159**
29. ナルコレプシーに対するモダフィニル　160
30. むずむず足症候群に対する持続的ドパミン作動薬　165

SECTION 13　脊椎障害 …………………………………………………… **171**
31. 坐骨神経痛に対する早期手術　172
32. 腰椎変性すべり症に対する手術　177
33. 急性脊髄損傷に対して副腎皮質ステロイドを使用した場合と使用しない場合
    の比較：NASCIS II 試験　183

SECTION 14　血管神経学 ·············· **189**

34. 急性期虚血性脳卒中後3時間以内の静脈内血栓溶解療法：NINDS試験　190

35. 急性期虚血性脳卒中後3〜4.5時間での静脈内血栓溶解療法：
ECASS III試験　195

36. 急性期虚血性脳卒中に対する血管内治療，パートI（動脈内血栓溶解療法）：
PROACT II試験　200

37. 急性期虚血性脳卒中に対する血管内治療，パートII（静脈内血栓溶解療法後）：
IMS III試験　205

38. 急性期虚血性脳卒中に対する血管内治療，パートIII（患者選択に神経画像を使
用）：MR RESCUE試験　210

39. 急性期虚血性脳卒中に対する血管内治療，パートIV（治験の成功）：
MR CLEAN試験　215

40. 症候性高度頸動脈狭窄に対する頸動脈内膜剥離術：
NASCET試験パートI　221

41. 症候性中等度頸動脈狭窄に対する頸動脈内膜剥離術：
NASCET試験パートII　225

42. 無症候性頸動脈狭窄症に対する頸動脈内膜剥離術：ACAS試験　229

43. 急性期虚血性脳卒中に対する早期アスピリン：CAST試験　234

44. 急性期虚血性脳卒中に対するアスピリンとヘパリンの比較：IST試験　238

45. 脳卒中の二次予防に対するジピリダモールとアスピリン：
ESPS-2試験　243

46. 脳卒中または一過性脳虚血発作後の高用量アトルバスタチン：
SPARCL試験　249

47. 高リスクの心房細動患者の脳卒中予防におけるワルファリン用量調節：
SPAF III試験　253

48. 心房細動患者の脳卒中予防におけるダビガトラン：RE-LY試験　258

49. 心房細動患者の脳卒中予防におけるアピキサバン：ARISTOTLE試験　263

50. 心房細動患者の脳卒中予防におけるリバーロキサバン：
ROCKET AF試験　269

索引　275

xvii

注意

本書に記載した情報に関しては，正確を期し，一般臨床で広く受け入れられている方法を記載するよう注意を払った。しかしながら，著者（監訳者，訳者）ならびに出版社は，本書の情報を用いた結果生じたいかなる不都合に対しても責任を負うものではない。本書の内容の特定な状況への適用に関しての責任は，医師各自のうちにある。

　著者（監訳者，訳者）ならびに出版社は，本書に記載した薬物の選択，用量については，出版時の最新の推奨，および臨床状況に基づいていることを確認するよう努力を払っている。しかし，医学は日進月歩で進んでおり，政府の規制は変わり，薬物療法や薬物反応に関する情報は常に変化している。読者は，薬物の使用に当たっては個々の薬物の添付文書を参照し，適応，用量，付加された注意・警告に関する変化を常に確認することを怠ってはならない。これは，推奨された薬物が新しいものであったり，汎用されるものではない場合に，特に重要である。

SECTION 1

行動神経学

Behavioral Neurology

Alzheimer 病に対する
コリンエステラーゼ阻害薬

Cholinesterase Inhibitors for Alzheimer's Disease

Ashish L. Ranpura

> これらのデータは，ドネペジルが軽度から中等度の Alzheimer 病患者の認知機
> 能や全般的機能を改善させる忍容性の高い薬剤であることを示唆する。
> —— Rogers et al. [1]

研究課題：中枢神経系へ比較的高い選択性を有するアセチルコリンエステラーゼ
(acetylcholinesterase：AChE) 阻害薬であるドネペジルは，Alzheimer 病
(Alzheimer's disease：AD) 患者の認知機能および全般的機能の転帰を改善させる
か [1]。

研究資金提供：エーザイ

研究開始：1993 年

研究発表：1998 年

研究実施場所：米国の 20 施設

研究対象：認知症の原因となりうる AD 以外の病態を示唆する臨床所見もしくは
検査所見がなく，NINCDS-ADRDA (National Institute of Neurological and Com-
municative Disorders and Stroke-Alzheimer's Disease and Related Disorders
Association) 診断基準で probable AD，および DSM-III-R (精神障害の診断と統計
マニュアル改訂第 3 版) (カテゴリー 290.00 または 290.10) で認知症と診断される，
人種を問わない 50 歳以上の男女。

　NINCDS-ADRDA 診断基準による probable AD とは，診察と客観的検査により，
2 領域以上の認知機能障害，記憶と他の認知機能が進行性に悪化，意識障害がない，
40 ～ 90 歳までの発症，によって規定される認知症である。

　DSM-III-R による認知症の診断基準は，(A) 記憶 (短期・長期) の障害，(B) 抽象
的思考の障害，判断の障害，高次皮質機能の障害，性格変化，のうち少なくとも 1

項目以上，(C) (A)と(B)の障害により仕事・社会生活・人間関係が損なわれる，(D)意識障害のときには診断しない(せん妄の除外)，(E1)病歴や検査から脳の器質的疾患の存在が推測できる，もしくは(E2)そのような根拠がない場合は，いかなる非器質的な精神疾患によっても障害を説明することができない際には病因因子の存在が想定できる，である．

研究除外対象：インスリン依存性の糖尿病やその他の内分泌疾患，喘息や閉塞性肺疾患，臨床的に重大なコントロールされていない消化管疾患・肝疾患・心血管疾患の患者，AChE阻害薬に対して過敏性を有することがわかっている患者，ベースライン評価前の1か月以内にtacrineなどの認知症に対する治験薬を内服していた患者

被験者数：473人

研究概要：研究デザインの概要については，図1.1を参照のこと．

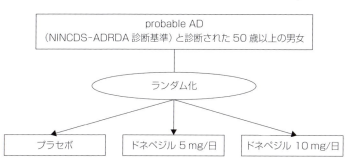

図1.1 研究デザインの概要

介入内容：この試験は，単盲検プラセボによるウォッシュアウトで終了するランダム化二重盲検プラセボ対照試験であった．患者は，毎夕に単回投与を受けた．プラセボ，低用量ドネペジル(5 mg/日)，最大用量ドネペジル(10 mg/日)の3群に分けられた．最大用量群では，第1週に5 mg/日，以後10 mg/日を投与する，盲検化された強制漸増法が用いられた．

経過観察：臨床転帰の評価は，ベースライン，そして，6, 12, 18, 24週でも行われた．最終評価は，治験終了後のプラセボによる6週間のウォッシュアウト後に行われた．24週の二重盲検期間を完了した患者は，続いてのドネペジルによる非盲検試験に参加して治療を継続することもできた．

エンドポイント(評価項目)：
　一次アウトカム：研究エンドポイントでの，ADAS-Cog (cognitive portion of the

Alzheimer's Disease Assessment Scale)および CIBIC-Plus(Clinician's Interview-Based Impression of Change Plus Caregiver Input)の変化。ADAS-Cog[2]は，0～70点の範囲で点数が高いほど(18点以上)能力の低下が示唆される。この検査では，4点以上の点数の変化は臨床的に意義があると考えられているが，臨床的な改善よりも悪化のほうがより容易に予測されるようバイアスを受けている可能性はある[3]。CIBIC-Plus[4]は，患者と介護者とを個別に面談することを必要とする，認知，機能，行動における検出可能な変化を包括的に評価する。7つのカテゴリーでそれぞれ1点(著明に改善)～4点(変化なし)～7点(著明に悪化)というように点数を付けられる。そのため，総合点は7～49点となり，より高い点数は臨床的な悪化を示唆する。

二次アウトカム：MMSE(Mini-Mental State Examination)，患者による生活の質(quality of life：QOL)評価，CDR-SB(Clinical Dementia Rating Scale Sum of Boxes)，の変化。

結果

- CDR の点数はスクリーニングにおいて患者特性を明らかにするために使用され，74～76％の患者が CDR 1(軽度認知症)，25％が CDR 2(中等度認知症)であった。ドネペジル群とプラセボ群とでベースラインでの障害の程度に統計学的な差はなかった。
- プラセボ群における ADAS-Cog の平均点数は6週後に改善を認め，その後徐々に悪化した。
- ドネペジル群ではプラセボ群に比して ADAS-Cog の点数において統計学的に有意な改善を認めた(表1.1)。ドネペジルには用量依存性の治療効果がみられた。
- 同様に，CIBIC-Plus での評価においてもプラセボ群に比してドネペジル群でより治療の成功がみられた(表1.1)。
- MMSE の点数は用量依存性の改善を認め，CDR-SB の点数は用量非依存性の安定化を認めた(MMSE の点数における実薬プラセボ間差異は5 mg/日群で1.21，10 mg/日群で1.36，CDR-SB の点数における実薬プラセボ間差異は5 mg/日群で0.59，10 mg/日群で0.60，すべての P 値＜0.001)。患者による QOL 評価には両群間で有意な差はみられなかった。
- 6週間のウォッシュアウト期間を経た後では，ドネペジル群による各評価点数はプラセボ群の点数ともはや統計学的に区別できなくなり，ドネペジルによりもたらされる効果が継続した投与に依存することを示唆した。ドネペジル群では薬剤中止による臨床的なリバウンドや遅発性の症状増悪はみられなかった。
- 高用量のドネペジル群では，薬剤のコリン作用に合致する，倦怠感，下痢，嘔気，嘔吐，筋けいれんといった一過性の有害事象がより多くみられた。

表 1.1　試験の主要結果のまとめ

	プラセボ	ドネペジル 5 mg/日	ドネペジル 10 mg/日
平均 ADAS-Cog 変化	1.82 ± 0.49	-0.67 ± 0.51	-1.06 ± 0.51
症状の進行(ADAS-Cog 増加 ≧ 0)を認めた患者の割合(%)	42.3	20.3	18.9
平均 CIBIC-Plus	4.51 ± 0.08	4.15 ± 0.09	4.07 ± 0.07
臨床的な改善(CIBIC-Plus ≦ 3)を認めた患者の割合(%)	11	26	25
ADAS-Cog の実薬とプラセボ間の差異		-2.49 ($P < 0.0001$)	-2.88 ($P < 0.0001$)
CIBIC-Plus の実薬とプラセボ間の差異		0.36 ($P = 0.0047$)	0.44 ($P < 0.0001$)

批判と制限事項：本研究の母集団である，併存疾患を伴わずに認知症に罹患している「前期高齢者」は，実世界での AD 患者を適切に反映しているとはいえないかもしれない．実際の臨床では，ドネペジルの有益性は，そのコリン作動性の副作用および他薬剤との相互作用とを天秤にかけなくてはならない．また，ADAS-Cog の点数の平均変化は 1 ～ 2 点の範囲にあって，これは臨床的に意義のある影響であることを示す閾値とされる 4 点をはるかに下回る．CIBIC-Plus の平均点数は改善したが，それでも 4 点近くにとどまり，研究期間内において有意に臨床的変化があったことを示していないかもしれない．MMSE の点数も，3 点未満の差異は機能的には同等であると一般的には感じられている．さらに，ADAS-Cog や MMSE で評価される認知機能の変化が，実際の障害，施設入所の必要性，全体の死亡率を予測しうるかは明らかでない．最後に，被験者は 30 週の観察期間終了後，臨床的なフォローアップは受けていない．AD の進行性の性質に鑑みると，ドネペジル治療による効果が持続的なものであるかは不明である．

関連研究と有用情報：
- ノルウェーで行われた 1 年間の治験では，継続投与の期間において同様の持続性の効果が示された[5]．ドネペジルによる治療の適切な継続期間を決定するにはさらなるデータが必要である．
- リバスチグミンやガランタミンといった，より新しい AChE 阻害薬は，副作用のプロフィールにわずかな違いを認めるのみで，ドネペジルと類似の有効性が示された[6]．
- 長期のドネペジル治療の費用対効果に関しては疑問が呈されている[7]．

● 現在のガイドラインでの，軽度から中等度の AD に対するドネペジルの使用は，初期用量の 5 mg を毎晩 1 か月服用後，忍容性に問題がなければ 10 mg へ増量することを推奨している。

要点と結果による影響：このランダム化臨床試験は，ドネペジル 5 mg/日と 10 mg/日に最長 6 か月間にわたって AD による認知機能低下を用量依存性に遅らせる効果があることを示した。しかしながら，その絶対的な恩恵は大きくはない。ドネペジルは，疾患の最終経過を変えることはないため，長期使用での有用性に関しては不明である。

臨床症例　Alzheimer 病に対するコリンエステラーゼ阻害薬

症例病歴：

　69 歳の右利きの男性が妻とともにあなたのクリニックを訪れ，この 2 ～ 3 か月間で集中することがより困難になってきていることを訴えた。患者の妻は，彼が不動産経営の仕事で金銭上の決定を行うことが難しくなり，顧客の大切な情報を忘れるようになったため，彼自身が望んでいたよりも 2 ～ 3 年早く退職したことをあなたに伝えた。彼女は，夫が早期の退職によって，社会的に引きこもりがちとなり毎週のゴルフも諦めてしまうなど，抑うつ傾向となったと感じていた。あなたは，診察の間，彼に直接質問をしても，必ず妻のほうを振り向いて答えの助けを求めることに気づいた。診察室での MMSE では 18/30 点で，見当識，集中，再生，言語，図形描写で減点があった。神経学的診察ではそれ以外には特記すべきことは認めなかった。

　脳 MRI では，軽度の広範な皮質容積の減少とともに両側脳室周囲白質に 2 ～ 3 個の T2 強調画像での斑状高信号がみられた。血糖，ビタミン B$_{12}$，甲状腺刺激ホルモン（tyriroido stimulating hormone：TSH），電解質，肝機能検査は，すべて基準範囲内であった。梅毒とヒト免疫不全ウイルス（human immunodeficiency virus：HIV）検査は陰性だった。他の説明しうる病因がなく，あなたは AD が最も確率の高い診断であると感じた。あなたはどのように治療を進めていくか？

解答例：

　認知症の可逆性の原因を除外でき，こうした状況下では AD の診断は妥当なものである。抑うつはしばしば重要な合併症となり，独立して評価および治療が必要となる。ドネペジル，リバスチグミン，ガランタミンといったコリンエステラーゼ阻害薬は，有効性や副作用のプロフィールは類似するが，一般的にはドネペジルが最も費用対効果が高い。

　患者に対して，嘔気，胃腸障害，下痢，倦怠感といったコリン作動性の副作

用について注意するように伝えることは大切である。これらの副作用は服薬アドヒアランス不良や治療失敗の最も多い原因である。ドネペジルは経口で5mg/日で開始し，4～6週間継続後，忍容性に問題がなければ10mg/日に増量可能である。

　治療の目標は臨床的な増悪を緩徐にするもしくは遅らせることであり，治療に何を期待するかは慎重に設定する必要がある。治療によっても病前の機能的能力に患者を戻せるわけではないから。介護者には教育と支援が必要になる。運動や社会とのかかわりを増やすなどの非薬物的な介入は，機能的能力を維持することに重要な役割を果たす。

文献

1. Rogers SL, Farlow MR, Doody RS. A 24-week, double-blind, placebo-controlled trial of donepezil in patients with Alzheimer's disease. *Neurology*. 1998; 50(1): 136-145.

2. Rosen WG, Mohs RC, Davis KL. A new rating scale for Alzheimer's disease. *Am J Psychiatry*. 1984; 141(11): 1356-1364.

3. Rockwood K, Fay S, Gorman M, Carver D, Grahame JE. The clinical meaningfulness of ADAS-Cog changes in Alzheimer's disease patients treated with donepezil in an open-label trial. *BMC Neurol*. 2007; 7: 26.

4. Schneider LS, Olin JT, Doody RS, et al. Validity and reliability of the Alzheimer's Disease Cooperative Study-Clinical Global Impression of Change. The Alzheimer's Disease Cooperative Study. *Alzheimer Dis Assoc Disord*. 1997; 11(suppl 2): S22-S32.

5. Winblad B, Engedal K, Soininen H, et al. (Donepezil Nordic Study Group). A 1-year, randomized, placebo-controlled study of donepezil in patients with mild to moderate AD. *Neurol*. 2001; 57(3): 489-495.

6. Bikrs, J. Cholinesterase inhibitors for Alzheimer's disease. Cochrane Database *Syst Rev*. 2006; 1: CD005593.

7. Courtney C, Farrell D, Gray R, et al. (AD2000 Collaborative Group). Long-term donepezil treatment in 565 patients with Alzheimer's disease (AD2000): randomised double-blind trial. *Lancet*. 2004; 363(9427): 2105-2115.

Alzheimer 病に対するメマンチン

Memantine for Alzheimer's Disease

Joshua Lovinger

ドネペジルを継続服用している中等度から高度の AD 患者に対し，メマンチンは，認知機能，日常生活動作，予後，行動などの指標においてプラセボに比して有意によい転帰をもたらし，忍容性も高かった[1]。

— Tariot et al.

研究課題：N-メチル-D-アスパラギン酸（N-methyl-D-aspartic acid：NMDA）受容体拮抗薬であるメマンチンは中等度から高度 Alzheimer 病（Alzheimer's disease：AD）患者の単剤療法として有効性が示されている。すでにコリンエステラーゼ阻害薬であるドネペジルを服用している中等度から高度の AD 患者においては，メマンチンを開始することによる臨床的な有益性はあるか[1]。

研究資金提供：Forest Laboratories 社

研究開始：2001 年

研究発表：2004 年

研究実施場所：米国の 37 施設

研究対象：NINCDS-ADRDA (National Institute of Neurological and Communicative Disorders and Stroke-Alzheimer's Disease and Related Disorders Association) 診断基準で probable AD と診断された患者（Box 2.1）[2]

Box 2.1　NINCDS-ADRDA 診断基準による probable AD

1. 臨床的な診察と神経心理検査によって認知症が確認されている
2. 認知機能の 2 つ以上の領域が障害されている
3. 記憶とその他の認知機能が進行性に悪化している
4. 意識障害はない
5. 40 〜 90 歳までの発症で，多くは 66 歳以上の発症である
6. 記憶と認知の進行性の障害を説明しうる全身疾患もしくは他の脳の疾患がない

組み入れ基準：MMSE (Mini-Mental State Examination)[3]の点数がスクリーニング時とベースライン時いずれも5〜14点の間，50歳以上，最近(12か月以内)のMRIもしくはCT所見がprobable ADの診断と整合性がある，治験組み入れ前にドネペジルによるコリンエステラーゼ阻害薬治療を6か月を超えて継続し少なくとも3か月以上は用量が固定(5〜10 mg/日)されている，患者の治験の来院に同伴し治験薬が治験の期間中投与されているかを見届け，見識があり信頼のおける介護者がいる，その地域に居住している，歩行可能もしくは補助歩行(ウォーカーや杖)可能，病状が安定している。抗うつ薬，降圧薬，抗炎症薬，非典型抗精神病薬，抗Parkinson病薬，抗凝固薬，緩下薬，利尿薬，催眠鎮静薬，を含む固定用量の併用薬を患者が継続投与されることは許可されていた[4]。

研究除外対象：臨床的に意義のあるビタミンB_{12}欠乏もしくは葉酸欠乏，活動性の肺・消化管・腎臓・肝臓・内分泌・心血管疾患，他の精神疾患もしくは中枢神経系疾患，probable AD以外の臨床的に意義のある中枢神経系疾患の存在を示すCTやMRIの画像所見，他の器質的疾患を合併する認知症，スクリーニング時に修正Hachinski虚血スコア(**表2.1**)[5]が4を上回る(血管性認知症が想定される患者を除外するため)。

表2.1　修正Hachinski虚血スコアの臨床的特徴[a]

特徴	点数
急激な発症	2
階段的増悪	1
身体的訴え	1
情動失禁	1
高血圧の既往や罹患	1
脳卒中の既往	2
局所的神経症状	2
局所的神経徴候	2

[a] 0〜2点は一次性神経変性疾患〔例：Alzheimer病(AD)〕により合致する。4点以上は多発梗塞性(血管性)認知症により合致する。この虚血スコアでは患者が多発梗塞性の認知症単独と両方の疾患(多発梗塞性認知症と神経変性疾患)の併存のいずれであるかの区別をつけることはできない。

Rosen WG, Terry RD, Fuld PA, Katzman R, Peck A. Pathological verification of Ischemic Score in differentiation of dementias. *Ann Neurol.* 1980; 7(5): 486-488と，8項目ではなく13項目の初期の版：Hachinski VC, Illff LD, Zilhka E, et al. Cerebral blood flow in dementia. *Arch Neurol.* 1975; 32(9): 632-637 は，いず

れの研究も研究対象数が少ないという欠点を抱えていた (Hachinski et al., *N* = 24, Rosen et al., *N* = 14)。Hachinski らの研究では比較的若い患者が含まれていた (患者の一部は 40 代や 50 代で，最年長で 73 歳)。一方 Rosen らの研究では，最も若い患者で 74 歳であった。Rosen らの研究は後ろ向き研究で，虚血スコアは患者の記録を振り返ることで計算された。より新しい血管性認知症の診断基準もいくつかある（いくつかは画像診断を利用している）。例として，Román GC, Tatemichi TK, Erkinjuntti T, et al. Vascular dementia: diagnostic criteria for research studies. Report of the NINDS-AIREN International Workshop. *Neurol*. 1993; 43(2): 250-260 が挙げられる。また，Pohjasvaara T, Mäntylä R, Ylikoski R, Kaste M, Erkinjuntti T. Comparison of different clinical criteria (DSM-III, ADDTC, ICD-10, NINDS-AIREN, DSM-IV) for the diagnosis of vascular dementia. National Institute of Neurological Disorders and Stroke-Association Internationale pour la Recherche et l'Enseignement en Neuroscience. *Stroke*. 2000; 31(12): 2952-2957 も参照。

被験者数：404 人

研究概要：研究デザインの概要については，図 2.1 を参照のこと。

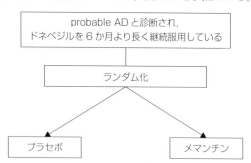

図 2.1　研究デザインの概要

介入内容：メマンチン群の患者は，「メマンチン 5 mg/日から開始し 1 週間ごとに 5 mg ずつ漸増して，4 週目のはじめには 20 mg/日（10 mg を 1 日 2 回投与）へと増量」された。3～8 週の間は，「メマンチン治療による用量依存性の有害事象を経験した患者に対しては一時的な用量調節が認められた。メマンチンの投与を受けているすべての患者は，8 週の終わりには目標用量の 20 mg/日を投与されていなくてはならなかった」[5]。プラセボ群の患者は，メマンチンと視覚的に同一のプラセボの錠剤の投与を受けた。すべての患者は組み入れ時に医師より処方されていたドネペジルの用量を，研究期間を通して継続することになっていた。

経過観察：24 週

エンドポイント（評価項目）：

一次アウトカム：認知機能と機能評価の両者が含まれた。(1) SIB (Severe Impairment Battery) と (2) ADCS-ADL$_{19}$ (modified 19-item AD Cooperative Study-Activities of Daily Living Inventory)，両者のそれぞれ 24 週時のベースラインからの変化

二次アウトカム：(1) CIBIC-Plus (Clinician's Interview-Based Impression of Change Plus Caregiver Input)，(2) NPI (Neuropsychiatric Inventory)，(3) BGP (Behavioral Rating Scale for Geriatric Patients)。

結果

- 認知機能と機能的な結果では，いずれもがプラセボ群に比してメマンチン群で優れていた（表 2.2）。
- メマンチン群とプラセボ群とでは有害事象に大きな違いはみられなかった。実際，有害事象による治療中止はプラセボ群で多かった。しかしながら，混乱と頭痛の頻度はメマンチン群で増加していた（両方ともプラセボ群の 2 倍を超える頻度で生じた）[6]。

表 2.2　主要評価項目の主要結果のまとめ

アウトカムの指標	ベースラインからの変化 [a]					
	エンドポイント(LOCF) [b]			24 週評価を達成した被験者		
	プラセボ	メマンチン	P 値	プラセボ	メマンチン	P 値
SIB [c]	−2.5	0.9	<0.001	−2.4	1.0	<0.001
ADCS-ADL$_{19}$ [d]	−3.4	−2.0	0.03	−3.3	−1.7	0.02

[a] 値は最小二乗平均値。
[b] LOCF (last observation carried forward)（最終観測値を補完値として使用）。
[c] SIB は 0 〜 100 点の範囲で点数が高いほどよい機能であることを示している。
[d] ADCS-ADL$_{19}$ は 0 〜 54 点の範囲で点数が高いほどよい機能であることを示している。

批判と制限事項： この治験の結果は MMSE 5 〜 14 点の患者に限定される。より軽度の AD 患者でのメマンチン単剤もしくはコリンエステラーゼ阻害薬との併用についてはこの試験では述べられていない[7]。

この治験には均一でない病理背景をもつ集団が含まれているかもしれない[8]。血

管性認知症患者に関しては虚血スコアを用いることで除外されているが，AD 以外による認知症が含まれている可能性がある。たとえば，この治験では抗 Parkinson 病薬を服用している患者は除外されていない[9]。高度 AD 患者でのメマンチンに対する反応性は認知症の病態背景によって異なっているかもしれない[10]。

高い割合[11]で患者が研究参加を中止しており（プラセボ群：1/4 超である 51/201，メマンチン群：30/203），結果の正確性を損なうことにつながっているかもしれない。とはいえ，進行した認知症の高齢者集団では，この程度の研究脱落は予想されないわけではない[12]。

有害事象が原因で研究参加を早期に中止された患者はプラセボ群でより多い[13]が，混乱の割合に関してはメマンチン群でプラセボ群の 4 倍近かった（プラセボ群：2.0%，メマンチン群：7.9%）[14]。

関連研究と有用情報：

- これ以降多くの治験がより特定の認知症の小群においてメマンチンが果たす役割を調べてきた。メマンチンは，認知症を伴う Parkinson 病，成人の Down 症，前頭側頭葉変性症の患者に対して有効性を示さなかった。1 つの研究では，Lewy 小体型認知症患者においてメマンチン群ではプラセボ群と比して NPI の点数の改善を示した[15]。

- この研究は Reisberg らによる中等度から高度 AD 患者の単剤療法としてメマンチンが有効であることを示した先行の研究を補完するものである[16]。この研究の結果は中等度から高度 AD 患者に限定され，軽度 AD に対するメマンチンの有効性は示されていない[7]。

- 以後のいくつかの研究では単剤療法に比した併用療法の有用性について疑問が提唱されている[17]。コリンエステラーゼ阻害薬とメマンチンの併用が有効性を示さなかった 1 つの研究では，MMSE の点数が 10 ～ 22 点の患者が対象で，これは一部 Tariot らの研究対象集団（MMSE：5 ～ 14 点）と重なってはいるが，同時に**軽度 AD 患者も含んでいる[18]**。より最近の治験で，すでにドネペジルによる治療を受けている中等度から高度 AD 患者に対してメマンチンの徐放薬を追加[19]した Tariot らによる併用療法では，有効性が再現された[20]。

要点と結果による影響：ドネペジルを継続服用している高度 AD 患者では，メマンチンの追加は，プラセボに比して認知機能指標の改善や機能低下の速度を遅くする。

臨床症例	すでにドネペジルを服用している Alzheimer 病患者に対する メマンチン

症例病歴：

　75 歳女性が，短期記憶障害で始まった緩徐進行性の認知機能低下を家族から気づかれていた。現在彼女は日常生活活動を営む能力に著しい制限があり，独居生活が不可能となっている。脳卒中の既往はなく，局所神経症状を認めない。精査の結果，記憶障害を説明しうる全身疾患や他の神経疾患の存在は明らかでなかった。彼女のかかりつけ医は AD と推察し，ドネペジルを開始した。

　彼女はあなたのところに評価のため紹介された。介護者からの情報では精神病の既往はなかった。5 分間での遅延再生試験では 0/3 であった。診察では，振戦，筋強剛，寡動，後方突進現象，いずれも認めなかった。MMSE では 10 点であった。Tariot らの結果を考慮すると，この患者はどのように治療すべきか。

解答例：

　Tariot らは，ドネペジルを継続服用している患者でメマンチンの追加は忍容性が高かったことを示した。中等度から高度認知症患者において，メマンチンの追加は認知機能を改善し機能低下を緩徐にした。メマンチンを追加し，臨床的な改善の有無や認知機能低下を緩やかにできるかを評価するとともに，副作用の可能性について観察しつつ併用療法を試みることは，この患者に対する治療計画において合理的であろう[21]。

文献／注

1. Tariot PN, Farlow MR, Grossberg GT et al. Memantine treatment in patients with moderate to severe Alzheimer disease already receiving donepezil: a randomized controlled trial. *JAMA*. 2004; 291(3): 317-324.

2. 「definite AD の診断は組織病理学的な確認を要する。possible AD の臨床診断は特に，他の重大な疾病もあるものの，AD が進行性の認知症の原因としてより可能性が高いと臨床的に判断された際になされる可能性がある。臨床像や経過がやや非典型的なときには，probable AD ではなく possible AD の臨床診断がなされるかもしれない」。McKhann GM, Drachman D, Folstein M, et al. Clinical diagnosis of Alzheimer's Disease: report of the NINCDS-ADRDA Work Group under the auspices of Department of Health and Human Services Task Force on Alzheimer's Disease. *Neurology*. 1984; 34(7): 939-944. これら診断基準の改訂については，McKhann GM, Knopman DS, Chertkow H, et al. The diagnosis of dementia due to Alzheimer's disease: recommendations from the National Institute of Aging–Alzheimer's Association workgroups on diagnostic guidelines for Alzheimer's disease. *Alzheimers Dement*. 2011; 7(3): 263-269 を参照。1998 年に NINCDS は，現在の名称である NINDS (National Institute of Neurological Disorders and Stroke)に改称された。

3. Folstein MF, Folstein SE, McHugh PR. "Mini-mental state." A practical method for grading the cognitive state of patients for the clinician. *J Psychiatr Res*. 1975; 12(3): 189-198.

4. Tariot らの報告 (Tariot et al., p.318) は、Reisberg B, Doody R, Stöffler A, et al. Memantine in moderate-to-severe Alzheimer's disease. *N Engl J Med.* 2003; 348(14): 1333-1341 と対照的であり、抗 Parkinson 病薬、睡眠薬、抗不安薬、抗精神病薬 (鎮静薬) を服用している患者は除外された。抗 Parkinson 病薬服用中の患者は、より最近の AD の治験では除外されることが一般的である。

5. Tariot et al., p. 318.

6. 下記のメマンチン徐放薬の治験において高用量群 (28 mg/日) での頭痛の頻度は比較的高かったが、Tariot らの報告 (Tariot et al., p.320) でみられたほどではなかった。Grossberg GT, Manes F, Allegri RF, et al. The safety, tolerability, and efficacy of once-daily memantine (28 mg): a multinational, randomized, double-blind, placebo-controlled trial in patients with moderate-to severe Alzheimer's disease taking cholinesterase inhibitors. *CNS Drugs.* 2013; 27(6): 469-478. メマンチン群の頭痛の頻度は 5.6% にすぎなかった (プラセボ群 5.1%)。メマンチン群における有意な混乱の増加はみられ**なかった**。

7. Schneider LS, Dagerman KS, Higgins JP, McShane R. Lack of evidence for the efficacy of memantine in mild Alzheimer disease. *Arch Neurol.* 2011; 68(8): 991-998.

8. たとえ厳格な AD の臨床診断基準を用いたとしても、これらの診断基準を満たした人の一部は剖検で AD 病理をもたないか混合病理である可能性があり、「純粋な AD」の集団を獲得することはしばしば容易ではない。そのため認知症の治験の多くは、均一でない病理背景を有する被験者群を含んでしまうことになる。

9. Reisberg らの治験では抗 Parkinson 病薬を服用している患者は除外されていた。我々の治験では抗 Parkinsom 病薬を服用している被験者は 20% 未満であったが、一部の認知症に伴う Parkinson 病や Lewy 小体型認知症の被験者を除外していない。

10. メマンチンは Lewy 小体型認知症や Parkinson 病に伴う認知症患者においても現在までに研究が行われてきた：(1) Aarsland D, Ballard C, Walker Z, et al. Memantine in patients with Parkinson's disease dementia or dementia with Lewy bodies: a double-blind, placebo-controlled, multicenter trial. *Lancet Neurol.* 2009; 8(7): 613-628、(2) Emre M, Tsolaki M, Bonuccelli U, et al. Memantine for patients with Parkinson's disease dementia or dementia with Lewy bodies: a randomized, double-blind, placebo-controlled trial. *Lancet Neurol.* 2010; 9(10): 969-977 を参照。

11. 米国神経学会のエビデンス分類基準では、治験完遂率が含まれ、完遂率 80% 以下の治験は評価が下がる。

12. 先行した中等度から高度 AD 患者におけるメマンチンの単剤療法の治験においても、高い除外率と高い脱落率を認めた。Rikkert MG, Dekkers WJ, Scheltens P, Verhey F. Memantine in moderate-to-severe Alzheimer disease evidence and ethics based? *Alzheimer Dis Assoc Disord.* 2004; 18(1): 47-48 を参照。治験における脱落率と LOCF を用いた誤差の導入に関しての議論に関しては、Prakash A, Risser RC, Mallinckrodt CH. The impact of analytic method on interpretation of outcomes in longitudinal clinical trials. *Int J Clin Pract.* 2008; 62(8): 1147-1158 を参照。LOCF の手法を用いると、治験から脱落した被験者では、SIB の最後の点数が、最終データポイントの点数としてみなされる。

13. これは好ましい薬物効果であると解釈されるかもしれない。

14. Tariot et al., p.320.

15. Lewy 小体型認知症や認知症に伴う Parkinson 病の研究については、脚注 9 を参照。

Down 症については，Hanney M, Prasher V, Williams N, et al. Memantine for dementia in adults older than 40 years with Down's syndrome (MEADOWS): a randomized, double-blind, placebo-controlled trial. *Lancet.* 2012; 379(9815): 528-536 を参照。前頭側頭葉変性症〔この研究では，行動型前頭側頭型認知症もしくは意味性認知症を指す〕については，Boxer AL, Knopman DS, Kaufer DI, et al. Memantine in patients with frontotemporal lobar degeneration: a multicenter, randomized, double-blind, placebo-controlled trial. *Lancet Neurol.* 2013; 12(2): 149–156 を参照。

16. Reisberg et al. を参照。最も新しい米国神経学会の認知症管理のガイドラインはメマンチンとドネペジルが臨床の場に導入される以前のものである。Doody RS, Stevens JC, Beck C, et al. Practice parameter: management of dementia (an evidence-based review). Report of the Quality Standards Subcommittee of the American Academy of Neurology. *Neurology.* 2001; 56(9): 1154-1166.

17. 例として，Howard R., McShane R, Lindesay J., et al. Donepezil and memantine for moderate-to-severe Alzheimer's disease. *N Engl J Med.* 2012; 366(10): 893-903 を参照。この研究での組み入れのための MMSE の点数は 5 〜 13 点であった。

18. 複数の種類のコリンエステラーゼ阻害薬（ドネペジル，リバスチグミン，ガランタミン）が含まれ，記載のように，MMSE の範囲からは中等度 AD と **軽度** AD の両方が含まれていた（メマンチンはこれまで複数の研究において軽度 AD での有効性は示されていない）。Porsteinsson AP, Grossberg GT, Mintzer J, Olin JT; Memantine MED-MD-12 Study Group. Memantine treatment in patients with mild to moderate Alzheimer's disease already receiving a cholinesterase inhibitor: a randomized, double-blind, placebo-controlled trial. *Curr Alzheimer Res.* 2005; 5(1): 83–89 を参照。

19. 用量は，Tariot らの治験で行われた 10 mg の 1 日 2 回投与でなく，28 mg の 1 日 1 回投与。

20. 加えて，メマンチン群での混乱の増加は観察されなかった。Grossberg et al. を参照（MMSE：3 〜 14 点）。

21. 特に，メマンチンの追加による絶対的な有用性は小さいもので，認知症の患者集団はもともとせん妄の高いリスクがあることから〔Tariot らの研究ではメマンチン使用により混乱の頻度の増加がみられた（Grossberg らの研究ではこの増加はみられなかったが）〕，可能な状況下では，高齢者に対する多剤併用は避けるべきである。

SECTION 2

てんかん

Epilepsy

全般性てんかん重積に対するロラゼパム

3

Lorazepam for Generalized Status Epilepticus

Pue Farooque

ロラゼパムは，フェノバルビタールやジアゼパム，フェニトインと効果は変わらないが，使いやすい。

—— Treiman et al.[1]

研究課題：全般性てんかん重積状態での初期治療に最良の薬は何か[1]。

研究資金提供：米国退役軍人局医学研究サービス共同研究プログラム（Department of Veterans Affairs Medical Research Service Cooperative Studies Program）（CSP 265）

研究開始：1990 年

研究発表：1998 年

研究実施場所：米国の退役軍人局医療センター 16 施設と 6 大学病院

研究対象：1990 年 7 月から 1995 年 6 月までに，明らかなまたは軽微な全般性けいれん性てんかん重積状態にて受診した患者で，薬剤投与歴は問わない。「明らかな全般性けいれん性てんかん重積状態とは，てんかん発作の間に完全回復を認めず，けいれんを反復する状態（2 回以上），または 10 分を超えるけいれん活動が持続する状態と定義され，軽微な全般性けいれん性てんかん重積状態は，患者が持続性の昏睡で脳波にて発作波を認める状態であり，持続性眼球偏奇または律動的筋けいれんなどの軽微な運動けいれんの有無を問わない状態と定義された」[1]。

研究除外対象：全般性けいれん性でないタイプのてんかん重積，18 歳未満，妊娠，外科的介入がすぐに必要な神経救急状態，ヒダントインやベンゾジアゼピン，バルビツレート投与の禁忌がある状態。患者の登録は 1 回のみであり，治療を受けてけいれんが終息した場合には研究に参加できない。

被験者数：570人

研究概要：研究デザインの概要については図3.1を参照のこと。

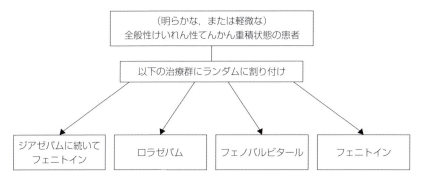

図3.1 研究デザインの概要

介入内容：患者は明らかなまたは軽微な全般性てんかん重積状態にあると分類され，二重盲検にて以下の治療群の1つにランダムに割り付けされた。ジアゼパムに続いてフェニトイン，ロラゼパム単剤，フェノバルビタール単剤，フェニトイン単剤。

経過観察：30日

エンドポイント（評価項目）：
　一次アウトカム：すべての臨床的および電気生理学的けいれん活動が薬剤投与開始後20分以内に停止し，かつその後40分けいれん活動の再発が認められない場合に，治療が奏効したと判断された。
　二次アウトカム：患者は臨床的および電気生理学的(脳波)に12時間監視された。有害事象発生率，入院状態，30日後の死亡率も収集された。

結果

- 全体として，初期治療奏効率は明らかなてんかん重積状態の患者で55.5%，軽微なてんかん重積状態患者で14.9%であった。薬剤追加投与による奏効率はどの薬剤の投与が行われたかにかかわらず低かった(表3.1)。
- 明らかなてんかん重積状態患者では，ロラゼパムはフェニトインと比較して有意に奏効した。しかし全体的に比較した場合は，ロラゼパムと他の薬剤の間には奏効率に差はなかった。
- 11%の患者はてんかん重積治療が奏効した12時間以内に再発した。しかし4群

間で再発率に有意な差は認めなかった。

- 30日後の結果は，軽微なてんかん重積状態患者で有意に悪く，明らかなてんかん重積状態患者が50.1%退院していたのに対して8.8%の患者しか退院していなかった。30日後の結果で4群間に有意な差は認めなかった。初期治療薬への反応性は良好な予後に関連していた。
- 有害事象はすべての治療群で同等であった。

表3.1　各治療群における治療奏効率

	ジアゼパムに続いてフェニトイン	ロラゼパム	フェノバルビタール	フェニトイン
明らかなてんかん重積状態	55.8%（95）	64.9%（97）	58.2%（91）	43.6%（101）
軽微なてんかん重積状態	8.3%（36）	17.9%（39）	24.2%（33）	7.7%（26）

（　）内は患者数。

批判と制限事項：てんかん重積状態の治療に関する適切な比較試験は，その実施の難しさから限られている。この緊急状態の致死的な性質に鑑みると，プラセボ対照試験は非倫理的である。したがって，これまでに実施された比較試験は，すでにてんかん重積に使用されている薬剤を比較したものか，病院搬送前に治療を開始された標準的治療ではない方法をとった試験である[2]。本研究は，てんかん重積治療における抗てんかん薬に関する過去最大の画期的な比較試験である。しかし本研究は，全般性てんかん重積状態のみを研究対象としており，焦点性あるいは難治性てんかん重積状態を含んでおらず，非けいれん性てんかん重積状態患者もほとんど含まれていない。

関連研究と有用情報：

- ロラゼパムはけいれん性てんかん重積状態の静注治療に選択される[3]。
- てんかん重積状態治療においてフェノバルビタールとジアゼパム・フェニトイン併用療法の間に統計学的に有意な差は認めない[4]。
- 病院搬送前治療研究では，ロラゼパムはジアゼパムよりも有意に優れてはいなかった。しかし両者は，プラセボよりもけいれんの抑制に有効であり，プラセボと比較して呼吸不全発生率を50%低下させた[2,5]。
- 小児では，ロラゼパム投与はジアゼパムに続いてフェニトイン投与療法と同等の効果がある[6]。
- てんかん重積状態に対する救急医療隊員による病院搬送前治療研究では，ミダゾラム筋注がロラゼパム静注よりも優れていた[7]。

要点と結果による影響：ロラゼパムは，てんかん重積状態の治療において他の薬剤と比較して同等かより効果があることが示された。使用が簡便であることから，てんかん重積状態の第１選択薬として推奨される。

臨床症例　　**明らかな全般性てんかん重積状態の初期治療**

症例病歴：

　てんかんの既往のある 25 歳右利き男性が，内服を忘れたために発症した持続する全般性強直間代けいれんで救急外来を受診した。もともとの処方はレベチラセタムである。一般的代謝プロフィールや血算に特記所見はなかった。本研究に基づき，この患者には次に何を行うべきか。

解答例：

　本研究に基づき，初期治療にはロラゼパムを投与すべきである。フェニトイン単剤，フェノバルビタール単剤，ジアゼパムに続いてフェニトイン投与，ロラゼパムいずれも奏効率に差はないが，ロラゼパムはその使用の簡便さのために推奨される。本症例は，本研究に組み込まれた患者の典型例であった。てんかん重積の初期治療にレベチラセタムを用いた比較試験がないことに留意すべきである。

文献

1. Treiman D et al. A comparison of four treatments for generalized convulsive status epilepticus. Veterans Affairs Status Epilepticus Cooperative Study Group. *N Engl J Med*. 1998; 339(12): 792–798.

2. Lockey A. Emergency department drug therapy for status epilepticus in adults. *Emerg Med J*. 2002; 19: 96–100.

3. Brophy G, Bell R, Claassen J, Alldredge B, et al. Guidelines for the evaluation and management of status epilepticus. *Neurocritcal Care*. 2012; 17(1): 3–23.

4. Shaner DM, McCurdy SA, Herring MO, Gabor AJ. Treatment of status epilepticus: a prospective comparison of diazepam and phenytoin versus phenobarbital and optional phenytoin. *Neurology*. 1988; 38: 202–207.

5. Alldredge BK, Gelb AM, Isaacs SM, et al. A comparison of lorazepam, diazepam, and placebo for the treatment of out–of–hospital status epilepticus. *N Engl J Med*. 2001; 345(9): 631–637.

6. Sreenath TG, Gupta P, Sharma KK, Krishnamurthy S. Lorazepam versus diazepam–phenytoin combination in the treatment of convulsive status epilepticus in children: a randomized controlled trial. *Eur J Paediatr Neurol*. 2010; 14(2): 162–168.

7. Silbergleit R, Lowenstein D, Durkalski V, Conwit R; Neurological Emergency Treatment Trials (NETT) Investigators. RAMPART (Rapid Anticonvulsant Medication Prior to Arrival Trial): a double–blind randomized clinical trial of the efficacy of intramuscular midazolam versus intravenous lorazepam in the prehospital treatment of status epilepticus by paramedics. *Epilepsia*. 2011; 52(suppl 8): 45–47.

部分てんかんに対するラモトリギン
SANAD 試験アーム A

Lamotrigine for Partial Epilepsy

Amy Chan

ラモトリギンは標準的治療薬であるカルバマゼピンよりも，治療不成功の結果が出るまでの時間という点において臨床的に優れている。したがって，部分発作と診断された患者に対して費用対効果のよい代替薬である（太字は筆者による）。

— Marson et al.[1]

研究課題：部分発作に対して広く第1選択薬として認められているカルバマゼピン（CBZ）と比較して，新規抗てんかん薬の有用性は何か[1]。

研究資金提供：英国国民保健サービスによる技術評価プログラム（The UK National Health Service Health Technology Assessment Programme）と資金源の20％は今回評価された薬剤の製薬企業

研究開始：1999年

研究発表：2007年

研究実施場所：英国の複数の病院附属外来クリニック

研究対象：5歳以上，2回以上の臨床的に確実な進展しないてんかん性発作を前の年までに認め，**かつ**バルプロ酸よりもCBZのほうが標準的治療としてよりよいと考えられた患者。これらの組み入れられた患者は以下のいずれかを満たす。
- 新規にてんかんと診断された
- ランダムに割り付けされた薬剤以外の過去の単剤療法が不成功であった
- 寛解期があったが，治療の中断後に再発した

研究除外対象：急性症候性発作のみ，4歳以下，進行性神経疾患の既往のある患者

被験者数：1,721人

研究概要：研究デザインの概要については図 4.1 を参照のこと。

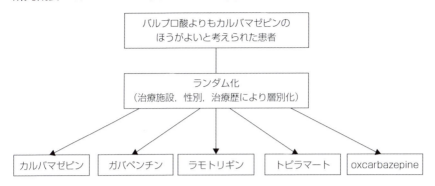

図 4.1　研究デザインの概要

介入内容：患者は 5 つの治療群の 1 つにランダムに割り付けされた後，ガイドラインに基づき治療医師が導入速度，初期維持用量，さらにその後の漸増あるいは漸減について決定した。目標は使用薬剤による効果的な最小用量でのてんかんコントロールであった。

経過観察：3 か月，6 か月，1 年，その後は年 1 回。患者は intention-to-treat（ITT）の原則で経過観察された。

エンドポイント（評価項目）：
　一次アウトカム：(1) ランダム化から治療不成功までの時間，(2) ランダム化から 1 年間寛解を得られるまでの時間
　二次アウトカム：(1) ランダム化からその後はじめてのけいれんまでの時間，(2) 2 年間の寛解を得られるまでの時間，(3) 臨床的に重要な有害事象と副作用の発生率，(4) 生活の質（quality of life：QOL）と費用対効果

結果

- 治療不成功と判断される前に，すべての治療群で最大用量まで検討された。
- 治療不成功と判断されるまでの時間について，ラモトリギン（LTG）は，CBZ〔ハザード比（hazard ratio：HR）：0.78，95％信頼区間（confidence interval：CI）：0.63〜0.97〕，ガバペンチン（GBP）（HR＝0.65，95％ CI：0.52〜0.80），トピラマート（TPM）（HR＝0.64，95％ CI：0.52〜0.79）よりも統計学的に有意に効果があった。
- 治療不成功の理由として最も多かったのは有害事象であり，CBZ（102/177＝58

%），oxcarbazepin（OXA）（49/92 ＝ 53％），TPM（101/202 ＝ 50％）であった。

- GBP では，けいれんコントロールが不十分なこと（99/209 ＝ 47％）が治療不成功の一般的理由として最多であった。
- LTG における治療不成功の一般的な理由は，不十分なけいれんコントロール（60/155 ＝ 39％）と有害事象（39％）であった。

批判と制限事項：本研究は非盲検試験であった。本研究開始後に承認されたレベチラセタム（LEV），ゾニサミド（ZNS），プレガバリン（PGP）は含まれていなかった[2]。CBZ よりも LTG が有用とされる主な点は忍容性である。ただし，新たに診断された成人てんかんの平均有効用量（400 mg）よりも高用量で用量設定を行ったことと[3]，忍容性の低い速放薬を使用したこと[4]から，本研究は CBZ に不利なバイアスがある可能性があるという疑問が出された。

関連研究と有用情報：

- 多くの新規抗てんかん薬は，アドオン療法の承認目的のために通常プラセボ対照ランダム化治験（randomized clinical trial：RCT）が行われる。
- 本研究の前には，国際抗てんかん連盟（International League Against Epilepsy：ILAE）の 2006 ガイドラインには，成人発症部分てんかんの治療薬として CBZ とフェニトイン（PHT）のみが記載されていた[5]。
- 2006 年以降，この非盲検 RCT に加えて，CBZ 徐放薬に対する LEV と ZNS の新しい 2 つの非劣性試験があり[6,7]，TPM と PHT[8]，PGP と LTG[9]を比較した RCT がある。
- 注目すべきことに，2005 年の LTG と CBZ の 24 週間単剤療法の優越性 RCT では，88 人の LTG 患者と 88 人の CBZ 患者において，けいれんなしの比率は同等であった[10]。
- 利用可能な治験データに基づくと，成人の部分発作に対する効果的な初期治療に関して現在の 2013 ILAE 推奨は以下のとおりである[11]。
  - 確立（レベル A）：LEV, ZNS, CBZ, PHT
  - 有望（レベル B）：VPA
  - 可能性あり（レベル C）：GBP, LTG, OXC, フェノバルビタール, TPM, ビガバトリン
  - 潜在性あり（レベル D）：クロナゼパム，プリミドン

要点と結果による影響：部分てんかん患者では，LTG はその他のすべての薬剤（CBZ, TPM, GBP）と比較して治療不成功率が低かった。OXA は症例数が少なく，統計学的に有意差は認めなかった。LTG の CBZ に対する優越性は忍容性がよいことである。本研究は非盲検デザインであり，ILAE ではクラスⅢのエビデンスでしか

なく，LTG の効果はレベル A とはならない。しかし，1,700 人を超える患者が関係し，8,000 人年に近い経過観察を達成しており実用的な指針となる。

臨床症例 ｜ **新たに診断された部分てんかんの初期治療**

症例病歴：

　自動車事故後の外傷性脳損傷（traumatic brain injury：TBI）の既往のある 32 歳右利き男性が，いつも左母指から始まる不随意なけいれんを発症したため，あなたのてんかん外来を受診した。彼のけいれんは通常 1 分以内に左手全体，前腕，顔へ広がった。いつも左半身全体がけいれんして倒れてしまうといわれていたが，彼はその発作を覚えていない。彼は舌をかみ，尿失禁していた。5 分程度反応はなく 1 時間程度意識混濁の状態にあった。彼はトラック運転手である。彼の妻は以前に多くの薬の服用を副作用のためにやめてしまったといっている。

　頭部 MRI では，グラディエントエコー法にて小さいヘモジデリン沈着をいくつか認めた。

　この結果に基づき，この患者にどのような治療を考えるか。

解答例：

　ここに出てくる患者の症状は，おそらく先の TBI 由来の焦点性てんかんによる，部分てんかんの二次性全般化に合致する。

　SANAD（Standard and New Antiepileptic Drugs）試験では，LTG は CBZ に比べて部分てんかん患者での治療不成功例が少なく（1 年後では 12%，2 年後では 8%少ない，全体として HR＝0.78），その主な理由は忍容性であった。LTG は不十分なけいれんコントロールで定義される治療不成功までの時間についても CBZ に劣らない。

　本試験で報告された臨床的に重要な有害事象で，最も一般的なものは，CBZ では疲労感，傾眠，倦怠感であった（CBZ では 36/378，LTG では 17/378）。それゆえ，よりよい効果と忍容性のためには，LTG を初期単剤療法として開始することを支持するエビデンスとなる。最新の ILAE ガイドラインによるレベル A 推奨によれば，代わりに CBZ 徐放薬や新規薬剤の LEV や ZNS も考慮される。予想される副作用，けいれんコントロールの重要性，運転の可否について患者と相談すべきである。

文献

1. Marson AG et al. The SANAD study of effectiveness of carbamazepine, gabapentin, lamotrigine, oxcarbazepine or topiramate for treatment of partial epilepsy: an unblended randomized controlled trial. *Lancet.* 2007; 369(9566): 1000-1015.

2. Panayiotopoulos CP. Old versus new antiepileptic drugs: the SANAD study. *Lancet*. 2007; 370: 313-314.

3. Brodie MJ et al. Comparison of levetiracetam and controlled-release carbamazepine in newly diagnosed epilepsy. *Neurology*. 2007; 68: 402-408.

4. Saetre E et al. An international multicenter randomized double-blind controlled trial of lamotrigine and sustained-release carbamazepine in the treatment of newly diagnosed epilepsy in the elderly. *Epilepsia*. 2007; 48: 1292-1302.

5. Glauser T et al. ILAE treatment guidelines: Evidence-based analysis of antiepileptic drug efficacy and effectiveness as initial monotherapy for epileptic seizures. *Epilepsia*. 2006; 47(7): 1094-1120.

6. Brodie MJ et al. Comparison of levetiracetam and controlled-release carbamazepine in newly diagnosed epilepsy. *Neurology*. 2007; 68: 402-408.

7. Baulac M et al. Comparison of the efficacy and tolerability of zonisamide and controlled release carbamazepine in the newly diagnosed partial epilepsy: a phase 3, randomized, double-blind, non-inferiority trial. *Lancet Neurol*. 2012; 11: 579-588.

8. Ramsay E et al. Efficacy, tolerability, and safety of rapidly initiation of topiramate versus phenytoin in patients with new-onset epilepsy: a randomized double-blind clinical trial. *Epilepsia*. 2010; 51: 1970-1977.

9. Kwan et al. Efficacy and safety of pregabalin versus lamotrigine in patients with newly diagnosed partial seizures: a phase 3, double-blind, randomized, parallel-group trial. *Lancet Neurol*. 2011; 10: 881-890.

10. Steinhoff BJ et al. The LAM-SAFE study: lamotrigine versus carbamazepine or valproic acid in newly diagnosed focal and generalized epilepsies in adolescents and adults. *Seizure*. 2005; 14: 597-605.

11. Glauser et al. Updated ILAE evidence review of antiepileptic drug efficacy and effectiveness as initial monotherapy for epileptic seizures and syndromes. *Epilepsia*. 2013; 54(3): 551-563.

全般性および分類不能てんかんに対するバルプロ酸

SANAD 試験アーム B

5

Valproate for Generalized and Unclassifiable Epilepsy

Shivani Ghoshal

全般性てんかんまたは分類の難しいてんかん患者において，バルプロ酸はトピラマートよりも治療不成功に関して統計学的に有意に有効であり，12 か月時点での寛解に関してラモトリギンよりも統計学的に有意に有効である。したがって，これらの患者に対してバルプロ酸は第 1 選択薬となる。

—— Marson et al.[1]

研究課題：全般性てんかんまたは分類の難しいけいれん患者に対する，バルプロ酸 (VPA)，ラモトリギン(LTG)，トピラマート(TPM)の相対効果，長期効果は何か[1]。

研究資金提供：英国国民保健サービスによる技術評価プログラム (UK National Health Service Health Technology Assessment Programme) と，資金源の 20% は今回評価された薬剤の製薬企業

研究開始：1999 年

研究発表：2007 年

研究実施場所：英国の多施設試験

研究対象：(1) 2 回以上の臨床的に確実な進展しないてんかん性発作を前の年までに認め，(2) カルバマゼピンよりも VPA のほうが標準的治療としてよりよいと参加医師により考えられた患者

研究除外対象：(1) 4 歳未満，(2) 急性症候性けいれん (熱性けいれんなど)，(3) 進行性神経疾患の既往のある患者

被験者数：716 人

研究概要：研究デザインの概要については**表5.1**を参照のこと。

表5.1　研究デザイン

薬剤	ランダム化割り付け患者($N=716$)
ラモトリギン	239
トピラマート	239
バルプロ酸	238

介入内容：薬剤の初期選択がランダム化された後，医師は日常診療を最も正確に反映するように，その後の用量と剤形を決定した。医師の必要に応じてオンラインのガイドラインが利用された。

経過観察：平均30か月

エンドポイント(評価項目)：

　一次アウトカム：治療不成功までの時間(不十分なけいれんコントロール，耐え難い副作用，または両者によるランダムに割り付けられた薬剤の中止)，その他の抗てんかん薬の追加，けいれんの1年間寛解までの期間

　二次アウトカム：ランダム化からその後はじめてのけいれんまでの時間，2年間の寛解を得られるまでの時間，臨床的に重要な有害事象と副作用の発生率

結果

- 何らかの理由による治療不成功までの時間：VPAはTPMよりも優れており，LTGは中間であった。効果は特発性全般性てんかん患者で大きかった(**表5.2**)。
- 十分なけいれんコントロール：LTGはVPAよりも約2倍不成功率が高かった。統計学的に有意ではなかったが，TPMもVPAより不成功率が高かった。
- 1年間寛解までの期間〔群ごとのintention-to-treat (ITT)〕では，LTGやTPMよりもVPAがより効果的だった。
- 質調整生存年(quality adjusted life-year：QALY)では，TPMとLTGは陽性の費用増加と陰性のけいれん増加を認め，両者ともVPAに劣っていた。

表5.2　バルプロ酸に対するラモトリギンとトピラマートのハザード比

エンドポイント	ラモトリギン	トピラマート
治療不成功までの時間	HR：1.25 (95% CI：0.94〜1.68)	HR：1.57 (95% CI：1.19〜2.08)
特発性全般性てんかんでの治療不成功までの時間	HR：1.55 (95% CI：1.07〜2.24)	HR：1.89 (95% CI：1.32〜2.70)
不十分なけいれんコントロールまでの期間	HR：1.95 (95% CI：1.28〜2.98)	HR：1.45 (95% CI：0.92〜2.27)
1年間寛解までの期間〔群ごとのintention-to-treat (ITT)〕	HR：0.76 (95% CI：0.60〜0.95	HR：0.77 (95% CI：0.61〜0.97)

CI＝信頼区間，HR＝ハザード比

批判と制限事項：本研究は非盲検であり治療不成功と認識される時期に大きく依拠していた。しかし，SANAD (Standard and New Antiepileptic Drugs) 試験は日常診療と用量設定を最も反映するように計画された。盲検試験は実臨床をあまり反映していないものである。脳波と神経画像検査は，これらの患者では任意に行われた。けいれんとてんかんの診断は臨床所見からなされており，一部の参加者は真のてんかんでない可能性がある。本研究の一部の患者集団はさまざまな異なったてんかんを呈しており，各けいれん型で研究薬剤がどのように効果があったか知ることは難しい。レベチラセタム (LEV) は17歳以上の説明できないけいれん患者において，現在単剤療法として頻用されている一般的な薬剤だが，本研究開始後に上市されたため残念ながら本研究には含まれていない。最後に本研究では女性より男性が多いが，これはVPAの催奇形性に影響されていると考えられ，臨床医は妊娠可能女性がVPA治療にランダムに割り付けられることに気が進まなかったと思われる。

関連研究と有用情報：

- 2013年の国際抗てんかん連盟 (International League Against Epilepsy：ILAE) ガイドラインでは，SANAD Iの結果を全般性けいれん患者の治療として取り入れている。VPAは現在全般性または分類不能てんかん患者の第1選択治療と考えられている[2]。
- 2013年4月にSANAD IIが開始されLEV，ゾニサミド (ZNS)，その他の標準てんかん治療薬について効果と生活の質 (quality of life：QOL) を比較している〔訳者注：2016年現在Arm Bは被験者組み入れが終了している〕。
- もとのSANAD試験のデータによる最近のpost-hocサブ解析では評価項目予測のためのさまざまな臨床要因が分析されている。12か月寛解に有意な要因は，性別，治療歴，年齢，ランダム化前のけいれんの合計回数である[3]。

要点と結果による影響：VPA は，LTG や TPM に比較して全般性けいれん，特発性全般性てんかん患者において治療不成功までの時間が優れており，これらの患者において第 1 選択の治療法として残る[2]。

臨床症例	現在バルプロ酸治療されている特発性全般性てんかん患者における抗てんかん薬の選択

症例病歴：

　誘因のない 2 回目のけいれんを呈した 29 歳男性があなたの外来を受診した。患者はそれ以外健康であった。臨床的に特発性全般性てんかんと考えられた。彼は VPA 投与を開始されていたが，「より新規の」抗てんかん薬，特に LTG と TPM に興味があった。彼はけいれんコントロールには LTG のほうがよりよい治療ではないかと思っていた。SANAD 試験の結果から，あなたは彼に何を勧めるか。

解答例：

　VPA は，LTG と TPM 両方よりも特に特発性全般性てんかん患者でけいれんコントロールに優れている。彼の投薬に対する忍容性が良好であれば，現在の抗てんかん治療を継続すべきである。

文献

1. Marson AG, Al-Kharusi AM, et al. The SANAD study of effectiveness of valproate, lamotrigine, or topiramate for generalised and unclassifiable epilepsy: an unblinded randomized controlled trial. *Lancet Neurol*. 2007; 369(3): 1016–1026.

2. Glauser T, Ben-Menachem E, Bourgeois B, et al. Updated ILAE evidence review of antiepileptic drug efficacy and effectiveness as initial monotherapy for epileptic seizures and syndromes. *Epilepsia*. 2013; 54(3): 551–563.

3. Bonnett L, Smith CT, Smith D, et al. Time to 12–month remission and treatment failure for generalized and unclassified epilepsy. *J Neurol Neurosurg Psychiatr*. 2014; 85(6): 603–610.

SECTION 3

頭痛

Headache

急性片頭痛発作に対する スマトリプタン

6 Sumatriptan for Acute Migraine

Allison Arch

片頭痛発作に対してスマトリプタン 6 mg の皮下投与が，迅速で，有用な，忍容性の高い急性期治療と我々は結論づけた。
—— The Subcutaneous Sumatriptan International Study Group [1]

研究課題：$5\text{-HT}_{1B/D/F}$ 受容体の選択的アゴニストであるスマトリプタン皮下投与は，片頭痛発作の頓挫療法として有用か [1]。

研究開始：1989 年

研究出版：1991 年

研究実施場所：10 か国 58 か所の，病院の神経内科，ペインクリニック，診療所

研究対象：18 ～ 65 歳の，国際頭痛学会頭痛分類委員会 (International Headache Society's Headache Classification Committee) の定義による片頭痛患者。すべての被験者は片頭痛に 1 年以上罹患し，片頭痛発作を月最大 6 回認める。

研究除外対象：虚血性心疾患，末梢血管疾患，腎 / 肝 / 心機能障害，てんかん，脳卒中，血圧 ≧ 160/95，重大な精神疾患の患者，妊婦，オピオイドや他の薬剤に依存する頭痛患者，2 週間以内に片頭痛予防薬を服用した者，24 時間以内にエルゴタミン製剤を服用した者，6 時間以内に非オピオイド性鎮痛薬や非ステロイド性抗炎症薬 (nonsteroidal anti-inflammatory drugs：NSAIDs) を服用した者

被験者数：639 人

研究概要：研究デザインの概要については 図 6.1 を参照のこと。

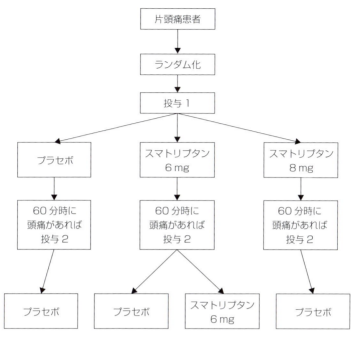

図 6.1　スマトリプタン皮下投与研究デザインの概要

介入内容：急性片頭痛の患者はランダム化され，スマトリプタン 6 mg, 8 mg もしくはプラセボの皮下投与に割り付けられた。60 分後にまだ頭痛が持続していれば，スマトリプタン 8 mg 群と初回プラセボ群はプラセボの追加投与を受けた。初回にスマトリプタン 6 mg の投与を受け，60 分後にまだ頭痛がある患者は，ランダム化されスマトリプタン 6 mg もしくはプラセボを投与された。

経過観察：30, 60, 120 分，その後 2 ～ 5 日

エンドポイント(評価項目)：
　一次アウトカム：初回投与から 30, 60, 120 分時での頭痛の「重度から中等度」から「軽度もしくはまったくなし」への軽減
　二次アウトカム：120 分時における頭痛なしと普段使用している頭痛救急薬の必要性，嘔気，嘔吐，羞明，音過敏性の軽減，機能障害，治療から 24 時間以内の頭痛の再発，有害事象

結果

- 治療開始前の頭痛の持続時間の中央値は，スマトリプタン 6 mg 群で 425 分，8 mg 群で 421 分，プラセボ群で 357 分であった。

- プラセボ群と比較して，60 分時の頭痛の重症度に改善があった被験者は，スマトリプタン 6 mg 群では 47％，スマトリプタン 8 mg 群では 54％多かった（一次エンドポイント：$P < 0.001$）。

- 120 分時において，頭痛の重症度の改善は，スマトリプタン 6 mg ＋プラセボで治療された患者の 75％，2 回のスマトリプタン 6 mg 投与で治療された患者の 81％，スマトリプタン 8 mg ＋プラセボで治療された患者の 82％，そして 2 回のプラセボ投与を受けた患者の 30％にみられた（表 6.1）。スマトリプタンによる 3 種類の用法用量間による奏効率に有意な差はなかったが，3 種類の用法用量いずれもプラセボのみで治療された患者の奏効率よりも有意に高かった（$P < 0.001$）。

- スマトリプタンは嘔気，嘔吐，羞明，音過敏性の軽減に関して，プラセボよりも有意に有効であった。

- スマトリプタンによる治療は，正常に機能できる割合を顕著に改善させた。60 分時においてスマトリプタンでは 45％が正常に機能でき，プラセボによる治療では 9％であった。120 分時においては同様の割合はそれぞれ 78％と 22％であった。

- 救急薬を使用した割合は，プラセボのみを投与された群で 44％，いずれかのスマトリプタンの用法用量に割り付けられた群では 8 ～ 12％であった。

- 24 時間以内の頭痛の再発はスマトリプタン治療の患者では 34 ～ 38％，プラセボでは 18％であった。

- スマトリプタン群での最も頻度の高い有害事象は，注入部位反応，顔面紅潮，倦怠感であった。

表 6.1　初回投与 120 分後の奏効率

	プラセボ ＋ プラセボ	スマトリプタン 6 mg ＋ プラセボ	スマトリプタン 6 mg ＋ スマトリプタン 6 mg	スマトリプタン 8 mg ＋ プラセボ
患者数	92	110	106	49
改善を認めた患者数(%)	28 (30%)	83 (75%)	86 (81%)	40 (82%)

批判と制限事項：片頭痛に対する予防薬を最近導入された患者を含む，多くの患者群が本研究では除外されている。また，重篤な合併症を有する患者も除外されて

いる。

関連研究と有用情報：

- 片頭痛患者 136 人に対するさらなるランダム化研究では，スマトリプタン 6 mg 皮下投与は救急診療部における急性片頭痛の治療においてプラセボと比して有用であったことを示した。24 時間以内に頭痛が再発した患者においては，経口スマトリプタン 100 mg が再発に対する頓挫療法として有用であった[2]。
- 片頭痛再発患者に対して 2 回目のスマトリプタン 6 mg 皮下投与の有用性を検証するランダム化二重盲検試験が行われた。患者は，片頭痛発作に対してスマトリプタン 6 mg 皮下投与による初期治療が奏効していた。研究対象群の 15% に頭痛の再発がみられ，追加のスマトリプタン皮下投与によって再発は有効に治療された[3]。
- 米国頭痛学会(American Headache Society)によるエビデンスに基づいた片頭痛に対する薬物療法のガイドラインでは，スマトリプタン(経口，スプレー式経鼻，注射，経皮貼付薬)の急性片頭痛発作治療における有効性をエビデンスレベル A としている[4]。

要点と結果による影響：スマトリプタンの単回皮下投与は，片頭痛発作の頭痛やその他の症状を急速に軽減することができる。また，忍容性も良好であった。しかしながら，薬剤が有効であった群の1/3までが24時間以内の頭痛の再発を経験した。その後の研究では，頭痛の再発に対してもスマトリプタンの反復投与により同様に良好な反応性が得られることが示された。初回投与で改善を認めなかった患者では，初回投与後 1 時間での 2 回目の投与によってもさらなる有効性は得られなかった。ほとんどの患者はスマトリプタンによる治療を「よい」，「優れた」と評価している。片頭痛の頓挫療法としてスマトリプタンは有効な治療戦略となる。

臨床症例　　急性片頭痛発作に対する頓挫療法

症例病歴：

　片頭痛の既往のある 27 歳女性が，3 時間前に始まった両前頭部の頭痛を主訴に救急診療部を受診した。彼女のいつもの頭痛と似た性状であったが，より重度であった。嘔気，嘔吐，羞明を伴っていた。この患者にとってスマトリプタン皮下投与は有効な治療戦略だろうか。

解答例：

　この患者には，合併症はほとんどなく，スマトリプタンによる治療のよい候補である。スマトリプタン皮下投与のランダム化臨床試験に基づくと，スマトリプタン 6 mg の皮下投与により，彼女の頭痛と随伴症状を 1 時間以内に軽減

させることができる可能性が高い。スマトリプタンの忍容性は良好である。しかしながら，次の 24 時間以内に 35％程度の患者は頭痛の再発を経験することになる。患者には，頭痛の再発が起こりうること，そしてスマトリプタンの反復投与が頭痛の再発に有効な治療となる可能性が高いことを助言すべきである。

文献

1. Treatment of migraine attacks with sumatriptan — The Subcutaneous Sumatriptan International Study Group. *N Engl J Med*. 1991; 325(5): 316–321.

2. Akpunonu BE, Mutgi AB, Federman DJ, et al. Subcutaneous sumatriptan for treatment of acute migraine in patients admitted to the emergency department: a multicenter study. *Ann Emerg Med*. 1995; 25(4): 464–469.

3. Cull RE, Price WH, Dunbar A. The efficacy of subcutaneous sumatriptan in the treatment of recurrence of migraine headache. *J Neurol Neurosurg Psychiatry*. 1997; 62(5): 490–495.

4. Marmura MJ, Silberstein SD, Schwedt TJ. The acute treatment of migraine in adults: the American Headache Society evidence assessment of migraine pharmacotherapies. *Headache*. 2015; 55(1): 3–20.

SECTION 4

神経感染症

Neuroinfectious Disease

Bell 麻痺に対する
副腎皮質ステロイド

7

Steroids for Bell's Palsy

Benjamin N. Blond

> 我々の研究は，プレドニゾロンの投与によって，9 か月時の（Bell 麻痺による顔面神経麻痺からの）完全寛解率を上げることができることを示した。アシクロビルはプラセボに比して有効性は示さなかった。
>
> —— Sullivan et al.[1]

研究課題：プレドニゾロンもしくはアシクロビルによる早期治療は，Bell 麻痺からの完全寛解率を向上させることができるか[1]。

研究資金提供：英国保健省（Department of Health, England）の国立保健研究所（National Institute for Health Research）による医療技術評価プログラム

研究開始：2004 年

研究発表：2007 年

研究実施場所：家庭医を主とする複数の施設，紹介されたスコットランド内の 17病院

研究対象：原因が同定されない片側性の顔面神経麻痺で，症状出現から 72 時間以内に共同研究者の耳鼻咽喉科医に紹介することができる，16 歳以上の患者

研究除外対象：以下のいずれかの状態の患者：妊婦，授乳中，コントロール不良の糖尿病（$HbA_{1c} > 8\%$），消化性潰瘍疾患，化膿性中耳炎，帯状疱疹，多発性硬化症，全身感染症，サルコイドーシスおよび他のまれな疾患，同意が得られなかった者

被験者数：551 人

研究概要：研究デザインの概要については，図 7.1 を参照のこと。

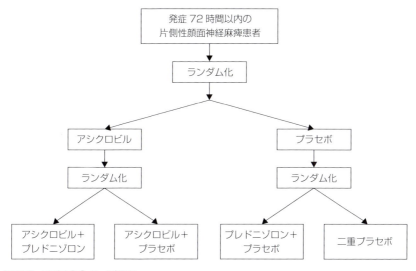

図 7.1 研究デザインの概要

介入内容：プレドニゾロン 25 mg 1日2回投与＋プラセボ (N＝138)，アシクロビル 400 mg 1日5回投与＋プラセボ (N＝138)，プレドニゾロン＋アシクロビル (N＝134)，二重プラセボ (N＝141)。治験薬は 10 日間服用された。

経過観察：9 か月

エンドポイント（評価項目）：
　一次アウトカム：House-Brackmann 評価法[2)]による顔面神経機能（表 7.1）。
　二次アウトカム：健康関連の生活の質 (quality of life：QOL) (Health Utilities Index Mark 3)，顔貌 (Derriford Appearance Scale 59)，疼痛 (Brief Pain Inventory)

表 7.1　House-Brackmann 顔面神経評価法[a]

I	正常で全体に対称的
II	精密検査によってのみ感知できる軽微な麻痺 最小の力で眼を完全に閉じることができる 満面の笑顔ではわずかな非対称性 共同運動はほとんど目立たない，拘縮やけいれんは認めない
III	明らかな麻痺があるが，外見を損なう容貌ではない 眉を挙上できるとは限らない 最大限努力すれば完全に閉眼でき，非対称的ではあるが口角を強く動かすことはできる 明らかな，しかし外見を損なうほどではない共同運動，一塊となった動き，けいれん

IV	明らかな外見を損なうほどの麻痺 眉を挙上することができない 最大限努力しても完全に閉眼することはできず，口角も非対称的 高度の共同運動，一塊となった動き，けいれん
V	麻痺側ではほとんど動きを感知できない 不完全な閉眼とわずかな口角の動き 共同運動，拘縮，けいれんはみられないことが多い
VI	動きはなく，筋緊張は消失，共同運動・拘縮・けいれんはみられない

[a] House JW, Brackmann DE. Facial nerve grading system. *Otolaryngol—Head Neck Surg.* 1985; 93: 146-147.

結果

- 53.8%の患者は24時間以内，32.1%は48時間以内，14.1%は72時間以内に治療を開始した。
- 二重プラセボを投与された患者では，3か月後に64.7%が，9か月後に85.2%が完全に回復した。
- 3か月時および9か月時において，プレドニゾロン群ではプラセボ群と比して完全回復率が高かった（表7.2）。3か月時の絶対リスク減少率は19%で，1人の完全治癒が得られるための治療必要数は6人であった。9か月時の絶対リスク減少率は12%で，治療必要数は8人であった。
- アシクロビル群との比較において3か月時，9か月時いずれも完全治癒率に有意な差はみられなかった（表7.2，7.3）。
- 9か月時の健康関連QOLがプレドニゾロン非投与群で有意に高かった（$P = 0.04$）ことを除き，二次アウトカムである健康関連QOL，顔貌，疼痛に各群での有意な差はみられなかった。しかしながら，二次アウトカムは3か月時に回復が得られなかった患者のみを対象に多重比較がなされており，結果の解釈には注意を要する。

表7.2　主要結果のまとめ：プレドニゾロン

アウトカム	プレドニゾロン	プレドニゾロンなし	P値
3か月時の顔面神経完全治癒 （House-Brackmann I）率	83.0%	63.6%	<0.001
9か月時の顔面神経完全治癒 （House-Brackmann I）率	94.4%	81.6%	<0.001

表 7.3　主要結果のまとめ：アシクロビル

アウトカム	アシクロビル	アシクロビルなし	P 値
3 か月時の顔面神経完全治癒率 (House-Brackmann Ⅰ)	71.2%	75.7%	0.5
9 か月時の顔面神経完全治癒率 (House-Brackmann Ⅰ)	85.4%	90.8%	0.1

批判と制限事項： 本研究の母集団はスコットランド人の患者のみのものであり，他の集団にはこの結果は当てはまらないかもしれない。House-Brackmann 評価法は，Sydney and Sunnybrook 評価法などのより骨の折れる評価法に比して，顔面機能の変化に対する感度を欠く。さらに，抗ウイルス薬の用量が有効性を得るには十分でなかった可能性があるのではとの疑問が呈されている。

関連研究と有用情報：

- Engström らによるさらなる大規模ランダム化二重盲検プラセボ対照試験では，顔面神経麻痺の 3, 6, 12 か月時の完全治癒率の上昇と治癒までに要する時間の短縮が確認された[3]。
- これらの研究から，米国神経学会 (American Academy of Neurology：AAN) は新規発症の Bell 麻痺に対して顔面神経機能の治癒率を向上させるために副腎皮質ステロイドを投与することを強く勧めている（2 クラス Ⅰ 研究，レベル A)[4]。
- 抗ウイルス薬の使用については，いまだ意見が分かれている。いくつかの研究では，抗ウイルス薬の追加が，少なくとも重度の顔面神経麻痺のサブグループにおいては，有益である可能性を示唆してきた[5,6]。しかしながら，これらの研究は小規模のものであったり，適切な二重盲検を欠いていたりなどの方法論的な限界がある。他の研究では抗ウイルス薬の有益性を示すことができなかった[3,7,8]。このなかには，最も大規模な治験のランダム化二重盲検プラセボ対照試験である Engström らの研究も含まれる。Engström らはアシクロビルよりも高い生物学的利用能を有するバラシクロビルを用いて検証したが，抗ウイルス薬の有益性を見いだすことができなかった。抗ウイルス薬にわずかに有益性がある可能性については除外されていないことから，専門団体では適切な臨床現場において抗ウイルス薬の追加を考慮してもよいと推奨しているが，これは質の低いエビデンスに基づいているもので，期待される有益性も大きくはない[4]。

要点と結果による影響： Sullivan らの研究では，Bell 麻痺の大規模二重盲検プラセボ対照試験において，発症から 72 時間以内の副腎皮質ステロイド治療が 3 か月および 9 か月時の顔面神経機能の完全治癒率を向上させることに有効であることを示した。しかしながら，プラセボと比較してアシクロビル治療でより迅速な治癒は

みられず，Bell 麻痺における抗ウイルス薬の有益性に関しては疑問が投げかけられた。

臨床症例　Bell 麻痺の治療

症例病歴：

　40 歳男性が，顔面神経麻痺発症から 24 時間後，あなたの診療所に来院した。彼は，左顔面を動かせなくなったことに突然気づいたと述べた。また患者は，味覚が障害されているかもしれず，さらに左耳で音が大きく聞こえているようだと思っている。病歴聴取と身体診察によって患者は末梢性のⅦ神経麻痺であることを確認した後，最も可能性の高い診断は Bell 麻痺であると考えた。患者は顔面のことをとても心配し，自分の病状を改善する治療は何かないかと尋ねた。Sullivan らによる結果に基づくと，あなたはどのように患者の治療を行うか。

解答例：

　Bell 麻痺は，ウイルス性および自己免疫性の病因の可能性がある，特発性の病態である。Sullivan らは発症から 72 時間以内の副腎皮質ステロイド治療が完全治癒率を向上させることに役立つことを示した。患者には副腎皮質ステロイド治療に対するコントロール不良の糖尿病などの重大な禁忌は何もなく，プレドニゾロン 25 mg の 1 日 2 回もしくは他の副腎皮質ステロイドの同等量で治療を開始すべきである。患者に閉眼障害があれば，眼の保護を行う必要がある。Lyme 病，ヒト免疫不全ウイルス（HIV），Ramsay-Hunt 症候群，無疱疹性帯状疱疹，サルコイドーシス，多発性硬化症，耳下腺腫瘍などの他の顔面神経麻痺の原因がある場合は異なる治療を要するため，丁寧な病歴聴取や身体診察によってこれらの病態が臨床的に示唆された際には追加の検査を行う必要がある。帯状疱疹ウイルスの再活性化などの特定のウイルスの診断を欠くときは，顔面神経麻痺に対する抗ウイルス薬の追加は，いまだ大きく意見が分かれるところである。証拠の優越性からは，抗ウイルス薬の追加は顔面神経の治癒率を向上させないという Sullivan らの知見が支持されるようである。しかしながら，わずかに効果のある可能性に関しては完全に除外されておらず，特定の臨床現場において医師は抗ウイルス薬の追加を考慮してもよい。概して，プレドニゾロン治療後には顔面神経機能の完全治癒率が高いため，患者には自身の病状の予後が良好であることを説明し，安心させるとよい。

文献

1. Sullivan FM, Swan IRC, Donnan PT, et al. Early treatment with prednisolone or acyclovir in Bell's palsy. *N Engl J Med*. 2007; 357: 1598-1607.

2. House, JW, Brackmann, DE. Facial nerve grading system. *Otolaryngol — Head Neck Surg.* 1985; 93: 146-147.

3. Engström M, Berg T, Stjemquist-Desatnik A, et al. Prednisolone and valacyclovir in Bell's palsy: a randomised double-blind, placebo controlled, multicentre trial. *Lancet Neurol.* 2008; 7: 993-1000.

4. Gronseth GS, Paduga R. Evidence-based guideline update: steroids and antivirals for Bell palsy: report of the Guideline Development Subcommittee of the American Academy of Neurology. *Neurology.* 2012; 79(22): 2209-2213.

5. Hato N, Yamada H, Kohno H, et al. Valacyclovir and prednisolone treatment for Bell's palsy: a multicenter, randomized, placebo-controlled study. *Otol Neurotol.* 2007; 28: 408-413.

6. Minnerop M, Herbst M, Fimmers R, Matz B, Klockgether T, Wullner U. Bell's palsy: combined treatment of famciclovir and prednisone is superior to prednisone alone. *J Neurol.* 2008; 255: 1726-1730.

7. Kawaguchi K, Inamura H, Abe Y, et al. Reactivation of herpes simplex virus type 1 and varicella-zoster virus and therapeutic effects of combination therapy with prednisolone and valacyclovir in patients with Bell's palsy. *Laryngoscope.* 2007; 117: 147-156.

8. Yeo SG, Lee YC, Park DC, Cha CI. Acyclovir and steroid versus steroid alone in the treatment of Bell's palsy. *Am J Otolaryngol.* 2008; 29: 163-168.

急性細菌性髄膜炎に対する副腎皮質ステロイド

8

Steroids for Acute Bacterial Meningitis

Robert J. Claycomb

デキサメタゾンによる早期治療は, 成人の急性細菌性髄膜炎の転帰を改善する。
── De Gans et al.[1]

研究課題：副腎皮質ステロイドの静脈内投与は適切な抗菌薬治療との組み合わせによって, 成人の急性細菌性髄膜炎の神経学的転帰を改善させることができるか[1]。

研究資金提供：NV Organon 社（オランダの製薬会社, 現在 Merck 社の傘下）により一部の支援

研究開始：1993 年

研究発表：2002 年

研究実施場所：オランダ, ベルギー, ドイツ, デンマーク, オーストリアの 50 施設

研究対象：髄膜炎が疑われ, かつ (1) 脳脊髄液が混濁するか, (2) グラム染色で脳脊髄液中に細菌が観察されるか, もしくは (3) 脳脊髄液細胞増加 ($>1,000/mm^3$), がある 17 歳以上の患者

研究除外対象：(1) β ラクタム系抗菌薬もしくは副腎皮質ステロイドに対する過敏性の既往, (2) 妊娠, (3) 脳脊髄シャント術後, (4) 直近 48 時間以内の抗菌薬治療, (5) 活動性の真菌もしくは結核感染症, (6) 最近の頭部外傷, (7) 最近の脳外科手術, (8) 消化性潰瘍疾患, (9) 別の治験への参加, のある患者

被験者数：301 人

研究概要：研究デザインの概要は, 図 8.1 を参照のこと。

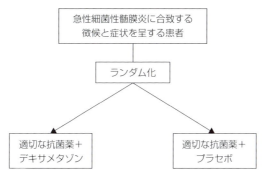

図 8.1 研究デザインの概要

介入内容：適切な抗菌薬に加えて補助的な副腎皮質ステロイドを投与されるようランダムに割り付けられた患者は，デキサメタゾン 10 mg を 6 時間ごとに 4 日間にわたって静脈内投与された。プラセボ投与群は，同一の外観をもつプラセボを 6 時間ごと 4 日間静脈内投与された。デキサメタゾンもしくはプラセボは，抗菌薬治療から 20 分以内に投与された。抗菌薬治療は初期にはアンピシリンとされたが，現場での慣習と一致した経験的治療を行うことができるように，試験開始後に研究手順が修正された。以降の治療はグラム染色や培養結果に基づき，さらに調整が行われた。

経過観察：8 週

エンドポイント（評価項目）：
 一次アウトカム：Glasgow Outcome Scale (GOS)[2]（**表8.1**）。また，GOS は好ましい転帰(5 点)と不良なアウトカム(1〜4 点)に二分された。

表 8.1 Glasgow Outcome Scale (GOS)[a]

スコア	記述
1	死亡
2	植物状態，外部環境に反応できない
3	重度の障害，指示には従えるが独力で生活することができない患者
4	中等度の障害，独力で生活することはできるが学校や仕事に復帰することはできない患者
5	軽度の障害もしくは障害なし

[a] Jennett et al. Assessment of outcome after severe brain damage. *Lancet*. 1975; 1(7905): 480-484. より改変。

二次アウトカム：(1) 死，(2) 局所神経脱落症状（失語，脳神経障害，単麻痺，片麻痺，高度失調），(3) 難聴，(4) 消化管出血，(5) 真菌感染症，(6) 帯状疱疹感染症，(7) 高血糖（＞144 mg/dL）

結果

- デキサメタゾンはプラセボに比して良好な転帰をとり，特に *Streptococcus pneumoniae*（表 8.2, 8.3）による髄膜炎において良好であった。
- 初期の臨床検査において Glasgow Coma Scale（GCS）8 〜 11 点に相当する患者に，補助的なデキサメタゾンによる最大の利益があるようであった。
- デキサメタゾンもしくはプラセボの治療を受けた患者間では，消化管出血，高血糖，真菌感染症，帯状疱疹感染症の頻度において統計学的な有意差を認めなかった。

表8.2　主要結果のまとめ

アウトカム	デキサメタゾン群（N = 157）	プラセボ群（N = 144）	P 値
不良なアウトカム	15%	25%	0.03
死亡率	7%	15%	0.04
局所神経脱落症状	13%	20%	0.13
難聴	9%	12%	0.54

表8.3　病原体ごとの不良な転帰のサブグループ解析

不良なアウトカム	デキサメタゾン群（N = 157）	プラセボ群（N = 144）	P 値
すべての病原体	15%	25%	0.03
Streptococcus pneumoniae	26%	52%	0.006
Neisseria meningitidis	8%	11%	0.74
他の細菌	17%	6%	0.55
細菌培養陰性	0%	7%	0.40

批判と制限事項：本研究では，特に *S. pneumoniae* による急性細菌性髄膜炎での不良なアウトカムや死亡が減少した。しかしながら，他の病原体に対する有意な有益性を感知するには検出力が不十分であった。また，デキサメタゾンは血液脳透過

性を減少させると考えられており，バンコマイシンが最も有効な薬剤である可能性のある，抗菌薬耐性率が高い地域ではとりわけ，バンコマイシンのくも膜下腔への透過に対する影響が懸念される。

関連研究と有用情報：

- 先の急性細菌性髄膜炎の in vivo の動物モデルでは，溶菌によるくも膜下腔中の炎症が，不良なアウトカムに寄与する可能性が示された[3,4]。このことから，抗炎症療法が転帰を改善させる可能性が示唆された。さらに，小児集団での副腎皮質ステロイドの効果を調べる先行研究では神経学的転帰の改善が示された[5]。

- 25 研究 4,000 人を超える患者を調べた最近のメタアナリシスでは，Gans ら[1]の結果を追認し，補助的な副腎皮質ステロイドによる治療は不良な神経学的転帰を減らすが，必ずしも全死亡率は低下しないことが示された[6]。しかしながら，サブグループ解析では，S. pneumoniae による急性細菌性髄膜炎の患者において副腎皮質ステロイドが死亡率を低下させることが明らかになった。興味深いことに，副腎皮質ステロイドによる有益な効果は，高所得国のみで観察された[6]。

- 米国感染症学会(Diseases Society of America)による最新の治療ガイドラインでもまた，肺炎球菌性髄膜炎が確定された，もしくは疑われた成人において，補助的な副腎皮質ステロイドを推奨している[7]。

要点と結果による影響：本研究は，補助的なデキサメタゾン治療が，細菌性，特に S. pneumoniae による髄膜炎が推定される患者において，神経学的転帰を改善し，いかなる臨床的に重要な有害事象とも関連しないことを示した。

臨床症例　**急性細菌性髄膜炎に対するデキサメタゾン**

症例病歴：

2 型糖尿病，高血圧，逆流性食道炎(gastroesophageal reflux disease：GERD)の既往のある 45 歳男性が，中等度の項部硬直，嘔気，嘔吐，自覚的な体熱感を伴う，頭部全体の強い頭痛を 1 日の経過で認めた。彼は数日内にかかりつけ医を受診しようと計画していたが，頭痛は増悪し左片麻痺も発症した。そのため，彼は緊急評価目的で救急診療部へと運ばれた。

診察では，頻脈，血圧正常，39.2℃の発熱が認められた。重度の脳症で，中等度の左片麻痺を認めた。GCS は 9 点だった。緊急に施行した頭部 CT では頭蓋内に急性の変化は示されず，腰椎穿刺が施行された。初圧は 38 cmH$_2$O まで上昇し，脳脊髄液は濁っていた。グラム染色では無数のグラム陽性連鎖球菌が明らかとなり，糖 25 mg/dL，蛋白 207 mg/dL であった。細胞数は 1,125/mm^3 で脳脊髄液細胞増加を認め，87%が好中球であった。

救急診療部到着 45 分以内に抗菌薬の静脈内投与が開始された。

この患者では，補助的な副腎皮質ステロイド治療を行うべきか。

解答例：

　行うべきである。この患者は，急性細菌性髄膜炎に罹患し，起因菌は S. Pneumoniae が推定される。副腎皮質ステロイドの使用によって増悪する可能性のある既往症（2 型糖尿病および GERD）があるが，初回の診察所見での状態の悪さから，補助的なデキサメタゾン治療の恩恵を受けるだろう。

文献

1. de Gans J et al. Dexamethasone in adults with bacterial meningitis. *N Engl J Med*. 2002; 347(20): 1549-1556.
2. Jennett B, Bond M. Assessment of outcome after severe brain damage. *Lancet*. 1975; 1(7905): 480-484.
3. Täuber MG, Khayam-Bashi H, Sande MA. Effects of ampicillin and corticosteroids on brain water content, cerebrospinal f luid pressure, and cerebrospinal fluid lactate levels in experimental pneumococcal meningitis. *J Infect Dis*. 1985; 151(3): 528-534.
4. Scheld WM, Dacey RG, Winn HR, et al. Cerebrospinal fluid outflow resistance in rabbits with experimental meningitis. Alterations with penicillin and methylprednisolone. *J Clin Invest*. 1980; 66(2): 243-253.
5. McIntyre PB, Berkey CS, King SM, et al. Dexamethasone as adjunctive therapy in bacterial meningitis. A meta-analysis of randomized clinical trials since 1988. *JAMA*. 1997; 278(11): 925-931.
6. Brouwer MC, McIntyre P, Prasad K, van de Beek D. Corticosteroids for acute bacterial meningitis. *Cochrane Database Syst Rev*. 2013; 6: CD004405.
7. Tunkel AR, Hartman BJ, Kaplan SL, et al. Practice guidelines for the management of bacterial meningitis. *Clin Infect Dis*. 2004; 39(9): 1267-1284.

SECTION 5

運動疾患

Movement Disorders

Parkinson 病に対するレボドパ

Levodopa for Parkinson's Disease

Sarah E. Buckingham

本臨床データは，レボドパは Parkinson 病の進行を遅延させ，病気の症状に対して長く効果があることを示唆する。

—— The Parkinson Study Group[1]

研究課題：レボドパは Parkinson 病の症状を改善するが，Parkinson 病の進行に影響を与えるか[1]。

研究資金提供：米国国立神経疾患・脳卒中研究所(National Institute of Neurological Disorders and Stroke)，国防省，国立研究資源センター総合臨床研究センター(General Clinical Research Center of the National Center for Research Resources)，国立衛生研究所(National Institutes of Health)，Teva 社

研究開始：1998 年

研究発表：2004 年

研究実施場所：米国の 33 施設とカナダの 5 施設

研究対象：30 歳以上で Parkinson 病の診断を 2 年以内に受けており，修正 Hoehn-Yahr スケールで 3 度未満，かつ研究組み入れ後 9 か月以内に症状に対しての治療は必要ないと考えられた患者

修正 Hoehn-Yahr スケール[2]
　1 度　一側性障害のみ
　1.5 度　一側性と体幹障害
　2 度　両側性障害だが平衡障害なし
　2.5 度　軽度の両側性障害とプルテストでの回復
　3 度　軽度から中等度の両側性障害，姿勢不安定性，介助不要
　4 度　重度の障害，歩行または立位は介助なしで可能
　5 度　介助なしでは車椅子あるいは寝たきり

研究除外対象：抗 Parkinson 病薬投与中の患者，レボドパあるいはその他のドパミン作動薬を 14 日より長く投与されている患者，パーキンソニズムの原因が同定されている患者，Parkinson 病統一スケール (Unified Parkinson's Disease Rating Scale：UPDRS) でいずれかの肢体で 3 点以上の振戦のある患者，すくみ，姿勢反射の欠如，うつ病，あるいは認知症のある患者

被験者数：361 人

研究概要：研究デザインの概要については図 9.1 を参照のこと。

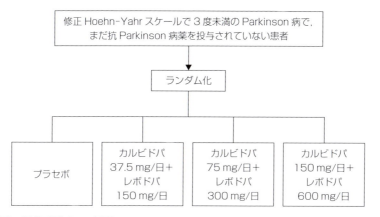

図 9.1 研究デザインの概要

介入内容：患者はプラセボまたはカルビドパ・レボドパ合剤 12.5/50 mg，25/100 mg，50/200 mg をそれぞれ 1 日 3 回内服した。研究期間中，抗 Parkinson 病薬の追加は禁止された。

経過観察：42 週

エンドポイント(評価項目)：
 一次アウトカム：ベースラインとなる来院時から 42 週までの間の UPDRS で測定したパーキンソニズムの重症度変化量
 二次アウトカム：各来院時 (3, 9, 24, 40 週) の UPDRS 合計点の変化量
 サブスタディ：ベースライン来院時と 40 週時における SPECT 検査の，線条体 [^{123}I] β-CIT 特異的取り込みと非特異的取り込みの比の変化量
 UPDRS はよく用いられている認知，運動，機能障害を評価する採点方法である。はじめの 2 項目は患者自身の回答に基づき，残りの項目は臨床医が評価する。スケールは疾患の進行を評価するために経時的に評価可能である。0 点は障害なし，199

点は最大の障害を示す．下記は UPDRS の項目例である．

- 安静時振戦(頭部，上肢，下肢)
  0 ＝なし
  1 ＝わずかでまれにある
  2 ＝軽度の振幅で持続性に，あるいは中等の振幅で間欠的に出現する
  3 ＝中等度の振幅でほとんどの時間に出現する
  4 ＝重度の振幅でほとんどの時間に出現する

結果

- レボドパは，経過観察 42 週時とベースラインの間の UPDRS で有意に Parkinson 病の症状増悪を減じた(表 9.1)．
- UPDRS スコアはレボドパ 3 群で 2 週間の洗い出し期間で増悪したが，これらの群はプラセボ群で認められた程度まで増悪することはなかった．最も高用量のレボドパを投与されていた群が最もよい結果だった．
- UPRDS 合計点(平均±SD)はレボドパの用量が多いほど有意に症状が改善する傾向があった．レボドパ 3 群すべての効果はプラセボ群と有意な差があった．UPDRS の項目では，日常生活動作(activities of daily living：ADL)や運動の項目で有意な治療効果がみられたが，精神の項目では有意でなかった．
- 有害事象はプラセボと比較してレボドパ 600 mg を毎日服用した患者で起こることが有意に多く，ジスキネジア，嘔気，感染症，筋緊張亢進，頭痛であった(表 9.2)．
- 「研究治療 40 週での線条体 $[^{123}\text{I}]$ β-CIT 取り込み減少率(平均±SD)はプラセボ群に比較してレボドパ群で大きかったが，この差は統計学的には有意ではなかった」[1]．

表 9.1　一次アウトカムの結果のまとめ：ベースラインと 42 週(洗い出し期間後)での UPDRS 変化

| UPDRS スコア | プラセボ | レボドパ(mg/日) | | | P 値 |
		150	300	600	
合計点	7.8±9.0	1.9±6.0	1.9±6.9	−1.4±7.7	<0.001
精神	0.3±1.5	0.0±1.5	0.1±1.2	0.1±1.4	0.18
日常生活動作	2.3±3.4	0.5±2.3	0.4±2.9	−0.3±3.0	<0.001
運動	5.2±6.4	1.4±5.5	1.4±5.3	−1.4±5.9	<0.001

- 「142人中21人(14.7%)で被殻[^{123}I]β-CIT取り込みはベースラインで3.25を超えた」[1]。40週でのSPECT検査で,ベースラインのドパミン欠乏がない19人の患者を除外すると,[^{123}I]β-CIT取り込みはプラセボ群に比較しドパミン投与群で有意に減少していた。

表9.2　サブスタディの画像検査結果のまとめ

変数	プラセボ	レボドパ(mg/日)			用量反応の P値
		150	300	600	
サブスタディコホート					
変化(%)	−2.6±11.3	−4.7±10.8	−3.7±9.1	−6.9±8.1	0.15
プラセボと の比較P値		0.46	0.63	0.11	
ベースラインのドパミン欠乏がない患者の除外後					
変化(%)	−1.4±10.0	−6.0±10.3	−4.0±9.4	−7.2±7.6	0.0036
プラセボと の比較P値		0.16	0.40	0.015	

批判と制限事項：先行研究では症状に対する薬物効果を90％除去するには洗い出し期間は32日(4半減期)必要であるとされている。しかし本研究では,2週間の洗い出し期間が選ばれた。完全な洗い出し期間の後では,投薬の利益は減弱あるいは消滅するかもしれない。本研究ではプラセボと比較して,ベースラインと42週のUPDRSスコアに基づいた症状の増悪は減少していた。これは治療薬の中止にもかかわらず症状改善が残存したことを示唆する。サブグループ解析では,38人の患者が4週間の洗い出し期間ののち,2週間後のUPDRSスコアのさらなる増悪を認めなかった。

関連研究と有用情報：

- 他の研究ではレボドパのドパミントランスポーター結合への影響を神経画像にて評価している。ある研究ではドパミントランスポーター結合が低下することを報告した[3]が,別の研究では結合に変化はないことを報告している[4-6]。これらの研究では統計学的な有意差を示すには症例数が少なかった。
- 齧歯類のin vivo研究では,レボドパが黒質ドパミンニューロンの生存を促進し,スプラウティングを増強することが示唆されている[7,8]。本研究はレボドパがヒトのParkinson病の進行を遅らせることを示唆している。
- 英国のPD MED Collaborative Groupによる非盲検ランダム化試験は,ADLと全体的な生活の質(quality of life：QOL)について,レボドパ以外の治療薬〔訳者注：

MAO-B 阻害薬やその他のドパミン作動薬〕に比してレボドパの長期間の優越性を示した[9]。7 年間の経過観察期間中，著者らはレボドパによる臨床効果の増悪を観察しなかった。これはレボドパが病気の進行を増加させないことを示唆している。

● 2002 年に米国神経学会（American Academy of Neurology）から，現行のガイドライン "Practice Parameter: Initiation of Treatment for Parkinson's Disease: An Evidence–Based Review" が発表され，2005 年に再確認された。これらは本研究のいくつかの側面に合致しており，「レボドパはカベルゴリン，ロピニロール，プラミペキソールよりも，Parkinson 病特有の運動および ADL の治療においてより効果的である」[10]と述べている。このガイドラインは病気の進行に対する薬剤の影響にはコメントしていない。

要点と結果による影響：レボドパは Parkinson 病の対症療法として使われるが，病気の進行を早めない。それどころか，レボドパは病気の進行を遅らせる可能性があるが，本研究の洗い出し期間では決定的な評価を下すのには不十分であった。少量のレボドパは有効であることがわかったが，高用量よりは効果は少なかった。しかし，高用量では，ジスキネジアといった有害事象が頻発した。

臨床症例　　**最近診断された Parkinson 病に対するレボドパ**

症例病歴：

　新規発症のふるえとこわばりを右手に生じた 61 歳男性が受診した。ふるえは主に安静時に認め，筋のこわばりは右腕にありピアノを弾くときの障害となった。妻は歩行時に短く足を引きずっていることに気づいていた。妻はまた，数年前に比べて全体の動きが遅くなっていると言う。

　診察では，安静時の丸薬まるめ振戦を右手に認め，歯車様筋強剛を右上肢に認めた。急速交互運動は右上下肢で遅かった。歩行検査では，前傾姿勢で，右側で手の振りが減少し，歩幅減少および小刻み歩行を認めた。プルテストでは後方突進現象を認めた。

　臨床的に患者は Parkinson 病の診断基準に合致した。追加検査で Parkinson 病関連疾患はみられなかった。本研究の結果を踏まえ，この患者はレボドパで治療すべきであるか。

解答例：

　本研究は初期 Parkinson 病患者のレボドパ治療は症状を減少させ病気の進行を遅らせるかもしれないことを確立した。この患者は初期 Parkinson 病と考えられ，症状の対処にはドパミン補充療法が有効であると思われる。カルビドパ・レボドパ合剤は合理的な第 1 選択であり，最小用量で開始するべきである。本研究では，有害事象はレボドパ 600 mg/日で発生しやすいと考えられ，ジスキ

ネジア，嘔気，筋緊張亢進，頭痛などがみられる。より新しいデータでは，レボドパを 400 mg/日またはより少量に維持すると特に運動合併症のリスクが減少することが示されている[11]。UPDRS はレボドパ開始前の診察で完了するのがよい。UPDRS は病気の進行と治療への反応性を経時的に追跡することができる。

文献

1. The Parkinson Study Group. Levodopa and the progression of Parkinson's disease. *N Engl J Med*. 2004; 351: 2498-2508.

2. Goetz CG, Poewe W, Rasol O, et al. Movement Disorder Society Task Force Report on the Hoehn and Yahr Staging Scale: status and recommendations. *Mov Disord*. 2004; 19(9): 1020-1028.

3. Guttman M, Stewart D, Hussey D, Wilson A, Houle S, Kish S. Influence of L-dopa and pramipexole on striatal dopamine transporter in early PD. *Neurology* 2001; 56: 1559-1564.

4. Parkinson Study Group. Dopamine transporter brain imaging to assess the effects of pramipexole vs levodopa on Parkinson disease progression. *JAMA*. 2002; 287: 1653-61.

5. Innis RB, Marek KL, Sheff K, et al. Effect of treatment with L-dopa/ carbidopa or L-selegiline on striatal dopamine transporter SPECT imaging with $[^{123}I]$ beta-CIT. *Mov Disord*. 1999; 14: 436-442.

6. Nurmi E, Bergman KJ, Eskola O, et al. Reproducibility and effect of levodopa on dopamine transporter function measurements: a $[F-18]$ CFT PET study. *J Cereb Blood Flow Metab*. 2000; 20: 1604-1609.

7. Murer MG, Dziewczapolski G, Menalled LB, et al. Chronic levodopa is not toxic for remaining dopamine neurons, but instead promotes their recovery, in rats with moderate nigrostriatal lesions. *Ann Neurol*. 1998; 43: 561-575.

8. Datla KP, Blunt SB, Dexter DT. Chronic L-DOPA administration is not toxic to the remaining dopaminergic nigrostriatal neurons, but instead may promote their functional recovery, in rats with partial 6-OHDA or FeCl (3) nigrostriatal lesions. *Mov Disord*. 2001; 16: 424-434.

9. PD MED Collaborative Group. Long-term effectiveness of dopamine agonists and monoamine oxidase B inhibitors compared with levodopa as initial treatment for Parkinson's disease (PD MED): a large, open-label, pragmatic randomised trial. *Lancet*. 2014; 384: 1196-1205.

10. Miyasaki JM, Martin W, Suchowersky O, et al. Practice parameter: initiation of treatment for Parkinson's disease: an evidence-based review. *Neurology* 2002; 58: 11-17.

11. Stocchi F, Rascol O, Kieburtz K, et al. Initiating levodopa/ carbidopa therapy with and without entacapone in early Parkinson disease: The STRIDE-PD study. *Ann Neurol*. 2010; 68: 18-27.

10 Parkinson 病に対する脳深部刺激

Deep-Brain Stimulation for Parkinson's Disease

Sarah E. Buckingham

本研究は，進行期 Parkinson 病およびレボドパ関連運動合併症患者に対する最良の内科的治療よりも神経刺激のほうが優れていることを示した。

—— Deuschl et al.[1]

研究課題：進行期 Parkinson 病患者で神経刺激は最良の内科的治療よりも優れているか[1]。

研究資金提供：ドイツ連邦教育研究省 (German Federal Ministry of Education and Research)

研究開始：2001 年

研究発表：2006 年

研究実施場所：ドイツとオーストリアの 10 大学病院

研究対象：75 歳未満で，少なくとも過去 5 年間に特発性 Parkinson 病と診断され，最適な内科的治療を受けているにもかかわらず日常生活動作 (activities of daily living：ADL) を遂行するための活動が制限されるようなジスキネジアや Parkinson 運動症状を呈している患者

研究除外対象：75 歳以上，認知症，うつ病，精神病，手術が禁忌の患者

被験者数：156 人

研究概要：研究デザインの概要については図 10.1 を参照のこと。

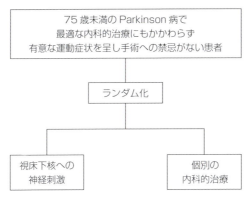

図 10.1 研究デザインの概要

介入内容：患者は神経刺激か最良の内科的治療にランダムに割り付けされた。神経刺激群に割り付けられた患者は局所麻酔下で，視床下核を目標にした両側定位手術を受けた。微小電極の最終挿入部位は，筋強剛やその他の Parkinson 病症状に対して最も有意な効果を得られ，最少の刺激強度と術中検査で最大の安全域が得られた部位である。最終挿入位置は神経画像により確認された。術後には，最適の刺激設定と抗 Parkinson 病薬の治療は，患者の反応に基づいて適宜調整された。「内科的治療に割り付けられた患者は，ドイツ神経学会 (German Society of Neurology) のガイドラインに則り個別に最適な薬物治療が行われた。治療薬は研究期間中患者の要求に応じて調整された」[2]

経過観察：すべての患者はベースラインと 6 か月後に検査された。

エンドポイント（評価項目）：
　一次アウトカム：Parkinson 病質問票 (Parkinson's Disease Questionnaire：PDQ–39) サマリインデックスによる生活の質 (quality of life：QOL) と，(抗 Parkinson 病薬) 内服をしていないときの Parkinson 病統一スケール (Unified Parkinson's Disease Rating Scale：UPDRS) のパート III による運動症状の程度についてのベースラインから 6 か月後の変化量
　二次アウトカム：内服のありなしでの，ジスキネジアスケール (Dyskinesia Scale) の変化量，UPDRS パート II による ADL の変化量，Schwab and England Scale の変化量
　PDQ-39 は患者および家族により Parkinson 病の健康状態と機能を評価するものである[3]。以下の 8 個の主要な項目を評価する。

- 動作

- ADL
- 感情的な健康情緒の安定
- Parkinson 病による恥ずかしさ
- 社会的支援
- 認知
- コミュニケーション
- 身体的不快感

結果

- 神経刺激を受けた患者は内科的治療を受けた患者よりも PDQ-39 サマリインデックスがより改善していた（**表 10.1**）。

表 10.1　主要結果のまとめ

評価項目	群				P 値
	ベースライン		ベースラインから 6 か月後の変化量		
	神経刺激	内科的治療	神経刺激	内科的治療	
PDQ-39 サマリ インデックス[a]	41.8±13.9	39.6±16.0	9.5±15.3	−0.2±11.2	0.02
UPDRS-Ⅲ					
内服なし	48.0±12.3	46.8±12.1	19.6±15.1	0.4±9.5	<0.001
内服あり	18.9±9.3	17.3±9.6	4.0±10.1	−0.4±7.7	0.01
UPDRS-Ⅱ					
内服なし	22.5±7.2	21.9±6.4	8.8±8.6	−0.8±6.4	<0.001
内服あり	9.0±5.5	7.9±5.8	1.5±5.4	−1.1±5.2	0.005
ジスキネジアスケール					
内服なし	0.5±2.0	0.5±1.7	0.2±2.2	0.2±1.7	0.78
内服あり	6.7±5.3	8.4±5.9	3.4±4.5	−0.4±4.6	<0.001
Schwab and England Scale[b]					
内服なし	47±19	48±19	−23±22	1±16	<0.001
内服あり	80±19	82±17	−4±16	3±16	0.02

[a] PDQ-39 スコアは 0 〜 100 点。UPDRS-Ⅲは 0 〜 108 点。UPDRS-Ⅱは 0 〜 52 点。ジスキネジアスケールは 0 〜 28 点。これらのスケールはすべて低い点数がよい機能と QOL を示す。
[b] Schwab and England Scale は 0 〜 100 点。高い点数がよい機能と QOL を示す。

- 神経刺激を受けた患者は内科的治療を受けた患者よりも，内服薬なしの UPDRS-III（運動機能を評価）スコアがより改善していた（表 10.1）。
- UPDRS-II で評価した内服治療なしの ADL は，神経刺激群で著明に改善し，内科的治療群でわずかに増悪していた（表 10.1）。
- 13 の重度の有害事象が 13 人の患者で報告された（10 人は神経刺激群で 3 人は内科的治療群，$P = 0.04$）。神経刺激群で 3 人の患者が死亡（術中の脳内出血 1 人，ランダム化 6 週間での肺炎 1 人，ランダム化 5 か月後での自殺 1 人）。

批判と制限事項：本研究ではシャム手術やプラセボ対照はなかった。今日まで多くの研究で，Parkinson 病患者への視床下核に対する神経刺激がプラセボ効果と関連があると示されている。しかしシャム手術を設定するかどうかについて，有害事象の可能性から結論が出されていない。最良の内科的治療群は標準化された治療を受けておらず，治療薬剤選択は，ドイツ神経学会により出版されている進行期 Parkinson 病の治療ガイドラインに則り個々の患者ごとに行われた。

関連研究と有用情報：

- 先行研究では運動スケールを一次アウトカムにしている[4,5]が，本研究では QOL に注目した。これら 2 つの先行研究は視床下核刺激が運動症状の変動を改善することを示した。しかしこれらは前向き研究ではない。
- Parkinson 病の運動症状の変動とジスキネジア治療についての現行ガイドラインは，米国神経学会（American Academy of Neurology）により 2006 年に発表された。そのガイドラインは本研究に合致し，「視床下核の脳深部刺激は，(Parkinson 病) 患者で使用される抗 Parkinson 病薬の使用，運動症状の変動，ジスキネジアを減少させ，運動機能を改善することに有効である可能性がある」[6]と述べている。

要点と結果による影響：視床下核神経刺激は，Parkinson 運動症状またはジスキネジアを呈する進行期 Parkinson 病で 75 歳未満の患者の QOL を，有意にかつ臨床的に意義のある改善をもたらす。最良の内科的治療を施された患者と比べて，神経刺激を受けた患者は，より長い期間良好な動作の質を維持でき，ジスキネジアが少ない。

臨床症例　進行期 Parkinson 病の治療

症例病歴：

10 年前に特発性 Parkinson 病と診断された 71 歳の女性が動作の増悪を訴え受診した。彼女はカルビドパ・レボドパ合剤を飲む直前にこわばり，動作の緩慢さ，抑制できないジスキネジアが 1 日を通して変動して現れると述べた。そ

のため多くの作業が行えず，夫が彼女の ADL のほとんどを介助していた。彼女の Parkinson 症状は内科的治療を強化しても増悪した。彼女はそれ以外に健康に問題はなく高血圧のため降圧薬を内服している。彼女と夫はともに QOL の悪化を訴え，他の治療法があるのではないかといぶかっている。

解答例：

　本研究は，進行期 Parkinson 病患者に対する視床下核の脳深部刺激は，最良の内科的治療に比べて運動機能と QOL をより改善させることを示した。

　この患者は進行期 Parkinson 病であり，最良の内科的治療にもかかわらず重度の運動症状の変動が認められている。彼女には認知症や精神病がなく，手術の禁忌のない健康状態である。したがって視床下核の神経刺激を推奨すべきである。本研究に基づき，患者の運動症状の変動は改善することが期待され，ADL に関してもより自立できるようになり，全体の QOL が改善することが期待される。手術にはリスクが伴うが，この患者においては神経刺激による利益がそれらのリスクを上回ることが想定され，脳深部刺激を行うべきである。

文献

1. Deuschl G, Schade-Britinger C, Krack P, et al. A randomized trial of deep-brain stimulation for Parkinson's disease. *N Engl J Med*. 2006; 355: 896-908.

2. Oertel W, Deuschl G, Eggert K, et al. Parkinson-Syndrome. In: Diener HC, ed. Leitlinien für Diagnostik und Therapie in der Neurologie: Stuttgart: Thieme-Verlag, 2003: 38-57.

3. Jenkinson C, Fitzpatrick R, Peto V, Greenhall R, Hyman N. The Parkinson's Disease Questionnaire (PDQ-39): development and validation of a Parkinson's disease summary index score. *Age Ageing*. 1997; 26(5): 353-357.

4. The Deep-Brain Stimulation for Parkinson's Disease Study Group. Deep-brain stimulation of the subthalamic nucleus or the pars interna of the globus pallidus in Parkinson's disease. *N Engl J Med*. 2001; 345: 956-63.

5. Krack P, Batir A, Van Blercom N, et al. Five-year follow-up of bilateral stimulation of the subthalamic nucleus in advanced Parkinson's disease. *N Engl J Med*. 2003; 349: 1925-1934.

6. Pahwa R, Factor SA, Lyons KE, et al. Practice parameter: Treatment of Parkinson disease with motor fluctuation and dyskinesia (an evidence-based review). *Neurology*. 2006; 6: 983-995.

SECTION 6

多発性硬化症

Multiple Sclerosis

多発性硬化症の急性再発に対する経口副腎皮質ステロイドと静注副腎皮質ステロイドの効果の比較

11 Oral versus IV Steroids for Acute Relapses of Multiple Sclerosis

Joshua Lovinger

試験中のどのステージにおいても両治療群間で…回復に差はなかった。
— Barnes et al.[1]

研究課題：多発性硬化症（multiple sclerosis：MS）の急性再発において副腎皮質ステロイドの経口投与は静注と同等の効果が得られるか[1]。

研究資金提供：英国多発性硬化症協会（Multiple Sclerosis Society of Great Britain and Northern Ireland）

研究開始：1992 年

研究発表：1997 年

研究実施場所：ガイズ病院（Guy's Hospital），王室ロンドン病院（Royal London Hospital），アトキンソン・モリーズ病院（Atkinson Morley's Hospital），チャリングクロス病院（Charing Cross Hospital），ロンドンの国立神経内科・脳神経外科病院（National Hospital for Neurology and Neurosurgery, London），クイーンエリザベス病院（Queen Elizabeth Hospital, Birmingham）。

研究対象：「17 歳以上で臨床的に確実（単一の病変として MRI もしくは誘発電位検査で所見を有する）な MS で 4 週間以内に副腎皮質ステロイド治療を必要とする MS の再発を認める」患者[1]

研究除外対象：前月まで副腎皮質ステロイドもしくは他の免疫抑制薬を使用していた者，妊婦，同意が得られなかった者，副腎皮質ステロイド治療ができない内科的・

精神科的疾患がある者[1]

被験者数：80人

研究概要：研究デザインの概要については図11.1を参照のこと。

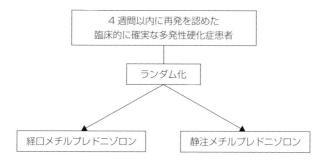

図11.1 研究デザインの概要

介入内容：経口療法に割り付けられた患者には，1日1回48 mgのメチルプレドニゾロン（プレドニゾロン換算で60 mg）を7日間，その後1日1回24 mgを7日間，さらにその後1日1回12 mgを7日間投与した。静注療法の患者には，30分かけてメチルプレドニゾロン1gを連日3日間投与した。

経過観察：ランダム化後1, 4, 12, 24週時に評価した。

エンドポイント（評価項目）：

一次アウトカム：4週間以内に総合障害度スケール（Expanded Disability Status Scale：EDSS）で1点以上の改善。EDSSとは0〜10点で示され，10点が最も重度である（0点は神経学的に正常，10点はMSにより死亡）。EDSSでは移動能力に主眼がおかれており，認知機能に関しては著しく過小評価される。

二次アウトカム：(1) 臨床試験登録から4週後の歩行指標検査（ambulation index：AI）で1点以上の悪化，(2) 登録後1週時もしくは12週時でEDSSにおける1点以上の悪化。

結果

- ベースライン調整後4週時の経口副腎皮質ステロイド群と静注副腎皮質ステロイド群の平均EDSSの差は0.017であった。試験のどの時点においても，両群間で有意差は認められなかった（表11.1）。

表 11.1　主要結果のまとめ

評価間隔	EDSS 中央値の変化（中央値と 4 分位範囲）		
	静注メチルプレドニゾロン（$N=38$）	経口メチルプレドニゾロン（$N=42$）	P 値[a]
登録時	6.0（3.5～7.5）	5.0（3.5～6.5）	－
登録～1 週[b]	0（0～0.5）	0.5（0～1）	－
登録～4 週[c]	0.5（0～1.5）	0.5（0～1.625）	0.80
登録～12 週[b]	0.5（0～1.5）	0.5（0～1.5）	－
登録～24 週	0.5（0～1.5）	0.5（0～1.5）	－

[a] P 値は一次エンドポイントのみ報告あり。
[b] 二次エンドポイント。
[c] 一次エンドポイント。

批判と制限事項：再発と判定する基準についての標準化が行われていなかった。組み入れの基準は「副腎皮質ステロイドの投与が正当化できる程度の悪化を伴う再発」とされており，患者や治療者によってばらついていた可能性がある。画像検査など，再発についての客観的な根拠が用いられてはいなかった。

　本研究では開始前月に免疫抑制薬を使用していた患者は除外された。当時は MS に対する疾患修飾療法（disease modification treatment：DMT）は存在しなかった。1993 年になって再発寛解型 MS に対して最初の DMT であるインターフェロン β-1b（Betaseron®）が米国食品医薬品局（Food and Drug Administration：FDA）によって認可された。今日では，臨床的に確実な MS の患者のほとんどが免疫修飾薬を使用していると予想される。

　評価対象が非典型的であった。他の研究において MS の男女比は多くの場合 1：3 前後であることが報告されている[2]が，本研究では経口プレドニゾロン群の 75%（18/24）が男性であった。男性の MS は経過や治療に対する反応が女性とは異なる可能性がある。

　試験開始時の EDSS は両群同等であったが，いずれも EDSS の高い患者が大きな割合を占めていた。80 人中 13 人〔静注副腎皮質ステロイド群：8/38（21%），経口副腎皮質ステロイド群 5/42（19%）〕が EDSS 8 点以上の重症であったことが示唆される。Barkhof と Polman[3]が述べているように，EDSS が低いあるいは高い患者が多く含まれている場合，再発寛解型と 2 次進行型の両者が混在している可能性が高くなる。進行型の患者（静注副腎皮質ステロイド群により多く含まれている可能性が高い）は副腎皮質ステロイドに反応しない可能性がある。

関連研究と有用情報：

- 本研究が施行されている最中に視神経炎の臨床試験である ONTT (Optic Neuritis Treatment Trial) [4]が発表された。視神経炎患者に 14 日間治療を行うというものであった。被験者は次の 3 群に振り分けられた。(1) 経口副腎皮質ステロイド (1 日 1 mg/kg) を 14 日間投与後 4 日間で漸減，(2) 静注メチルプレドニゾロン (1 回 250 mg を 1 日 4 回) を 3 日間，その後経口 prednisone を 11 日間投与して 4 日間で漸減 (Barnes らとは異なる静注プロトコル)，(3) 経口プラセボを 14 日間投与 (ONTT の詳細は第 27 章を参照)。ONTT が発表された後，「副腎皮質ステロイド治療が (少なくとも孤発性の) 視神経炎の再発頻度に影響を与えうることを示唆する本研究結果をもとに，(Barnes らの臨床試験プロトコルは) ランダム化後 2 年間にわたり半年ごとに再発と障害度について記録するというプロトコルに変更された」[5]

- MS 増悪時の経口および静注での副腎皮質ステロイド治療のメタ解析においても，副腎皮質ステロイドの投与経路と結果に有意差は認められなかったという結論であった [6]。

要点と結果による影響：経口副腎皮質ステロイドは MS 増悪時の治療として静注副腎皮質ステロイドと同等に有効であると考えられ，かなり安価であり入院を要さない。しかし，静注よりも経口ステロイドで再発性視神経炎の頻度が高くなるという他の試験 (ONTT) をもとに，MS の再発に対して静注副腎皮質ステロイドが好んで使い続けられている。

臨床症例 **多発性硬化症の急性再発に対する経口メチルプレドニゾロンと静注メチルプレドニゾロンの効果の比較**

症例病歴：

視神経炎の既往があり，MS と診断された 35 歳女性が，1 週間前から右方向注視時の両眼性の水平性複視と右顔面麻痺を認めるようになり受診した。今まで同様の症状を呈したことはない。ガドリニウム造影脳 MRI で橋被蓋の顔面神経丘近傍に増強効果を伴う病変を認めた。この患者はどのように治療すべきか。

解答例：

患者には新しい活動性 MS 病変があり，急性増悪に矛盾しない所見である。本研究とその後のメタ解析でこのような再発の治療において経口副腎皮質ステロイドと静注副腎皮質ステロイドで予後はほぼ同等であることが示されている。

しかし，(経口投与で静注よりも再発率が高かったという) ONTT 試験の結果から，視神経炎との病態類似性を考慮して，新しい脱髄病変がどの部位にあっても静注が好まれる。

文献

1. Barnes D, Hughes RA, Morris RW, et al. Randomised trial of oral and intravenous methylprednisolone in acute relapses of multiple sclerosis. *Lancet.* 1997; 349: 902-906.

2. Orton SM, Herrera BM, Yee IM, et al. Sex ratio of multiple sclerosis in Canada: a longitudinal study. *Lancet Neurol.* 2006; 5(11): 932-936.

3. Barkhof F, Polman C. Oral or intravenous methylprednisolone for acute relapses of MS? *Lancet.* 1997; 349(9056): 893-894

4. Beck RW, Cleary PA, Anderson MM, et al. A randomized, controlled trial of corticosteroids in the treatment of acute optic neuritis. *NEJM.* 1992; 326: 581-588.

5. Sharrack B, Hughes RA, Morris RW, et al. The effect of oral and intravenous methylprednisolone treatment on subsequent relapse rate in multiple sclerosis. *J Neurol Sci.* 2000; 173(1): 73-77.

6. Burton JM, O'Connor PW, Hohol M, et al. Oral versus intravenous steroids for treatment of relapses in multiple sclerosis. *Cochrane Database Syst Rev.* 2012; 12: CD006921.

12 初回脱髄発作に対する インターフェロンβ-1a
CHAMPS 試験

Interferon Beta-1a for a First Demyelinating Event

Sarah A. Mulukutla

本研究で，インターフェロンβ-1aは臨床的に確実な多発性硬化症への進展率を3年間で半分に減らすことが示された。

— CHAMPS Study Group[1]

研究課題：臨床的な脱髄発作を最初に起こした直後にインターフェロンβ療法を開始するのは有用であるか[1]。

研究資金提供：Biogen Idec 社

研究開始：1996 年

研究発表：2000 年

研究実施場所：米国とカナダの 50 臨床施設

研究対象者：(1) 視神経，脊髄，脳幹，もしくは小脳を巻き込む初回脱髄発作を呈し，かつ (2) 脳 MRI で臨床的に無症状の 2 つ以上の画像所見が明らかとなった 18 〜 50 歳の患者

研究除外対象：48 時間を超えて持続する神経障害もしくは視覚障害を過去に呈したことがある患者，臨床症状が出現してから 15 日以上経っている患者

被験者数：383 人

研究概要：治験のデザインの概要については 図 12.1 を参照のこと。

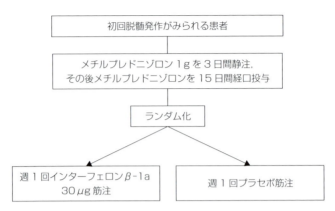

図12.1 CHAMPS 研究デザインの概要

介入内容：3年間にわたり週1回インターフェロンβ-1a 30μgあるいはプラセボを筋注する。インターフェロン関連インフルエンザ様症状を最小限に抑えるため，治療開始後6か月間は注射の前と注射後24時間は6時間ごとにアセトアミノフェン650 mgを内服するよう指示した。

経過観察：3年間。1, 6, 12, 18, 24か月後に身体診察と検査による評価が行われた。単純および造影脳MRIを6, 12, 18か月目に施行した。診察時に空のバイアルが数えられ，服薬アドヒアランスが評価された。新たな視覚・神経障害を患者が訴えた場合は，7日以内に臨床評価された。

エンドポイント（評価項目）：

一次アウトカム：臨床的に確実なMS（clinically definite multiple sclerosis：CDMS）。総合障害度スケール（Expanded Disability Status Scale：EDSS）が1.5点以上増悪するような新たな神経症状が48時間を超えて持続した場合にCDMSへ移行したとみなした。CDMSが確定した場合は試験から脱落とし，治療を中断した。

二次アウトカム：T2強調MRI画像もしくはガドリニウム造影T1強調MRI画像での新出病変もしくは増大病変の数（**表12.1**）

表12.1 18か月時の脳MRI所見のまとめ

評価項目	治療群	プラセボ群	P値
T2強調病変の容積の平均変化（mm^3）	28	313	<0.0001
増大傾向を示したT2強調画像病変数	2.1±3.2	5.0±7.7	<0.0001
ガドリニウム増強効果を示したT1強調画像病変数	0.4±1.5	1.4±3.6	<0.0001

結果

- 所定の中間解析で治療群における疾患活動性の有意な低下が明らかとなり，2000年3月に予定よりも早く試験が終了した。
- 3年間の経過観察期間中にCDMSへ移行する積算率は治療群で35%，プラセボ群で50%（$P=0.002$)で，移行比率は0.56であり，治療群で低かった。
- うつ症状と感冒症状はプラセボ群に比して治療群で有意に頻度が高かった。
- 治療群の90%を上回る患者において80%以上薬が投与されており，両群ともアドヒアランスは良好であったと推測される。

批判と制限：本研究ではCDMSへ移行した患者は除外されたため，インターフェロンβ-1aの長期投与効果についてのデータを提供するものではない。

関連研究と有用情報：

- 再発寛解型MS患者においては，以前の研究でインターフェロンβが身体障害の進行を遅らせ，臨床的再発率を抑え，MRI上の脳病変の増悪を抑えることがすでに示されている[2-4]。
- CHAMPS(Controlled High Risk Avonex Multiple Sclerosis)試験が報告されてから，その後の治験で初回脱髄発作後のインターフェロンβ-1a[5]，インターフェロンβ-1b[6]，グラチラマー酢酸塩[7]による早期治療の有効性が示された。グラチラマー酢酸塩による早期治療を検討したPreCISe(Effect of glatiramer acetate on conversion to clinically definite multiple sclerosis in patients with clinically isolated syndrome)試験については第13章を参照のこと。
- 米国神経学会(American Academy of Neurology)および臨床診療ガイドラインのための多発性硬化症委員会のガイドライン(Multiple Sclerosis Council for Clinical Practice)ではCHAMPS試験を，CDMSへ移行するリスクが高い患者においてインターフェロンβ-1aを早期より使用することを支持するクラスIのエビデンスとしている[8]。

要点と結果による影響：MSへ進展するリスクが高い患者においては，早期からインターフェロンβ-1aによる治療を開始することで，臨床的に確実なMSへと進展する患者の割合を最初の3年で44%減らすことができた。初回脱髄発作の際に治療を始めることで，投与中の18か月間でMRIにより検出される新出白質病変の積算率が抑えられた。これらの結果から，初回脱髄発作に対して早期に疾患修飾療法(disease modification treatment：DMT)を導入することで，疾病の進行を長期にわたって抑制できることが示唆されたが，この仮説は長期の経過観察によって確

認されるべきである。

臨床症例 **clinically isolated 初回脱髄発作**

症例病歴:

32 歳女性がある朝起床時に左眼の霧視に気がついた。その後の 3 日間で視力障害が増悪したため，近くの救急診療部を受診した。眼を動かしたときに眼の奥の痛みを訴え，温かいシャワーを浴びた後に視力低下が増悪するとのことであった。

眼科的診察で視力は右眼が 20/20 [訳者注：本邦の記載方法では 1.0]，左眼が 20/100 [訳者注：本邦の記載方法では 0.2] であり，求心性瞳孔反応障害を左眼で認めた。加えて左眼の色覚彩度低下の訴えがあった。眼底所見では左視神経乳頭に腫脹と蒼白化を認めた。それ以外の神経学的所見には異常は認められなかった。視神経炎と診断された。

単純および造影脳 MRI が施行され，両側大脳半球に 3 ～ 6 mm 大の典型的な卵円形病変を 3 つ認めた。異常増強効果はなかった。

CHAMPS 試験をもとにこの患者にどのような治療を勧めるか。

解答例:

メチルプレドニゾロン 1 g 3 日間の静注が clinically isolated 脱髄発作の初期治療として勧められる。MRI で過去の脱髄病変が明らかになっているので，CDMS への進展率を抑えるために静注後早期に DMT を導入するのがよいと考えられる。有効性が確認されている治療法はほかにもいくつかあるが，インターフェロン β-1a 筋注は臨床的に確実な初回脱髄発作の患者での有効性が初めて証明された薬剤の 1 つである。

文献

1. Jacobs et al. Intramuscular interferon beta–1a therapy initiated during a first demyelinating event in multiple sclerosis. *N Engl J Med*. 2000; 343(13): 898–904.

2. Jacobs LD et al. Intramuscular interferon beta–1a for disease progression in relapsing multiple sclerosis. The Multiple Sclerosis Collaborative Research Group (MSCRG). *Ann Neurol*. 1996; 39: 285–294.

3. PRISMS (Prevention of Relapses and Disability by Interferon β–1a in relapsing / remitting multiple sclerosis). *Lancet*. 1998; 352: 1498–1504.

4. The IFNB Multiple Sclerosis Study Group. Interferon beta–1b is effective in relapsing–remitting multiple sclerosis. Clinical results of a multi–center, randomized, double–blind, placebo–controlled trial. *Neurology*. 1993; 43: 655–661.

5. Comi G et al. Effect of early interferon treatment on conversion to definite multiple sclerosis: a randomized study. *Lancet*. 2001; 357: 1576–1582.

6. Kappos et al. Treatment with interferon beta-1b delays conversion to clinically definite and McDonald MS in patients with clinically isolated syndromes. *Neurology*. 2006; 67: 1242-1249.
7. Comi G et al. Effect of glatiramer acetate on conversion to clinically definite multiple sclerosis in patients with clinically isolated syndrome (PreCISe study): a randomized, double-blind, placebo-controlled study. *Lancet*. 2009; 374: 1503-1511.
8. Therapeutics and Technology Assessment Subcommittee of the American Academy of Neurology and the MS Council for Clinical Practice Guidelines. Disease modifying therapies in multiple sclerosis. *Neurology*. 2002; 58: 169-178.

clinically isolated syndrome に対するグラチラマー酢酸塩

PreCISe 試験

13

Glatiramer Acetate for Clinically Isolated Syndrome

Sarah A. Mulukutla

多発性硬化症に進展するリスクが高い，clinically isolated syndrome（単一局在性神経学的イベント）の患者においてグラチラマー酢酸塩は臨床的に確実な多発性硬化症へ移行する頻度を有意に低下させ，2 回目の発作を有意に遅らせることができた。

―― Comi et al.[1]

研究課題：以前のデータでインターフェロン β-1a もしくはインターフェロン β-1b による早期治療は，clinically isolated syndrome（CIS）を発症した患者において，臨床的に確実な多発性硬化症（clinically definite multiple sclerosis：CDMS）の発症を有意に遅延させることが示された。グラチラマー酢酸塩による早期治療も，これら患者において MS へ移行するリスクを減じることができるだろうか[1]。

研究資金提供：Teva 社（イスラエル）

研究開始：2004 年

研究発表：2009 年

研究実施場所：米国，欧州，アルゼンチン，オーストラリア，ニュージーランドなどの世界 16 か国の 80 施設

研究対象者：明確な単一局在性の神経学的イベント（CIS）を呈し，脳 MRI にて 6 mm 以上の T2 強調病変を 2 つ以上認め，発症から 90 日以内の 18 〜 45 歳の患者

研究除外対象：複数の臨床的局在所見を呈する者，臨床症状や MRI 所見から MS 以外の病態が示唆される者，治験薬を使用している者，6 か月以内にインターフェロン β や長期副腎皮質ステロイド治療を受けている者，スクリーニングから試験登

録の間に再発した者，妊娠中や授乳中の者，マンニトールやガドリニウムに過敏性がある者

被験者数：481人

研究概要：研究デザインの概要については図 13.1 を参照のこと。

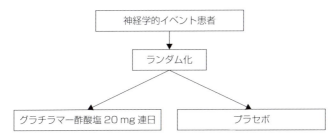

図 13.1 PreCISe 試験の概要

介入内容：論文著者に直接確認したところ，初回発作後，試験のベースライン MRI 前 30 日間は副腎皮質ステロイド（静注・筋注・経口）を使用しない。CIS 発症後 90 日以内に，単回投与用シリンジに 1 mL 中 20 mg のグラチラマー酢酸塩と 40 mg のマンニトールと水を含有したもの，もしくはそれと同等のプラセボの連日投与を開始する。

経過観察：スクリーニング時，ランダム化時（ベースライン），1 か月，3 か月，その後 3 か月ごと，ならびに早期中断時に来院。単純および造影 MRI 画像はスクリーニング時，ベースライン，その後 CDMS 発症時まで，あるいは 3 年間のプラセボ対照試験期間中は 3 か月ごと，そしてその後 2 年間の非盲検期間中は 6 か月ごとに施行した。所定の暫定解析時の平均投薬期間は 2.32 年であった。

エンドポイント（評価項目）：

一次アウトカム：MS の再発の定義に矛盾しない発作を呈した CDMS へ移行するまでの時間，総合障害度スケール（Expanded Disability Status Scale：EDSS）で 0.5 点以上増悪，あるいは 7 項目の機能別障害度スコア（Functional Systems Scores：FSS）で 2 つの機能項目が 1 点以上の増悪，あるいは FSS の 1 つの機能項目が 2 点以上の増悪

二次アウトカム：プラセボ対照試験期間最後の画像検査時における新出 T2 病変数〔最終観察値（last observed value：LOV）〕，LOV 時のベースラインで調整された T2 病変の容積，ベースラインから LOV 時の脳容積変化率で算出された脳萎縮，プラセボ対照試験期間に CDMS に移行した患者の割合

結果

- 中間解析時，481人中230人(約48%)が(CDMSへの移行，もしくは2回目の臨床発作なく薬を3年間継続として定義される)プラセボ対照試験期間を終了していた。グラチラマー酢酸塩を投与された243人中98人が試験を完了し，108人が二重盲検期にあり，37人が早期脱落した。プラセボを投与された238人中132人が試験を完了し，85人が二重盲検期にあり，21人が早期脱落した。
- 98人のグラチラマー酢酸塩の投与完了者のうち60人(61%)がCDMSへ移行した。132人のプラセボ完了者のうち102人(77%)がCDMSへ移行した。これは治療群においてCDMSへ移行するリスクがプラセボ群と比べて45%減じたこと意味する($P = 0.0005$)。この結果をもとに試験は終了し，すべての患者にその後グラチラマー酢酸塩が投与された。
- CDMSへの移行を防ぐための治療必要数は5.49人であった。
- 女性，若者，試験登録時に1つ以上の増強効果を伴う病変を認めた者に，最もリスクの低下を認めた。
- 治療群の56%に注射部位反応を認め，プラセボ群では24%であった。その他の有害事象として，嘔吐(5.8%)，リンパ節腫脹(5.3%)，感冒様症状(4.1%)などが挙げられた。
- 本試験で早期脱落した患者数は治療群で多かった〔治療群：37/243(15%)，プラセボ群：21/238(9%)〕。
- 3つのMRI関連二次エンドポイント中の2つにおいて，プラセボ群に比してグラチラマー酢酸塩群で統計学的に有意な治療効果が明らかになった(**表13.1**)。プラセボ対照試験期間のLOV時における新出T2病変数が58%低下した〔比率(95%信頼区間)：0.42(0.29 ～ 0.61)，$P < 0.0001$)〕。

表13.1　PreCISe試験のその他の結果のまとめ

評価項目	治療群	プラセボ群	P値
CDMSへ移行が最も早かった上位1/4群の再発までの日数	722	336	0.005
3年間の治療期間中に2回目の再発をきたした患者の割合(%)	24.7	42.9	< 0.0001
LOV時の新出T2病変数	0.7	1.8	< 0.0001
LOV時の積算新出T2病変数	4.2	9.8	< 0.0001

批判と制限事項：LOVまでの期間が治療群において長いため，LOV時のMRI病

変数という本試験の二次アウトカムは，積極的な治療に対する負のバイアスを生じる可能性がある。この制限事項に対する対策として，CDMS へ移行しなかった患者では 12 か月時と 24 か月時のすべての MRI 画像を解析対象とした。特記事項として，CIS に対してインターフェロン治療が存在するにもかかわらず，本試験は施設内の倫理委員会で承認されたうえでプラセボ対照プロトコルで行われた点が挙げられる。

関連研究と有用情報：

- 本試験に続いて非盲検期間の結果は 2013 年に発表され，経過観察期間のグラチラマー酢酸塩早期治療群と遅延治療群の効果が明らかにされた[2]。
- グラチラマー酢酸塩の効果は早期インターフェロン β-1a[3]あるいはインターフェロン β-1b[4,5]治療の効果と同等であった。
- 米国神経学会 (American Academy of Neurology) および臨床診療ガイドラインのための多発性硬化症委員会 (Multiple Sclerosis Council for Clinical Practice Guidelines) では，CDMS への移行が高リスクの患者において，早期より疾患修飾療法 (disease modification treatment：DMT) を開始することが推奨された[6]。PreCISe 試験以前であったため，2002 年に出版された最も新しいガイドラインにはグラチラマー酢酸塩は含まれていない。後に，CIS に対するグラチラマー酢酸塩の使用が承認されている。

要点と結果による影響：本試験は CIS 患者に対するグラチラマー酢酸塩による早期治療が CDMS への移行を有意に遅延させることを示した。ほとんどの患者において本薬剤は忍容性良好で，インターフェロンと同等の効果を認めた。MS を発症するリスクのある患者において DMT が可能な限り早期に導入されることが求められる。CIS に対するグラチラマー酢酸塩は副作用が軽度であるため，よりよい選択肢とされる。

臨床症例 clinically isolated event の初発症状

症例病歴：

24 歳女性が 1 週間前から左足の力の入りにくさによる歩行障害を認め受診した。転倒，下肢の動揺，足の引きずりが主訴であった。感覚障害はなく，他の上下肢には筋力低下がなく，尿失禁，便失禁，視力障害もなかった。過去に同様の神経障害をきたしたことはない。MS の家族歴もない。

単純および造影脳 MRI 検査が施行され，T2 強調画像で大きさの異なる 9 つの高信号域を大脳に散在性に認めた。病変は両大脳半球に認め，そのうち 3 つは矢状断において脳梁に対して垂直に広がるものであった。右前頭葉の 1 つの病変に増強効果を認めた。

PreCISe 試験に基づいて，この 24 歳の患者にグラチラマー酢酸塩は適用すべきか。

解答例：

副腎皮質ステロイド治療終了後，CDMS への移行のリスクが高い若年患者に対しては DMT が必要である。グラチラマー酢酸塩 20 mg の皮下注は，2 回目の臨床発作を遅らせることが示された選択肢の 1 つである。他の選択肢にはインターフェロン β -1a やインターフェロン β -1b がある。

文献

1. Comi G, Martinelli V, Rodegher M, et al. Effect of glatiramer acetate on conversion to clinically definite multiple sclerosis in patients with clinically isolated syndrome (PreCISe study): a randomized, double-blind, placebo-controlled trial. *Lancet*. 2009; 374: 1503-1511.

2. Comi G, Martinelli V, Rodegher M, et al. Effects of early treatment with glatiramer acetate in patients with clinically isolated syndrome. *Mult Scler*. 2013; 19(8): 1074-1083.

3. Jacobs LD, Beck RW, Simon JH, et al. Intramuscular interferon beta-1a therapy initiated during a first demyelinating event in multiple sclerosis. *N Engl J Med*. 2000; 323(12): 898-904.

4. Comi G, Filippi M, Barkhof F, et al. Effect of early interferon treatment on conversion to definite multiple sclerosis: a randomised study. *Lancet*. 2001; 357(9268): 1576-1582.

5. Kappos L, Polman CH, Freedman MS, et al. Treatment with interferon beta-1b delays conversion to clinically definite and McDonald MS in patients with clinically isolated syndromes. *Neurology*. 2006; 67(7): 1242-1249.

6. Therapeutics and Technology Assessment Subcommittee of the American Academy of Neurology and the MS Council for Clinical Practice Guidelines. Disease modifying therapies in multiple sclerosis. *Neurology*. 2002; 58: 169-178.

再発型多発性硬化症に対するナタリズマブ

SENTINEL 試験

Natalizumab for Relapsing Multiple Sclerosis

Robert J. Claycomb

ナタリズマブをインターフェロン β-1a に加えたほうが，インターフェロン β-1a 単独よりも再発型多発性硬化症に有効であった。…（しかし）2 剤を投与された群に 2 例の進行性多巣性白質脳症を認め，1 例は死亡した

—— Rudick et al.[1]

研究課題：グラチラマー酢酸塩やインターフェロンなどの疾患修飾療法による加療にもかかわらず，ほとんどの多発性硬化症 (multiple sclerosis：MS) 患者は再発を経験する[2,3]。過去の研究において，ナタリズマブ (α_4 インテグリン拮抗薬) が MS の再発を減らすことができる安全で有効な薬剤であることが示唆された[4]。ナタリズマブをインターフェロンと併用することで，インターフェロン単独に比べて再発寛解型多発性硬化症 (relapsing-remitting multiple sclerosis：RRMS) 患者の再発を減らすことは可能か[1]。

研究資金提供：Biogen Idec 社と Elan 社

研究開始：2002 年

研究発表：2006 年

研究実施場所：米国と欧州の 124 施設

研究対象者：MRI によって診断された 18 〜 55 歳の RRMS 患者，インターフェロン β-1a を登録前 12 か月間投与されていて，その間に再発を最低 1 回起こしている患者

研究除外対象：一次進行型，二次進行型，進行再発型など再発寛解型以外の MS 患者，ランダム化前の 50 日間に再発をきたした患者，インターフェロン β-1a 以

外の疾患修飾療法を受けた患者

被験者数：1,196人

研究概要：研究デザインの概要については図14.1を参照のこと。

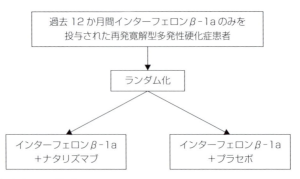

図14.1　研究デザインの概要

介入内容：患者は，週1回インターフェロンβ-1a 30μg筋注に加えて，ナタリズマブ300 mgもしくはプラセボを4週間ごとに116週間静注される群にランダム化された。

経過観察：120週。患者は12週ごとに，神経学的診察と総合障害度スケール（Expanded Disability Status Scale：EDSS）の評価を行うが治療にはかかわらない神経内科医の診察を受け，さらに再発や副作用などの治療にかかわる異なる神経内科医の診察を受けた。

エンドポイント（評価項目）：
　一次アウトカム：1年後の新たな臨床的再発の頻度，2年間の持続性障害進行度の積算率。新たな再発とは新出あるいは再発の神経学的症状と定義され，(1) 感染に関連するものでなく，(2) 24時間より長く持続し，(3) 新出の客観的な神経学的所見を伴うものと定義された。持続性障害進行度とは，(1) ベースラインのEDSSが1点以上であれば1点以上の増悪，(2) ベースラインのEDSSが0点であれば1.5点以上の増悪を認め，増悪が12週を超えて持続するものと定義された。
　二次アウトカム：脳MRIで新出もしくは拡大するT2高信号病変やガドリニウム増強病変

結果

- 併用群に対するインターフェロンβ-1a単独群の持続性進行のハザード比は0.76（95%信頼区間：0.6〜0.96）であった（**表14.1**）[1]。
- 臨床試験の期間中，ナタリズマブ投与群の38人（6%）に持続性（42日以上あけて3回以上陽性）の抗ナタリズマブ抗体が認められた（**表14.2**）。

表14.1　主要結果のまとめ

評価項目	ナタリズマブ群	プラセボ群	P値
1年後の年間再発率 [a]	0.38	0.81	<0.001
2年間の持続性進行の積算率 [b]	23%	29%	0.02
2年後に新出あるいは増大しているT2高信号病変数 [b]	0.9±2.1	5.4±8.7	<0.001
2年後のガドリニウム増強病変数 [c]	0.1±0.4	0.9±3.2	<0.001

[a] 年間再発率は再発の総数を観察年数で除したもの。
[b] 持続性障害進行度は（1）ベースラインのEDSSが1点以上であれば1点以上の増悪，（2）ベースラインのEDSSが0点であれば1.5点以上の増悪を認め，増悪が12週を超えて持続するもの。
[c] 値は平均±標準偏差。

表14.2　有害事象

有害事象	ナタリズマブ群	プラセボ群	P値
不安	12%	8%	<0.01
咽頭痛	7%	4%	<0.05
副鼻腔炎	6%	3%	<0.01
末梢浮腫	5%	1%	<0.001
進行性多巣性白質脳症（PML）[a]	<1%	0%	>0.05

[a] ナタリズマブ群において PML が2例確認された。1例は2年間の治療期間中に発症し，もう1例は2年間の治療期間を終了後延長期間中に発症した。3例目の PML は Crohn 病に対するナタリズマブ試験中に当初アストロサイトーマと誤って診断されていたことが後ろ向きに明らかになった。

批判と制限事項：本研究は 2005 年 2 月に予定よりも数週間早く中止になり，ナタリズマブの使用と進行性多巣性白質脳症（progressive multifocal leukoencephalopathy：PML）の関連が明らかになってからはナタリズマブの使用も一時中断された。

　治療群かプラセボ群かにかかわらず，80%を超えるの患者は補助装具の必要がな

く，軽度から中等度の機能障害を有するのみで，十分に歩行可能であった。そのため，より進行期にある MS 症例は除外されており，これらの症例におけるナタリズマブの有効性は不明である。

RRMS のみが対象であり，他の病型の MS に対するナタリズマブの有効性は不明である。

関連研究と有用情報：

- AFFIRM (2002 Atrial Fibrillation Follow-up Investigation of Rhythm Management) 試験では，ナタリズマブ単独療法も RRMS の進行を遅らせ，脳 MRI における T2 病変数がより少ないことに関連することが示された[5]。単独療法において PML との関連は認められていない。

- 現在，米国食品医薬品局 (Food and Drug Administration：FDA) では，ナタリズマブ単独療法が RRMS のナタリズマブ療法として唯一認められた治療法である〔SENTINEL (Safety and Efficacy of Natalizumab in Combination with Interferon Beta-1a in Patients With Relapsing-Remitting Multiple Sclerosis) 試験での複合投与法に反して〕。

- 最新の米国神経学会 (American Academy of Neurology) のガイドラインでは，最も治療抵抗性の RRMS に対してナタリズマブ単独療法を使用することを是認している[6]。

- Yousry らの研究では，ナタリズマブ関連 PML の実際のリスクは 1/1,000 と推測されている[7]。その研究では，治験の一部として (他の疾患修飾療法の併用もしくは非併用のもと) ナタリズマブを投与された 3,300 人の患者のうち PML を発症した追加の症例は認められず，診断がはっきりしない症例が 1 例あるのみであった[7]。

要点と結果による影響： インターフェロンβ-1a にナタリズマブを追加すると，RRMS の進行を遅らせることが明らかになった。しかし，インターフェロンβ-1a にナタリズマブを追加することは PML の発症に関連した[1]。PML のリスクは低いが，ナタリズマブ単独療法は治療抵抗性の RRMS 患者に対してのみ使用されるべきと考えられている。

臨床症例 **ナタリズマブと再発寛解型多発性硬化症**

症例病歴：

5 年来の RRMS の 29 歳女性が，定期的な診察目的で来院した。初発症状は持続する複視であり，診断に至った。副腎皮質ステロイド静注のために入院加療を要する再発が年に 2 回ほどある。約 3 年前にインターフェロンβ-1a が開始され，忍容性は良好で継続できている。軽度の複視以外に障害はなく，自立

して夫と 2 人の子どもと暮らしている。既往症として軽い不安症とうつ病があるが，毎日パロキセチンを服用することでよくコントロールされている。

　診察時には右核間性眼筋麻痺と左下肢の軽度トーヌス亢進を認めた。EDSS は 0 点（障害なし）で，抗 JC ウイルス抗体の血清検査は陰性であった。脳 MRI でガドリニウム増強病変は認められなかったが，前頭葉の皮髄境界，両側脳室周囲白質，中脳に計 22 か所の T2 高信号域を認めた。

　ナタリズマブ単独療法へと変更すべきか。

解答例：

　変更すべきでない。過去数年の臨床経過からは増悪しているとはいえず，比較的安定している。抗 JC ウイルス抗体が陰性（JC ウイルス感染の既往がないことを示唆）であり，PML のリスクは低いが，ナタリズマブによる治療は不要なリスクと考えられる。インターフェロン β-1a を継続すべきである。

文献

1. Rudick RA, Stuart WH, Calabresi PA, et al. Natalizumab plus interferon beta-1a for relapsing multiple sclerosis. *N Engl J Med*. 2006; 354(9): 911-923.

2. The IFNB Multiple Sclerosis Study Group. Interferon beta-1b is effective in relapsing-remitting multiple sclerosis. I. Clinical results of a multicenter, randomized, double-blind, placebo-controlled trial. *Neurology*. 1993; 43(4): 655-661.

3. PRISMS Study Group. Randomised double-blind placebo-controlled study of interferon beta-1a in relapsing / remitting multiple sclerosis. *Lancet*. 1998; 352(9139): 1498-1504.

4. Miller DH, Khan OA, Sheremata WA, et al. A controlled trial of natalizumab for relapsing multiple sclerosis. *N Engl J Med*. 2003; 348(1): 15-23.

5. Polman CH, O'Connor PW, Havrdova E, et al. A randomized, placebo-controlled trial of natalizumab for relapsing multiple sclerosis. *N Engl J Med*. 2006; 354(9): 899-910.

6. Goodin DS, Cohen BA, O'Connor P, Kappos L, Stevens JC; Therapeutics and Technology Assessment Subcommittee of the American Academy of Neurology. Assessment: the use of natalizumab (Tysabri) for the treatment of multiple sclerosis (an evidence-based review): report of the Therapeutics and Technology Assessment Subcommittee of the American Academy of Neurology. *Neurology*. 2008; 71(10): 766-773.

7. Yousry TA, Major EO, Ryschkewitsch C, et al. Evaluation of patients treated with natalizumab for progressive multifocal leukoencephalopathy. *N Engl J Med*. 2006; 354(9): 924-933.

再発型多発性硬化症に対する フィンゴリモド

TRANSFORMS 試験

Fingolimod for Relapsing Multiple Sclerosis

Mary A. Bailey

本試験は（インターフェロン β-1a 筋注と比較して）経口フィンゴリモドが優位に有効であることを示した。

—— Cohen et al.[1]

研究課題：スフィンゴシン 1-リン酸受容体を介してリンパ球をリンパ節内にとどめる作用をもつ経口フィンゴリモドには，再発型多発性硬化症治療においてインターフェロン筋注に勝る有効性があるか[1]。

研究資金提供：Novartis 社

研究開始：2006 年

研究発表：2010 年

研究実施場所：世界 172 施設（米国 37 施設含む）

研究対象者：最近 1 年で再発を 1 回あるいは過去 2 年で 2 回の再発を認め，総合障害度スケール (Expanded Disability Status Scale：EDSS) が 0 〜 5.5 点である，18 〜 55 歳の臨床的に確実な再発寛解型多発性硬化症 (relapsing-remitting multiple sclerosis：RRMS) 患者[2]。過去にインターフェロン β やグラチラマー酢酸塩で治療された患者も対象に含めてよいとされた。

研究除外対象：ランダム化前 30 日間に再発し，副腎皮質ステロイドで治療された者。活動性の感染症ある者，黄斑浮腫がある者，免疫抑制状態の者，他の重篤な全身性疾患を合併している者

被験者数：1,292 人

研究概要：研究デザインの概要については図15.1を参照のこと。

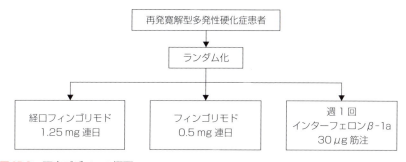

図15.1 研究デザインの概要

介入内容：臨床的に確実なRRMS患者が，経口フィンゴリモド1.25 mg連日投与群，経口フィンゴリモド0.5 mg連日投与群，週1回インターフェロンβ-1a 30 μg筋注群に二重盲検化のもとランダムに割り付けられた。

経過観察：12か月

エンドポイント（評価項目）：

一次アウトカム：12か月間に確認された再発の回数

二次アウトカム：障害が進行するまでの時間，新出もしくは増大したT2高信号病変数。安全性評価はベースライン，1，2，3，6，9，12か月後に施行した。EDSSは3か月ごとに評価し，多発性硬化症機能評価（Multiple Sclerosis Functional Composite：MSFC）は6か月ごとに評価した。MSFCには25フィート歩行の速度，9ホールペグ試験（9つの穴に棒を挿す試験），連続加算試験が含まれる。MRIはスクリーニング時と12か月時に施行した。

結果

- フィンゴリモドを投与された2群において，インターフェロンβ-1a群に比して年間の再発率とMRI病変の活動性が低下していた（表15.1）。
- 12か月の試験期間において低用量フィンゴリモドは高用量と同様に有効であった。
- 3群において障害進行度に有意差はなかった。
- 高用量フィンゴリモド群（連日1.25 mg）の2例に致死的な感染症を認めた。1例は単純ヘルペス脳炎，もう1例は播種性帯状疱疹であった。
- 両フィンゴリモド群で認められた他の有害事象として，徐脈，房室ブロック，黄

斑浮腫，高トランスアミナーゼ血症，非致死性ヘルペス感染症などが挙げられる。

- インターフェロンβ-1a 群に認められた頻度の高い有害事象として，インフルエンザ様症状，発熱，倦怠感，抑うつ症状が挙げられる。

表 15.1　TRANSFORMS 試験：12 か月の臨床所見および MRI 所見

	フィンゴリモド		インターフェロンβ-1a (N=431)	P 値	
	1.25 mg (N=420)	0.5 mg (N=429)		フィンゴリモド 1.25 mg 対 インターフェロンβ-1a	フィンゴリモド 0.5 mg 対 インターフェロンβ-1a
年間再発率(一次アウトカム)数 (95% 信頼区間)	0.20 (0.16～0.26)	0.16 (0.12～0.21)	0.33 (0.26～0.42)	<0.001	<0.001
MRI 所見	1.5±2.7	1.7±3.9	2.6±5.8	<0.001	0.004
障害の進行がなかった患者の割合 (95% 信頼区間)	93.3 (90.9～95.8)	94.1 (91.8～96.3)	92.1 (89.4～94.7)	0.5	0.25

批判と制限事項：TRANSFORMS (Trial Assessing Injectable Interferon Versus Fingolimod Oral in Relapsing-Remitting Multiple Sclerosis) 試験の観察期間は 12 か月と短く，障害度に関して評価することは困難である。さらに試験期間が 12 か月間しかなかったため，遅発性有害事象が検出できていない可能性がある。たとえば，フィンゴリモド群では限局性皮膚がんが 10 例報告されており，8 例は投与開始から 4 ～ 12 か月後に発症している。乳がんも 4 例報告されており，3 例は投与開始から 4 か月後，1 例は 11 か月後に診断された。これら悪性腫瘍については治療と関連している可能性があるが，さらに長期にわたる検討が必要である。

関連研究と有用情報：

- 他の試験においても，フィンゴリモドとプラセボを比較したものではあったが，再発率の低下と MRI 所見について本研究と同様の結果が示されている。
- これらの試験でも，フィンゴリモドについて同様の有害事象が報告された。フィンゴリモド治療群の亜群(未治療ならびに既治療群のそれぞれで同等の疾患活動性と評価される亜群)について検討されている 1 つの試験を含め，さまざまな重症度やベースライン時の MRI 所見(ベースライン時の T2 病変の容積とガドリニウム増強病変数)をもついずれの群においてもフィンゴリモドの有効性が明らかになった[3-7]。

要点と結果による影響：RRMS 患者では，再発率と MRI 所見の両方において経

口フィンゴリモドは筋注インターフェロンβ-1a よりも優位であった。したがって，初期治療としてインターフェロンβ-1a や他の疾患修飾療法への忍容性がなく疾患活動性が増悪した患者には，フィンゴリモドは有効な選択肢であると考えられる。

臨床症例　再発寛解型多発性硬化症に対するフィンゴリモド

症例病歴:

　RRMS の 43 歳女性。この 5 年間インターフェロンβ-1a 筋注療法を継続し，副作用なく，臨床的にも画像的にも疾患活動性は安定して経過していた。しかし，自己注射はつらいと嫌がっている。今回新出の右下肢筋力低下を主訴に来院。同症状は今まで認めたことがなく，歩行障害をきたしており心配している。MRI を施行され，増強効果を伴う新たな胸髄病変が示された。この新たな疾患活動性に対して長期的な MS 治療計画をどのように変更するか。

解答例:

　脊髄に新たな病変を伴う急性再発を伴っていることから，疾患活動性に変化をきたしており，将来の障害度のリスクとなっていると考えられる。長期治療については，多くの選択肢が挙げられるが，患者は自己注射に強い抵抗感を感じている。再発頻度と MRI 所見において経口フィンゴリモドがインターフェロンβ-1a 筋注よりも勝っているという本研究結果に基づき，経口フィンゴリモドへ変更するのが適切であると考えられる。

文献

1. Cohen JA, Barkhof F, Comi G, et al. Oral fingolimod or intramuscular interferon for relapsing multiple sclerosis. *N Engl J Med*. 2010; 362: 402-415.

2. Kurtzke JF. Rating neurologic impairment in multiple sclerosis: an expanded disability status scale (EDSS). *Neurology*. 1983; 33(11): 1444-1452.

3. O'Connor P, Comi G, Montalban X, et al. Oral fingolimod (FTY720) in multiple sclerosis: two-year results of a phase II extension study. *Neurology*. 2009; 72(1): 73-79.

4. Izquierdo G, O'Connor P, Montalban X, et al. Five-year results from a phase 2 study of oral fingolimod in relapsing multiple sclerosis. *Mult Scler*. 2013 Nov 30. [Epub ahead of print]

5. Devonshire V, Havrdova E, Radue EW, et al. Relapse and disability outcomes in patients with multiple sclerosis treated with fingolimod: subgroup analyses of the double-blind, randomized, placebo-controlled FREEDOMS study. *Lancet Neurol*. 2012; 11(5): 420-428

6. Kappos L, Antel J, Comi G, et al. Oral fingolimod (FTY720) for relapsing multiple sclerosis. *N Engl J Med*. 2006; 355(11): 1124-1140.

7. Kappos L, Radue EW, O'Connor P, et al. A placebo-controlled trial of oral fingolimod in relapsing multiple sclerosis. *N Engl J Med*. 2010; 362: 387-401.

SECTION 6 多発性硬化症

再発寛解型多発性硬化症に対する経口 BG-12, パート I

DEFINE 治験

16

Oral BG-12 for Relapsing-Remitting Multiple Sclerosis, Part I

Mary A. Bailey

BG-12 はプラセボと比較して, 2 年間で再発する患者の割合, 年間再発率, 積算障害進行度を有意に低下させた。

—— Gold et al. [1]

研究課題：経口 BG-12 (フマル酸ジメチル) は再発寛解型多発性硬化症 (relapsing-remitting multiple sclerosis：RRMS) に対して安全で有効な治療薬であるか [1]。

研究資金提供：Biogen Idec 社

研究開始：2007 年

研究発表：2012 年

研究実施場所：28 か国の 198 施設

研究対象者：18 〜 55 歳の臨床的に確実な RRMS で, 総合障害度スケール (Expanded Disability Status Scale：EDSS) (0 〜 10 点の範囲で数値が高いほど進行していることを示す) が 0 〜 5.0 点の患者。すべての登録患者は, 登録前 12 か月以内に臨床的な再発, あるいはガドリニウム増強効果を伴う MRI 病変が登録 6 週間以内に認められた。

研究除外対象：進行型の MS, 重篤な合併症や事前に定められた採血検査所見に異常がある者, 併用禁忌薬の投薬歴がある者

被験者数：1,237 人がランダム化され, 1,234 人が intention-to-treat (ITT) 解析に組み入れられた。

86

研究概要：研究デザインの概要については図16.1を参照のこと。

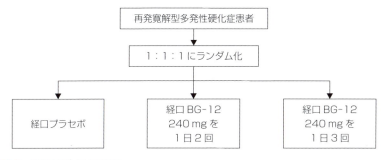

図16.1　研究デザインの概要

介入内容：RRMS患者は，経口プラセボ群，経口BG-12 240 mg 1日2回投与群，BG-12 240 mg 1日3回投与群の3群に二重盲検化のもとランダムに割り付けられた。BG-12は顔面紅潮を引き起こしうるので，盲検化を保つために経口投与されるすべての患者には診察前4時間は薬剤を内服しないよう指示した。

経過観察：3群の平均経過観察期間は83.9週

エンドポイント(評価項目)：
　一次アウトカム：2年間に再発を引き起こした患者の割合。再発の症状は最低24時間以上持続するものとされた。
　二次アウトカム：MRI上の新出病変，年間再発率，障害進行(ベースラインのEDSSが1点以上であれば1点の増悪，ベースラインスコアが0点であれば1.5点の増悪)までの時間

結果

- 表16.1に示すように，積極的に治療を行った2群のいずれもがプラセボ群より

表16.1　DEFINE試験：プラセボと比較したBG-12の効果

評価項目	1日2回BG-12	1日3回BG-12
再発の頻度：2年間での年間再発率(対プラセボ)	53%（$P<0.001$）	48%（$P<0.001$）
障害進行：ハザード比(対プラセボ)	0.62	0.66
2年後の新出もしくは増大T2高信号病変数の減少率(対プラセボ)	85%（$P<0.001$）	74%（$P<0.001$）

も再発した患者の割合が低く，障害が進行した患者の割合も低く，年間再発率が低く，MRI 上の新出もしくは増大した病変数が少なかった。

批判と制限事項：DEFINE 試験は MS 治療において他の疾病修飾療法が存在する時代に行われたプラセボ対照試験であった。プラセボ群では疾患活動性のコントロール不良がリスクとなるため，倫理的に問題があるとする見解がある。しかしながら，プラセボ対照試験は有効性と安全性を評価するうえでいまだゴールドスタンダードの治験設計方法とされており，次の場合に妥当性があると考えられている。(1) 患者が既存の確立した効果のある治療法を受けることを拒否する場合，(2) 既存の治療法に反応しなかった場合，(3) 既存の治療法を (たとえば経済的な理由により) 使用できない場合[2]。

関連研究と有用情報：
- 経口 BG-12 の有効性と安全性についてのサブグループ解析がいくつか行われ，本研究と同様の結果が得られた[3-5]。

要点と結果による影響：RRMS 患者において，経口 BG-12 はプラセボに対して有効な疾患修飾療法であることが示された。この結果は医師と患者に MS 治療において既存の注射薬以外の選択肢をもたらした。

臨床症例	再発寛解型多発性硬化に対する経口 BG-12

第 17 章の最後を参照のこと。

文献

1. Gold R, Kappos L, Arnold DL, et al. Placebo-controlled phase 3 study of oral BG-12 for relapsing multiple sclerosis. *N Engl J Med*. 2012; 367: 1098-1107.

2. Polman CH, Reingold SC, Barkhof F, et al. Ethics of placebo-controlled trials in multiple sclerosis: a reassessment. *Neurol*. 2008; 70(13 Pt 2): 1134-1140.

3. Kappos L, Gold R, Miller DH, et al. Efficacy and safety of oral fumarate in patients with relapsing-remitting multiple sclerosis: a multicentre, randomized, double-blind, placebo-controlled phase IIb study. *Lancet*. 2008; 372(9648): 1463-1472.

4. Havrdova E, Hutchinson M, Kurukulasuriya NC, et al. Oral BG-12 (dimethyl fumarate) for relapsing-remitting multiple sclerosis: a review of DEFINE and CONFIRM. Evaluation of: Gold R, Kappos L, Arnold D, et al. Placebo-controlled phase 3 study of oral BG-12 for relapsing multiple sclerosis. N Engl J Med 2012; 367: 1098-107; and Fox RJ, Miller DH, Phillips JT, et al. Placebo-controlled phase 3 study of oral BG-12 or glatiramer in multiple sclerosis. N Engl J Med 2012; 367: 1087-97. *Expert Opin Pharmacother*. 2013; 14(15): 2145-

2156.

5. Bar-Or A, Gold R, Kappos L, et al. Clinical efficacy of BG-12 (dimethyl fumarate) in patients with relapsing-remitting multiple sclerosis: subgroup analyses of the DEFINE study. *J Neurol*. 2013; 260(9): 2297-2305.

再発寛解型多発性硬化症に対する経口 BG-12，パート II

CONFIRM 治験

Oral BG-12 for Relapsing-Remitting Multiple Sclerosis, Part II

Mary A. Bailey

（両投与量の）BG-12 とグラチラマー酢酸塩は有意に再発率を低下させ，神経放射線学的画像所見を有意に改善した。

—— Fox et al. [1]

研究課題：BG-12（フマル酸ジメチル）は再発寛解型多発性硬化症（relapsing-remitting multiple sclerosis：RRMS）の治療薬として，プラセボやグラチラマー酢酸塩に比して安全で有効であるか [1]。

研究資金提供：Biogen Idec 社

研究開始：2007 年

研究発表：2012 年

研究実施場所：28 か国の 200 施設

研究対象者：18 ～ 55 歳の臨床的に確実な RRMS で，総合障害度スケール（Expanded Disability Status Scale：EDSS）（0 ～ 10 点の範囲で数値が高いほど進行していることを示す）が 0 ～ 5.0 点の患者。すべての登録患者は，登録前 12 か月以内に臨床的な再発，あるいはガドリニウム増強効果を伴う MRI 病変が登録 6 週間以内に認められた。

研究除外対象：進行型の MS，重篤な合併症や事前に定められた採血検査所見に異常がある者，グラチラマー酢酸塩の投与歴や他の併用禁忌薬の投薬歴がある者

被験者数：1,430 人がランダム化され，1,417 人が intention-to-treat（ITT）解析に

組み入れられた。

研究概要：研究デザインの概要については図17.1を参照のこと。

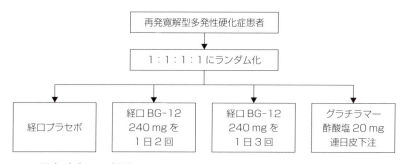

図17.1　研究デザインの概要

介入内容：RRMS患者は，経口プラセボ群，BG-12 240 mg 1日2回投与群，BG-12 240 mg 1日3回投与群の3群に二重盲検化のもとランダムに割り付けられた。これら3群に加え，4つ目の群としてグラチラマー酢酸塩20 mg連日皮下注群に割り付けられた患者もいたが，この群は盲検化されて**いなかった**。BG-12は顔面紅潮を引き起こしうるので，盲検化を保つために経口投与されるすべての患者には診察前4時間は薬剤を内服しないよう指示した。

経過観察：平均経過観察期間はプラセボ群，1日2回BG-12群，1日3回BG-12群，グラチラマー酢酸塩群で，それぞれ86.1，84.4，84.1，88.5週であった。

エンドポイント(評価項目)：
　一次アウトカム：年間再発率
　二次アウトカム：MRI上の新出病変，2年間で再発した患者の割合，2年間で障害が進行するまでの時間

結果

- 2年間の再発率，再発した患者の割合，MRI上の疾患活動性はいずれも，積極的に治療が行われた3群でプラセボより低かった。DEFINE試験[2]のBG-12治療2群から得られた結果とは異なり，BG-12治療群のいずれにも障害進行に有意な効果はみられなかった。BG-12治療群のなかで高頻度に認められた有害事象としては顔面紅潮と消化器症状が挙げられる(表17.1)。
- CONFIRM試験の事後解析では，グラチラマー酢酸塩と直接比較してBG-12は

次の3つにおいてより治療効果が高いことが明らかになった。(1) 年間再発率, (2) 新出の T1 低信号病変数(1日3回 BG-12 群), (3) 新出もしくは増大した T2 高信号病変数(BG-12 の両群)。

表17.1　CONFIRM 試験：BG-12 とグラチラマー酢酸塩の比較

	1日2回 BG-12	1日3回 BG-13	グラチラマー酢酸塩
再発の頻度：2年間での年間再発率(対プラセボ)	44% ($P < 0.001$)	51% ($P < 0.001$)	29% ($P = 0.01$)
障害進行の相対的低下(対プラセボ)	21% ($P = 0.25$)	24% ($P = 0.2$)	7% ($P = 0.7$)
2年後の新出もしくは増大 T2 高信号病変数の減少率(対プラセボ)	71% ($P < 0.001$)	73% ($P < 0.001$)	54% ($P < 0.001$)

批判と制限事項： CONFIRM 試験は MS 治療において他の疾病修飾療法が存在する時代に行われたプラセボ対照試験であった。プラセボ群では疾患活動性のコントロール不良がリスクとなるため，倫理的に問題があるとする見解がある。しかしながら，プラセボ対照試験は有効性と安全性を評価するうえでいまだゴールドスタンダードの治験設計方法とされており，次の場合に妥当性があると考えられている。(1) 患者が既存の確立した効果のある治療法を受けることを拒否する場合，(2) 既存の治療法に反応しなかった場合，(3) 既存の治療法を(たとえば経済的な理由などにより)使用できない場合[3]。CONFIRM 試験の制限事項としては，BG-12 とグラチラマー酢酸塩を比較している事後解析が挙げられる。本試験はグラチラマー酢酸塩群を比較対照群として設計されたものであり，両治療法を直接比較するためにデザインされたものではない。したがって，検出力の低い事後解析で結果の有効性を推測することは早計である。CONFIRM 試験において BG-12 治療群で障害進行に有意な効果がみられなかったのは，障害進行が DEFINE 試験のプラセボ群(27%)に比して，本試験のプラセボ群(17%)で有意に低いことが考えられる。

関連研究と有用情報：
- 経口 BG-12 の有効性と安全性についてのサブグループ解析がいくつか行われ，本研究と同様の結果が得られた[4-6]。

要点と結果による影響： RRMS 患者において，経口 BG-12 はグラチラマー酢酸塩やプラセボに比して有効な疾患修飾療法であることが示された。この結果は医師と患者に MS 治療において既存の注射薬以外の選択肢をもたらした。

臨床症例　再発寛解型多発性硬化症（RRMS）に対する経口 BG-12

症例病歴：

　41 歳女性が視神経炎発症後に RRMS と診断された。脳 MRI において脳室周囲白質，皮質下白質に増強効果を伴わない多発性病変と，無症候性だが増強効果を伴う小脳病変が認められた。その昔，左上肢の重い感じとしびれが 3 日間続いたことがあると記憶している。神経内科医には疾患修飾療法を始めたほうがよいと勧められていたが，尖端恐怖症があり自己注射を拒否していた。自分には他の選択肢がないと困っている。DEFINE 試験と CONFIRM 試験の結果に基づいてどのように助言するか。

解答例：

　DEFINE 試験と CONFIRM 試験によって BG-12 の安全性と有効性が示された。MS の治療には，現在では皮下注薬，経口薬，静注薬など多くの選択肢がある。BG-12（フマル酸ジメチル）はよい選択肢であり，尖端恐怖症があるのならば注射薬は避けるべきだろう。

文献

1. Fox RJ, Miller DH, Phillips JT, et al. Placebo-controlled phase 3 study of oral BG-12 or glatiramer in multiple sclerosis. *N Engl J Med*. 2012; 367: 1087-1097.

2. Gold R, Kappos L, Arnold DL, et al. Placebo-controlled phase 3 study of oral BG-12 for relapsing multiple sclerosis. *N Engl J Med*. 2012; 367: 1098-1107

3. Polman CH, Reingold SC, Barkhof F, et al. Ethics of placebo-controlled trials in multiple sclerosis: a reassessment. *Neurol*. 2008; 70(13 Pt 2): 1134-1140.

4. Kappos L, Gold R, Miller DH, et al. Efficacy and safety of oral fumarate in patients with relapsing-remitting multiple sclerosis: a multicentre, randomized, double-blind, placebo-controlled phase IIb study. *Lancet*. 2008; 372(9648): 1463-1472.

5. Havrdova E, Hutchinson M, Kurukulasuriya NC, et al. Oral BG-12 (dimethyl fumarate) for relapsing-remitting multiple sclerosis: a review of DEFINE and CONFIRM. Evaluation of: Gold R, Kappos L, Arnold D, et al. Placebo-controlled phase 3 study of oral BG-12 for relapsing multiple sclerosis. N Engl J Med 2012; 367: 1098-107; and Fox RJ, Miller DH, Phillips JT, et al. Placebo-controlled phase 3 study of oral BG-12 or glatiramer in multiple sclerosis. N Engl J Med 2012; 367: 1087-97. *Expert Opin Pharmacother*. 2013; 14(15): 2145-2156.

6. Bar-Or A, Gold R, Kappos L, et al. Clinical efficacy of BG-12 (dimethyl fumarate) in patients with relapsing-remitting multiple sclerosis: subgroup analyses of the DEFINE study. *J Neurol*. 2013; 260(9): 2297-2305.

SECTION 7

神経救急医学

Neurocritical Care

心停止に対する低体温療法，パートⅠ

HACA 試験

SECTION 7 神経救急医学

18 Therapeutic Hypothermia for Cardiac Arrest, Part Ⅰ

Teddy S. Youn

我々の結果によって，心室細動による心停止後に自発的に循環が回復した患者では，全身冷却によって直腸温を 32 ～ 34℃に 24 時間低下させることは，標準的な正常体温による生命維持と比べて，生存の可能性と良好な神経学的転帰を増加させることが示された。

—— The Hypothermia After Cardiac Arrest (HACA) Study Group[1]

研究課題：軽度な低体温 (24 時間 32 ～ 34℃) は，心室細動による心停止から蘇生した場合の神経学的回復の程度を増加させるか[1]。

研究資金提供：EU Fourth RTD Framework Programme (1994 ～ 1998) に基づく BIOMED2 (Biomedicine and Health Programme)，オーストリア科学運輸省 (Austrian Ministry of Science and Transport)，オーストリア科学財団 (Austrian Science Foundation) からの助成金。冷却装置は Kinetic Concepts 社 (英国ウェアハム) より提供された。

研究開始：1996 年

研究発表：2002 年

研究実施場所：オーストリア，ベルギー，フィンランド，ドイツ，イタリアの 9 施設

研究対象：18 ～ 75 歳で，目撃者がいる状態で心停止となった者 (すなわち心室細動，もしくは発症時に脈を触知しない心室頻拍が心原性に生じたと推定された者)。患者が倒れるところを目撃されてから救急医療隊員による蘇生が開始されるまでの推定心停止時間が 5 ～ 15 分間で，倒れてから自発的循環回復 (return of spontaneous circulation：ROSC) までの時間が 60 分以内の患者のみを組み入れ可

能とした。

研究除外対象：以下の基準に合致した場合はいかなる患者も除外された。

- 入院時に鼓膜温度が30℃未満
- 心停止以前における中枢神経系の機能低下をきたすような薬物の使用による昏睡状態
- 妊娠
- ROSCの後からランダム化の前に言語命令に対する反応がある
- ROSCの後からランダム化の前に30分を超える持続性低血圧（平均動脈圧60 mmHg未満）がある
- ROSCの後からランダム化の前に15分を超える持続性低酸素血症（動脈酸素飽和度85%未満）がある
- 心停止に先立つ末期疾患
- 経過観察による研究参加が見込めない要因
- 他の研究への参加
- 救急医療隊員が到着した後の心停止の発生
- 凝固異常の既往

被験者数：275人

研究概要：研究デザインの概要については図18.1を参照のこと。

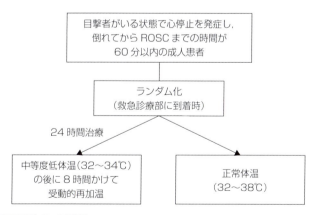

図18.1　研究デザインの概要

介入内容：

全患者：入院時に赤外線鼓膜体温計で体温を測定する。以降の研究期間はFoley

カテーテルとともに留置される膀胱内体温計で測定する。全患者がミダゾラムの静注による鎮静，フェンタニルによる鎮痛，pancuronium による筋弛緩を受けた。

中等度低体温：全身に冷風を送るマットレスとカバーからなる体外冷却装置によって ROSC 後 4 時間で膀胱温が 32 ～ 34℃ に到達するように処置された。達成されない場合は氷嚢も同時に用いられた。

正常体温：通常のプロトコルによる集中治療を受けた。

経過観察：心停止後 6 か月後の神経学的転帰（**表 18.1**）

表 18.1　脳機能カテゴリー（CPC）スケール [a]

CPC1	脳機能良好。意識があり覚醒していて労働が可能
CPC2	中等度の脳機能障害。意識があり，活動は独立して可能
CPC3	高度の神経学的障害。意識はあるが，日常生活に介助が必要
CPC4	昏睡，植物状態
CPC5	死亡

[a] Jennett B, Bond M. Assessment of outcome after severe brain damage. *Lancet*. 1975; 1(7905): 480-484. より改変。

エンドポイント（評価項目）：

一次アウトカム：心停止後 6 か月時において，ピッツバーグ脳機能カテゴリー（Cerebral-Performance Category：CPC）スケールで CPC1 もしくは 2 となるような良好な神経学的転帰（**表 18.1**）。

二次アウトカム：心停止後 6 か月以内の死亡率，心停止後 7 日以内の合併症。記録された合併症には，さまざまな程度の出血，肺炎，敗血症，膵炎，腎不全，肺水腫，けいれん，不整脈，褥瘡がある。

結果

● 6 か月の時点では低体温群のほうが正常体温群に比べて良好な神経学的転帰をとった患者が多かった（**表 18.2**）。

表 18.2　6 か月後の神経学的転帰と死亡率の概要

アウトカム	数 / 総数(%)		リスク比（95%信頼区間）	*P* 値
	正常体温	低体温		
良好な神経学的転帰	39	55	1.40（1.08 ～ 1.81）	0.009
死亡	55	41	0.74（0.58 ～ 0.95）	0.02

● 追跡した合併症のどれにも有意差はみられなかった。しかしながら，全合併症を解析した場合，低体温群で高率に感染症がみられる傾向があった。

批判と制限事項：本研究に対する批判は以下のようである。研究デザインでは研究の盲検性はアウトカムの評価者にのみ保たれ，治療を実施した医師には保たれていなかった。原著の研究者は，これを冷却装置の設計のためだと言及している。注目すべきは，正常体温群よりも低体温群においてより多く，通りがかりの人による心肺蘇生術が施行されており，通りがかりの人による心肺蘇生術が神経学的転帰に与える影響が予想を裏切る結果となった。また，ランダム化前における研究対象者の初期の状態に関して，患者の神経学的診察の所見（特に脳幹反射）についての情報が，昏睡状態である点以外にほとんど記録されていない（私信）。すなわち，2群が昏睡の程度に関して同等であったのかは明らかではない。

　冷却に関しては，いくつかの制限事項があった。本研究において冷却のために使用された空気マットレスの効率は悪く，目標温度に到達するためには70％の患者で氷嚢を必要とした。目標冷却温度に到達するための時間は，より早い時間で冷却できた他の研究に比して長く，平均8時間かかった。さらに，正常体温群では平均して高体温となっており，本研究においてよく制御できなかった変数となった。これが正常体温群での転帰の悪さに寄与した可能性がある。

　最後に，とても厳格な組み入れ基準と除外基準のため，適格とされた患者のうち8％しか治験には組み入れられなかった。脳損傷を生じるリスクの低い患者群に対して，また心室細動以外の心停止に対して一般化できるかという点においてさらなる研究を必要とする。

関連研究と有用情報：

● 本研究[1]と第19章のオーストラリア試験[2]の後，低体温療法についての小規模な研究[3,4]がいくつか施行された。

● 近年のランダム化比較試験では，低体温療法において鍵となる2つの変数が改良されつつある。その変数とは，低体温療法の目標温度範囲と目標温度までの到達時間であり，後者については病院到着前と到着後の冷却開始が比較されている。

● Neilsenら[5]は，33～36℃までの目標冷却体温（すなわち発熱の予防）について検討した場合，36℃と比較して33℃までの冷却に利益がなかったとした。これは，医師がより低体温まで冷却することに躊躇した場合，33～36℃の寛容範囲での低体温が許容されることを意味しているのかもしれない。

● Kimら[6]は，低体温療法についての最大規模のランダム化二重盲検比較試験を施行した。この研究では，病院到着前に冷却された生理食塩液を点滴投与することで神経学的転帰に利益があるかが検討された。彼らは，肺水腫や心停止などの全身性合併症のリスクが2Lの冷却食塩液の注入によって増加し，神経学的転帰や

生存に対する利益よりも勝ったとした。

要点と結果による影響：HACA（Hypothermia After Cardiac Arrest）試験は，軽度から中等度の積極的低体温療法が神経学的転帰や生存率を改善したとする２つの研究の１つである。2003 年に，International Liaison Committee on Resuscitation's Advanced Life Support Task Force[7]は，（1）意識のない成人患者で病院外での心停止後に ROSC がみられ，最初の脈が心室細動であった場合は 12 ～ 24 時間 32 ～ 34℃に冷却する，（2）病院内で発症した他の不整脈による心停止患者に対しても同様の低体温療法は利益があるかもしれないと推奨した。

特に，より最近行われた前述の Nielsen らの研究[5]を考慮すると，これらの患者における理想的な冷却方法，持続時間，温度の範囲を決定するにはさらなる研究が必要である。

臨床症例　心停止後の低体温療法

第 19 章の最後を参照のこと。

文献

1. Hypothermia after Cardiac Arrest Study G. Mild therapeutic hypothermia to improve the neurologic outcome after cardiac arrest. *N Engl J Med.* 2002; 346: 549-556.

2. Bernard SA, Gray TW, Buist MD, et al. Treatment of comatose survivors of out-of-hospital cardiac arrest with induced hypothermia. *N Engl J Med.* 2002; 346: 557-563.

3. Hachimi-Idrissi S, Corne L, Ebinger G, Michotte Y, Huyghens L. Mild hypothermia induced by a helmet device: a clinical feasibility study. *Resuscitation.* 2001; 51: 275-281.

4. Laurent I, Adrie C, Vinsonneau C, et al. High-volume hemofiltration after out-of-hospital cardiac arrest: a randomized study. *J Am Coll Cardiol.* 2005; 46(3): 432-437.

5. Nielsen N, Wetterslev J, Cronberg T, et al. Targeted temperature management at 33°C versus 36°C after cardiac arrest. *N Engl J Med.* 2013; 369(23): 2197-2206.

6. Kim F, Nichol G, Maynard C, et al. Effect of prehospital induction of mild hypothermia on survival and neurological status among adults with cardiac arrest. *JAMA.* 2014; 311(1): 45-52.

7. Nolan JP, Morley PT, Hoek TL, Hickey RW. Therapeutic hypothermia after cardiac arrest. An advisory statement by the Advanced Life Support Task Force of the International Liaison Committee on Resuscitation. *Resuscitation.* 2003; 57: 231-235.

心停止に対する低体温療法，パートⅡ

オーストラリア試験

19

Therapeutic Hypothermia for Cardiac Arrest, Part Ⅱ

Teddy S. Youn

我々の予備的な観察では，中等度の低体温療法は病院外での心停止から蘇生した後の昏睡患者の転帰を改善することが示唆される。

— Bernard et al.[1]

研究課題：中等度の低体温 (33℃) は病院外での心停止後に自発的循環回復 (return of spontaneous circulation：ROSC) した後 2 時間以内に意識のない患者の神経学的転帰を改善するか[1]。

研究資金提供：記載なし

研究開始：1996 年

研究発表：2002 年

研究実施場所：オーストラリア，メルボルンの 4 施設の救急診療部と集中治療室

研究対象：救急で病院到着時に心室細動で，ROSC に成功したが (successful return of spontaneous circulation)，ROSC 後も昏睡状態であり，4 施設のうちの 1 つの救急診療部に転送された患者

研究除外対象：男性は 18 歳未満，女性は 50 歳未満 (妊娠の可能性を排除するため)，心原性ショック (アドレナリン静注後も収縮期血圧 90 mmHg 未満) の患者，心停止以外の昏睡の可能性 (薬物過剰摂取，頭部外傷，脳卒中)。施設で集中治療室のベッドの空きがなかった場合も除外された。

被験者数：77 人

研究概要：研究デザインの概要については図 19.1 を参照のこと。

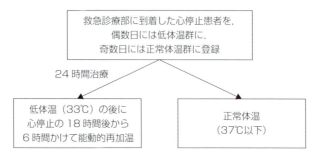

図 19.1　研究デザインの概要

介入内容：低体温群の患者は，深部体温が33℃に到達するまで救急診療部で頭部，頸部，体幹，四肢の広範囲に一気に氷嚢を適用され積極的に冷却された。患者は少量のミダゾラムによる鎮静とベクロニウムによる筋弛緩を受けた。18時間後，悪寒を抑制するために鎮静と筋弛緩を続けつつ，エアブランケットにより積極的に再加温された。正常体温群に割り付けられた患者は，最初は鎮静，筋弛緩されたが，目標深部体温の37℃に到達した場合はそれ以上の薬剤は投与されなかった。軽度の自発的低体温がみられた場合にのみ受動的な再加温がなされた。

経過観察：退院時のリハビリテーション医学の専門家による評価

エンドポイント（評価項目）：
　一次アウトカム：退院時の神経学的転帰
　二次アウトカム：低体温群での血行動態/生理学的/生化学的検査，血液検査

結果

- 退院時に，低体温群の43人中21人（49％）および正常体温群の34人中9人（26％）が良好な転帰（自宅またはリハビリテーション施設への退院）とみなされた〔95％信頼区間（confidence interval：CI）：13〜43，$P=0.046$〕（表19.1）。
- 低体温群と正常体温群とで比較した良好な転帰の未調整オッズ比は，2.65（95％ CI：1.02〜6.88，$P=0.046$）であった。ベースラインの年齢と倒れてからROSCまでの時間の違いによって調整されたオッズ比は5.25（95％ CI：1.47〜18.76，$P=0.011$）へと改善した。
- 有害事象の頻度に差はなかった。
- 血行動態，生化学検査，血液検査については，心係数の低下と高血糖以外に2群

間で差はみられなかった。

表 19.1　患者の退院時の転帰

アウトカム	低体温 （N = 43）	正常体温 （N = 34）
正常，もしくは最小限の障害（自立しており自宅退院）	34.9%	20.6%
中等度の障害（リハビリテーション施設への退院）	14.0%	6.0%
重度の障害，意識はあるが全介助（長期療養施設への退院）	0%	2.9%
重度の障害，意識なし（長期療養施設への退院）	0%	2.9%
死亡	51.2%	67.6%

批判と制限事項：本研究にはいくつかの制限事項がある。第1に，本研究は HACA（Hypothermia After Cardiac Arrest）試験[2]と比べてサンプルサイズが非常に小さかった。また，昏睡の定義が一切なかった。本研究は真のランダム化ではなく，患者を偶数日には低体温群に，奇数日には正常体温群に登録したため，それぞれの群の患者数が不均衡になった。さらに，患者は積極的に再加温されたが，これは低血圧と脳浮腫を生じさせる可能性がある。とはいえ，低体温群においてむしろ転帰が悪くなったかもしれなかった。

関連研究と有用情報：

- 本研究[1]と第18章で概説した HACA 試験[2]の後，低体温療法についての小規模な研究[3,4]がいくつか施行された。
- 近年のランダム化比較試験では，低体温療法において鍵となる2つの変数が改良されつつある。その変数とは，低体温療法の目標温度範囲と目標温度までの到達時間であり，後者については病院到着前と到着後の冷却開始が比較されている。
- Neilsen ら[5]は，33 〜 36℃までの目標冷却体温（すなわち発熱の予防）について検討した場合，36℃と比較して33℃までの冷却に利益がなかったとした。これは，医師がより低体温まで冷却することに躊躇した場合，33 〜 36℃の寛容範囲での低体温が許容されることを意味しているのかもしれない。
- Kim ら[6]は，低体温療法についての最大規模のランダム化二重盲検比較試験を施行した。この研究では，病院到着前に冷却された生理食塩液を急速点滴投与することで神経学的転帰に利益があるかが検討された。彼らは，肺水腫や心停止などの全身性合併症のリスクが2Lの冷却食塩液の注入によって増加し，神経学的転帰や生存に対する利益よりも勝ったとした。

要点と結果による影響：オーストラリア試験は，軽度から中等度の積極的低体温療法が神経学的転帰や生存率を改善したとする2つの研究の1つである。2003年に，International Liaison Committee on Resuscitation's Advanced Life Support Task Force[7)]は，（1）意識のない成人患者で病院外での心停止後にROSCがみられ，最初の脈が心室細動であった場合は12〜24時間32〜34℃に冷却する，（2）病院内で発症した他の不整脈による心停止患者に対しても同様の低体温療法は利益があるかもしれない，と推奨した。

特に，より最近行われた前述のNielsenらの研究[5)]を考慮すると，これらの患者における理想的な冷却方法，持続時間，温度の範囲を決定するにはさらなる研究が必要である。

臨床症例　心停止後の低体温療法

症例病歴：

45歳男性の大工が救急車で救急診療部に運び込まれた。家の外で木材を運んでいるところを妻に目撃されてから5分後に地面に横たわって胸を押さえているところを発見された。妻は地面で意識がない夫を発見してただちに心肺蘇生術を施行した。娘に救急車を呼ぶように頼んだ。救急医療隊員は心肺停止から20分後に到着し，心室細動であることを確認した。アドレナリン1用量と300JのDCショックの後にROSCが確認された。

彼は心停止から30分以内に救急診療部へ到着した。診察上，患者のバイタルサインは安定しており，脈拍は触知可能であった。患者の体温は入院時37℃であった。神経学的には昏睡状態で，痛み刺激に対して除皮質肢位をとったが，脳幹反射は保たれていた。

HACA試験とオーストラリア試験の結果から，この患者は低体温療法の対象となるか。

解答例：

HACA試験とオーストラリア試験の両方により，12〜24時間32〜34℃の範囲でこの患者を冷却することによって生存あるいは神経学的転帰が14〜23％改善することが確立された。理想的な冷却方法は今も不明であるが，表面冷却もしくはより侵襲的な経血管の冷却方法がある。特に，比較的最近行われた前述のNielsenらの研究[5)]を考慮すると，これらの患者における理想的な冷却方法，持続時間，温度の範囲を決定するにはさらなる研究が必要である。

文献

1. Bernard SA, Gray TW, Buist MD, et al. Treatment of comatose survivors of out-of-hospital cardiac arrest with induced hypothermia. *N Engl J Med*. 2002; 346: 557-563.

2. Hypothermia after Cardiac Arrest Study G. Mild therapeutic hypothermia to improve the neurologic outcome after cardiac arrest. *N Engl J Med*. 2002; 346: 549-556.

3. Hachimi-Idrissi S, Corne L, Ebinger G, Michotte Y, Huyghens L. Mild hypothermia induced by a helmet device: a clinical feasibility study. *Resuscitation*. 2001; 51: 275-281.

4. Laurent I, Adrie C, Vinsonneau C, et al. High-volume hemofiltration after out-of-hospital cardiac arrest: a randomized study. *J Am Coll Cardiol*. 2005; 46(3): 432-437.

5. Nielsen N, Wetterslev J, Cronberg T, et al. Targeted temperature management at 33°C versus 36°C after cardiac arrest. *N Engl J Med*. 2013; 369(23): 2197-2206.

6. Kim F, Nichol G, Maynard C, et al. Effect of prehospital induction of mild hypothermia on survival and neurological status among adults with cardiac arrest. *JAMA*. 2014; 311(1): 45-52.

7. Nolan JP, Morley PT, Hoek TL, Hickey RW. Therapeutic hypothermia after cardiac arrest: an advisory statement by the Advanced Life Support Task Force of the International Liaison Committee on Resuscitation. *Resuscitation*. 2003; 57: 231-235.

広汎性外傷性脳損傷に対する減圧開頭術

DECRA 試験

20

Decompressive Craniectomy for Diffuse Traumatic Brain Injury

Shivani Ghoshal

重度の外傷性脳損傷後に集中治療室において治療抵抗性の頭蓋内圧亢進を呈する成人患者では，開頭術を施行したほうが通常の治療より Extended Glasgow Outcome Scale の中央値が低く，不良な転帰となるリスクが高かった。

—— Cooper et al.[1]

研究課題：頭蓋内圧亢進を伴う外傷性脳損傷(traumatic brain injury：TBI)患者が最初期の治療を受けた後には，減圧開頭術と内科的管理のどちらがよい転帰をもたらすか[1]。

研究資金提供：オーストラリア国立保健医療研究委員会(National Health and Medical Research Council of Australia)

研究開始：2002 年

研究発表：2011 年

研究実施場所：オーストラリア，ニュージーランド，サウジアラビアの 15 病院

研究対象：(1) 初期の Glasgow Coma Scale (GCS) が 9 点未満，(2) 15 分を超える内科的管理を行っても 1 時間後に頭蓋内圧が 20 mmHg を超える，60 歳未満の TBI 患者

研究除外対象：両側瞳孔が散大して対光反射が消失している患者，外科的に除去不能な頭蓋内占拠性病変のある患者，受傷場所で脊髄損傷や心停止のあった患者

被験者数：155 人

研究概要：研究デザインの概要については**表20.1**を参照のこと。

表20.1　研究デザインの概要

状態	ランダム化割り付け (*N* = 155)
早期の減圧開頭術	73
標準的な内科的管理	82

介入内容：すべての患者が頭蓋内圧亢進に対して，最適な鎮静，$PaCO_2$の管理，浸透圧治療，薬理学的弛緩療法，外部への脳室ドレナージといった「第一級」の治療を受けた。ランダム化されて減圧開頭術に割り付けられた患者は，両側前頭・側頭・頭頂減圧開頭術，両側硬膜開放術を受け，頭蓋内圧が最大限に低下された。標準的な内科的管理に割り付けられた患者は軽度の低体温（35℃）とバルビツレート静注を含む脳外傷財団（Brain Trauma Foundation）の臨床ガイドライン[2]に従った介入を受けた。

経過観察：6か月

エンドポイント（評価項目）：

一次アウトカム：6か月時の2群間のExtended GOS（GOSE）の差を順序ロジスティック回帰分析する（**表20.2**）。

表20.2　extended Glasgow Outcome Scale（GOSE）

スコア	説明
1：死亡	
2：植物状態	意識がなく反射のみがみられる。ときに自発的開眼がみられる
3：下位重度障害	知的障害もしくは身体的障害により介護を必要とする。8時間より長く1人になることができない
4：上位重度障害	知的障害もしくは身体的障害により患者は介護を必要とする。4時間より長く1人になることができない
5：下位中等度障害	何らかの障害があり，自宅では自立しているがそれ以外の場所では介護を必要とする。特別な配慮をしたとしても仕事に復帰することはできない
6：上位中等度障害	何らかの障害があり，自宅では自立しているがそれ以外の場所では介護を必要とする。特別な配慮をすれば仕事に復帰することができるかもしれない。
7：下位回復良好	仕事も含め正常な生活が再開できる。わずかだが障害となる精神神経学的欠陥を有している
8：上位回復良好	仕事も含め正常な生活が再開できる。わずかだが障害にならない精神神経学的欠陥を有している

二次アウトカム：より良好なアウトカムの割合(GOSE：5〜8点)，6か月時の死亡率，ランダム化後の頭蓋内圧，集中治療室の在室日数，病院の在院日数

結果

- 本研究の機能予後を表20.3にまとめる。ベースラインでは，両側性に散瞳して対光反射が消失している患者は除外されたが，両側性に縮瞳して対光反射が消失していた(より重症であることの臨床的尺度)患者は減圧開頭術群(27%)のほうが内科的管理群(12%)よりも有意に多かった。
  - 一次アウトカムを4つの予め規定された共変数で調整した後でも，6か月後の一次アウトカムは両群間で有意な差があった。が，対光反射のみの共変数で調整した場合には有意差はみられなくなった。
- 内科的管理群のうち4人はランダム化後72時間以内に減圧開頭術を施行された。これはケアチームからの臨床的憂慮が示されたためである。また，内科的管理群のうち15人(18%)はランダム化後72時間以降に減圧開頭術を施行された。
- ランダム化後には，平均頭蓋内圧は減圧開頭術群で有意に低かった(14.4 mmHg対19.1 mmHg，P < 0.001)。
- 減圧開頭術群のほうが人工呼吸器の使用日数(11日対15日，P < 0.001)，および集中治療室の在室日数(13日対18日，P < 0.001)が有意に短かったが，総入院日数には有意差はみられなかった。
- 6か月時の死亡率は減圧開頭術群(19%)と内科的管理群(18%)で有意差はみられなかった。

表20.3　主要結果のまとめ

アウトカム	減圧開頭術	標準的な内科的管理	P値
6か月時のGOSEの中央値	3	4	0.03
6か月時の不良なアウトカム (GOSE：1〜4点)の割合	70%	51%	0.02

批判と制限事項：本研究の結果は，TBI患者で広範な病変があり緊急で救済的な減圧開頭術を必要とする患者には当てはまらない。ベースラインでは，両側縮瞳があり対光反射が消失した患者が減圧開頭術群に有意に多かった。他の重症度の評価項目には2群間で有意な差がなかった。倫理的な理由で，内科的管理群から減圧開頭術群へと変更となった患者が19%いたが，このように開頭術群に変更された患者では，頭蓋内圧は有効に低下した。

関連研究と有用情報：

- RESCUE-ICP (Randomized Evaluation of Surgery with Craniectomy for Uncontrollable Elevation of Surgery with Craniectomy) 試験[3]は，さらに広範な傷害と占拠性病変のある TBI 患者において治療抵抗性の頭蓋内圧亢進に対する減圧開頭術の効果を評価することを目的とした研究である。RESCUE-ICP 試験では，それぞれの患者に対して症状の重症度に基づいて結果を解釈することになっている。その研究は 2014 年に 400 人の患者の登録を終え，6 か月間の追跡評価の解析を待っているところである。
- 脳外傷財団は占拠性病変のない重症 TBI 患者には内科的管理を支持している。そのガイドラインは 2007 年に更新された[2]。現在では，この患者集団における減圧開頭術の適用を支持するガイドラインは存在しない。

要点と結果による影響：占拠性病変のない重症 TBI 患者では，治療抵抗性の頭蓋内圧亢進に対する初期治療後の減圧開頭術は有意に頭蓋内圧を低下させ，人工呼吸器の使用日数と集中治療室の在室日数を短縮させた。しかしながら，治療の目標を患者の機能予後の最適化とするならば，DECRA (Decompressive Craniectomy) 試験により減圧開頭術は内科的管理と比べて 6 か月後の予後不良をもたらすことが示された。

臨床症例	頭蓋内圧亢進を伴う広汎性外傷性脳損傷の減圧開頭術と内科的管理

症例病歴：

　27 歳男性が自動車事故に巻き込まれて救急搬送された。初期評価では GCS は 6 点だった。CT では外科的に除去可能な占拠性病変はなかった。診察所見が不良であったことと，外傷後に脳浮腫が懸念されたため，頭蓋内圧モニタリングが開始された。最適化された深い鎮静，$PaCO_2$ を 35 〜 40 mmHg に維持，浸透圧治療，外部への脳室ドレナージにもかかわらず，1 時間以内に頭蓋内圧が 30 mmHg を超えた状態が 15 分間続いた。DECRA 試験の結果に基づけば，この患者の最終的な機能予後を最適化するためにはどのような治療を行うべきか。

解答例：

　DECRA 試験では，減圧開頭術はバルビツレート静注と軽度の低体温療法を含む内科的管理と比べて，治療抵抗性の頭蓋内圧を低下させ，集中治療室の在室日数を短縮させた。しかしながら，治療の目的が患者の機能予後を最適化することであれば，減圧開頭術は内科的管理と比べて 6 か月後の機能予後を有意に悪化させた。本研究には制限事項があり，それには治療抵抗性の頭蓋内圧亢進

の定義についてとリハビリテーションが標準化されていないことが挙げられる。この患者では，バルビツレート静注と軽度の低体温療法によって頭蓋内圧をコントロールするほうが長期的には良好な転帰につながると考えられる。進行中の RESCUE-ICP 試験が診療の方向を示す手引きとなるかもしれない。

文献

1. The DECRA Investigators. Decompressive craniectomy in diffuse traumatic brain injury. *N Engl J Med*. 2011; 364(16): 1493-1502.
2. Guidelines for the management of severe traumatic brain injury. *Journal of Neurotrauma*; 2007: 24 (Supplement 1).
3. Hutchinson PJ, Kirkpatrick PJ. RESCUEicp Central Study Team: craniectomy in diffuse traumatic brain injury. *N Engl J Med*. 2011; 365: 375.

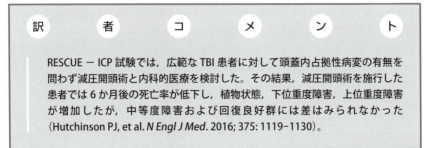

訳者コメント

RESCUE−ICP 試験では，広範な TBI 患者に対して頭蓋内占拠性病変の有無を問わず減圧開頭術と内科的医療を検討した。その結果，減圧開頭術を施行した患者では 6 か月後の死亡率が低下し，植物状態，下位重度障害，上位重度障害が増加したが，中等度障害および回復良好群には差はみられなかった（Hutchinson PJ, et al. *N Engl J Med*. 2016; 375: 1119-1130）。

21 くも膜下出血に対するnimodipine

Nimodipine for Subarachnoid Hemorrhage

Teddy S. Youn

> 本研究は，動脈瘤によるくも膜下出血後に神経学的に正常な患者は，出血から
> 3週間のnimodipine経口投与により恩恵を受けることを示唆している。
> —— Allen et al.[1]

研究課題：nimodipineのようなカルシウム拮抗薬は，頭蓋内動脈瘤によるくも膜下出血を乗り越えた患者において，血管攣縮による虚血性神経障害を予防もしくはその程度を軽減させるか[1]。

研究資金提供：Miles社（米国コネチカット州ウェストヘイブン）

研究開始：1979年

研究発表：1982年

研究実施場所：米国の5大学

研究対象：登録から96時間以内に動脈瘤によるくも膜下出血を生じ，外科的クリッピングによって治療され，薬物治療直前の神経学的診察で正常であった15〜80歳の患者。以下の所見は含まれる。項部硬直，頭痛，発熱，羞明，傾眠を伴う場合もあるが，人，都市，年についての見当識は保たれ，単独の脳神経麻痺を呈する患者も含まれる。登録前には，全員が頭部CT検査を受け，CTもしくは脳脊髄液検査でくも膜下出血の証拠が示され，頭蓋内動脈瘤の存在が血管造影で示されている。

研究除外対象：以下の患者は除外された。
- 放射線検査や脳脊髄液検査でくも膜下出血の証拠がない患者
- くも膜下出血の原因が頭蓋内動脈瘤でない患者
- 登録から14日以内に（何らかの神経学的障害もしくは他の医学的問題が原因で手術が推奨されない状態にならない限り）頭蓋内手術を受けなかった患者
- 登録時に中等度から重度の障害があった患者（Hunt and Hess分類でGrade 3以上）

被験者数：116 人

研究概要：研究デザインの概要については図 21.1 を参照のこと。

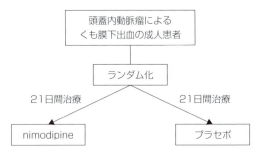

図 21.1 研究デザインの概要

介入内容：nimodipine 群は開始用量として 0.7 mg/kg（10 mg カプセル単位で最も近い用量）を経口投与（カプセルまたは液剤）され，その後 4 時間ごとに 21 日間 0.35 mg/kg 投与された。プラセボ群の患者はプラセボを経口投与された。

経過観察：21 日間の治療期間終了時の神経学的状態（表 21.1）

表 21.1　21 日間の治療後の神経学的転帰の分類[a]

正常	神経学的に異常なし。1 肢に 4/5 の筋力低下は許容される
軽度/中等度	神経学的障害はあるが，「重度」の項目に当てはまらない
重度	次のうち 1 項目以上 1. 開眼：なし，または痛み刺激時のみ 2. 言語反応：なし，または理解不能な音声 3. 見当識：なし 4. 運動反応：なし，または痛み刺激に対して逃避または異常肢位 5. 運動強度：2 肢以上に 2/5 以下の筋力低下

[a] Allen GS, Ahn HS, Preziosi TJ. Cerebral arterial spasm—a controlled trial of nimodipine in patients with subarachnoid hemohhrage. *N Engl J Med*. 1983; 308: 620 の Table 1 より改変。

エンドポイント（評価項目）：

　一次アウトカム：大脳血管攣縮による神経学的障害の発生と治療期間終了時の重症度

　二次アウトカム：血管造影において観察された最も強い血管攣縮部位の平均攣縮度，登録前の単純 CT 所見，脳底部のくも膜下腔の血液量によって等級化された血管攣縮による神経学的障害のある患者における頭部 CT 画像

結果

- 21日間の治療後，プラセボ群（8人）のほうにnimodipine群（1人）より多くの大脳血管攣縮による重篤な神経学的障害がみられ，相対的リスク低下率は86%であった（表21.2）。全患者を対象とした場合は有意な利益とはならなかった。
- 両群間における血管造影上の血管攣縮の発生率や重症度に有意な差はみられなかった。
- 本研究では介入による有害事象については記載されていない。nimodipineの経口投与は再出血や手術における合併症を増加させなかった。
- 興味深いことに，脳底部くも膜下腔の出血量が多くてもnimodipineの効果には影響がなかった。
- プラセボ群では，血管攣縮による神経学的障害の重症度は，最初に撮像されたCTにおける脳底部くも膜下腔の血液量，および神経学的障害を生じた時点での攣縮の重症度と相関していた（$P < 0.05$）。

表21.2 神経学的転帰のまとめ[a]

アウトカム	治療群	
	プラセボ（$N = 60$）	nimodipine（$N = 56$）
いかなる原因による神経学的障害もない	28	24
血管攣縮以外の原因による神経学的障害	16	19
血管攣縮による神経学的障害（神経学的転帰の分類）		
正常	6	8
軽度／中等度	2（1例：軽度見当識障害，1例：軽度筋力低下）	4（1例：軽度見当識障害，2例：軽度筋力低下，1例：軽度見当識障害・軽度筋力低下，軽度失語）
重度	8（3例：死亡，1例：昏睡，4例：重度神経学的障害）	1（1例：死亡）

[a] Allen GS, Ahn HS, Preziosi TJ. Cerebral arterial spasm—a controlled trial of nimodipine in patients with subarachnoid hemohhrage. *N Engl J Med*. 1983; 308: 620 のTable 3より改変。

批判と制限事項：本研究にはいくつかの制限事項がある。まず，研究のサンプルサイズが小さい。また，治療のクロスオーバーが行われていないので，2つの治療群に均等に分布しない未知の因子が存在する可能性がある。本研究で使用された

nimodipine の用量で効果はみられたが，最大用量ではない。ヒトにおける安全性への懸念から本研究では用量反応曲線試験や用量毒性曲線試験は施行されていない。

　本研究では神経学的に正常か正常に近い患者が選択された。このため，nimodipine がより重症例に効果があるかどうかは明らかではない。Fisher scale が 1 ～ 4 点の患者が組み入れられており，これらの患者では血管攣縮を生じることは少なかった。本研究では動脈瘤の治療は遅れ，再出血率が高かった。このことは，不良な転帰と高率な血管攣縮に関連することが知られている。

　最終的に，治療の有害事象については，nimodipine は他のカルシウム拮抗薬と同様に低血圧をきたすことが知られている。しかしながら，本研究では重大な有害事象として全身の低血圧は報告されていない。いくつかの死亡は外科的クリッピングや再出血に伴って生じており，血管攣縮とは関係がないとされた。

関連研究と有用情報：

- 本研究に先立ち Allen らは，平滑筋の収縮のために ATP とともに必要なカルシウムは，脳の動脈では細胞外に由来する（細胞内に由来する全身の動脈とは異なる）ことを示した[2]。本研究は，理想的には，頭蓋内動脈平滑筋細胞へのカルシウムの流れを阻害する薬剤は，重度の全身性低血圧を生じることなく，動脈の収縮を妨げることを示唆した。

- 続く研究で Allen らは，カルシウム拮抗薬である nimodipine は全身性低血圧を生じることなく血管攣縮を予防することをイヌのくも膜下出血モデルにおいて *in vivo* で示した[3]。

- 本研究の直後には，英国の 4 つの神経外科施設から 554 人の患者を 3 年間で組み入れる BRANT (British Aneurysm Nimodipine Trial) 試験[4]が行われた。その研究では，60 mg の nimodipine を 4 時間ごとに経口投与することは忍容性が高く，CT で検出された脳梗塞を 33％から 22％へと減少させた。さらに，プラセボ群（33％）よりも nimodipine 群（20％）で予後不良が減少した。その研究でも nimodipine による軽度の血圧低下が記録されたが，有害事象はみられなかった。

- Allen の最初の論文以来，多くの研究で nimodipine の他の用量や他のカルシウム拮抗薬が試験された。7 つの臨床試験の Cochrane 分析により，経口投与時の nimodipine が予後不良を約 50％低下させることが示された。しかしながら，現在までに nimodipine の静注が予後に与える影響を示すエビデンスはない[5]。

- 動脈瘤によるくも膜下出血の救命救急診療に関して，Neurocritical Care Society は，発症から 21 日間にわたって 4 時間ごとに nimodipine 60 mg を経口投与すべきであると勧告している。この投与法で血圧低下が生じるようなら，回数を増やしてより低用量で投与すべきである。血圧低下が持続する場合には nimodipine を中止してよい[6]。

要点と結果による影響：このランダム化二重盲検比較試験では，nimodipine の経口投与は血管攣縮に関連する重篤な神経学的障害の割合を減らすことができ，くも膜下出血のための標準的な治療の 1 つであることが確立された。

臨床症例　　**くも膜下出血に対する nimodipine**

症例病歴：

高血圧の既往と喫煙歴のある 65 歳右利き女性が，屋外で雪かき中に失神，娘に発見され救急車で救急診療部に運ばれた。彼女は約 3 ～ 5 分間意識不明であった。外部病院へと向かう途中，彼女は徐々に意識が戻り，到着時には，神経学的所見は軽度の項部硬直と頭痛以外まったく正常であった。

頭部単純 CT では右側の Sylvius 裂と脳底部への広範な出血を認めた。CT 血管造影では右後交通動脈に 8 mm × 10 mm × 12 mm の動脈瘤を認めた。24 時間以内に血管内コイル塞栓術で動脈瘤は治療された。

くも膜下出血後の nimodipine 投与に関する本研究の結果に基づいて，この患者に nimodipine を投与すべきか。

解答例：

本研究では，nimodipine の経口投与は，血管攣縮による神経学的虚血性障害の発生を完全には予防しないが，血管攣縮そのものによる死亡を含む重度の神経学的障害の発生率を有意に低下させることが確立された。

したがってこの患者には，くも膜下出血発症から 21 日間，60 mg の nimodipine を 4 時間ごとに経口投与すべきである。60 mg では全身性低血圧が生じた場合には，30 mg の 2 時間ごとの投与へと変更してもよい。

文献

1. Allen GS, Ahn HS, Preziosi TJ, et al. Cerebral arterial spasm — a controlled trial of nimodipine in patients with subarachnoid hemorrhage. *N Engl J Med.* 1983; 308: 619-624.

2. Allen GS, Gross CJ, Henderson LM, et al. Cerebral arterial spasm. Part 4. In vitro effects of temperature, serotonin analogues, large non-physioloigcal concentrations of serotonin, and extracellular calcium and magnesium on serotonin-induced contractions of the canine basilar artery. *J Neurosurg.* 1976; 44: 585-593.

3. Cohen RJ, Allen GS. Cerebral arterial spasm: the role of calcium in vitro and in vivo analysis of treatment with nifedipine and nimodipine. In: Wilkins RH, ed. *Cerebral Arterial Spasm.* Baltimore: Williams and Wilkins; 1979: 527-532.

4. Pickard JD, Murray GD, Illingworth R, et al. Effect of oral nimodipine on cerebral infarction and outcome after subarachnoid hemorrhage: British aneurysm nimodipine trial. *BMJ.* 1989; 298: 636-642.

5. Dorhout MS, Rinkel GJ, Feigin VL, et al. Calcium antagonists for aneurysmal subarachnoid

hemorrhage. *Cochrane Database Syst Rev.* 2008; (4): CD000277

6. Diringer MN, Bleck TP, Hemphill JC III, et al. Critical care management of patients following aneurysmal subarachnoid hemorrhage: recommendations from the Neurocritical Care Society's Multidisciplinary Consensus Conference. *Neurocrit Care.* 2011: 15(2): 211-240.

SECTION 8

神経筋疾患

Neuromuscular Disease

Guillain-Barré 症候群における免疫グロブリン静注療法と血漿交換の比較

IVIG versus Plasma Exchange for Guillain-Barré Syndrome

Irene Hwa Yang

血漿交換と免疫グロブリン静注療法の重症の Guillain-Barré 症候群の治療効果は同等であった。組み合わせて行うことに関しても有意な利点はなかった。
—— Plasma Exchange / Sandoglobulin Guillain-Barré Syndrome Trial Group [1]

研究課題：Guillain-Barré 症候群に対する単独療法として，免疫グロブリン静注療法(intravenous immunoglobulin：IVIG)は血漿交換(plasma exchange：PE)と比べて同等もしくは優れた治療であるか。また，PE に続いて IVIG を行った場合，単独療法より優れているか [1]。

研究資金提供：Sandoz 社(現在 Novartis 社の傘下)

研究開始：1993 年

研究発表：1997 年

研究実施場所：11 か国の 38 施設

研究対象：17 歳以上で神経障害の発症から 14 日以内であり，臨床症状と脳脊髄液検査の結果から，Guillain-Barré 症候群の基準を満たすと神経内科専門医によって診断された患者。加えて，介助が必要，歩行不能，呼吸補助が必要などの重症である患者。

研究除外対象：Miller Fisher 症候群を含む非典型 Guillain-Barré 症候群の患者，発症前に他の重症疾患に罹患していた患者，PE や IVIG が禁忌である患者

被験者数：379 人

研究概要：研究のデザインの概要については図 22.1 を参照のこと。

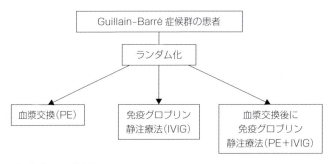

図 22.1 研究デザインの概要

介入内容：PE 群の患者には，ランダム化後 8 〜 13 日以内に 50 mL/kg の PE を 5 回施行した。何人かの患者には，6 回目の PE を総血漿交換容量が 250 mL/kg になるまで行った。

IVIG 群の患者には，ランダム化した日から 5 日間 0.4 g/kg のヒト IVIG (Sandoglobulin®) を投与した。

PE ＋ IVIG 群の患者には，ランダム化した日から 50 mL/kg の PE を 5 回施行し，最後の PE の日から 5 日間 0.4 g/kg の IVIG (Sandoglobulin®) を投与した。

Guillain-Barré 症候群に対して副腎皮質ステロイド治療を同時に行うことは推奨されなかった。何人かの患者では，もともとのランダム化した治療を再発症例に限り繰り返し行った。再発とは，病態が安定していたもしくは 1 週間以上にわたり障害の等級に 1 以上の改善がみられた者に，少なくとも 1 週間にわたって障害の等級に 1 以上の悪化がみられた場合と定義した（表 22.1）。

表 22.1 障害の等級

スコア	説明
0	正常．Guillain-Barré 症候群の症状や症候はない
1	症状や徴候は軽微であり，走ることができる
2	広い場所であれば介助なしで 5 m 歩行可能
3	広い場所であれば 1 人の介助者と腰レベルの歩行補助器や杖を用いて 5 m 歩行可能
4	車椅子や寝たきりで，歩行不能
5	呼吸補助が必要
6	死亡

経過観察：48週

エンドポイント(評価項目)：

一次アウトカム：ランダム化時，2，4，8，12，24，48週時での障害の等級，上肢の等級(**表22.2**)，肺活量

二次アウトカム：ランダム化時から補助なしで歩けるようになるまでの時間，人工呼吸器が必要なくなるまでの時間，48週時における障害の等級の回復程度

その他のアウトカム：48週時における障害の等級が3以上の患者の割合

表22.2　上肢の等級

スコア	説明
0	正常
1	症状や徴候は軽微で，座位で頭の上まで手を持ってくることができ，各指先に母指を合わせることができる
2	1の動作のうちどちらかができるが両方はできない
3	いくらかは動かせるが1の動作はいずれもできない
4	動かすことができない
5	死亡

結果

- 3群間で，4週間後における障害の等級の回復程度および補助なしで歩けるようになるまでの時間には有意差は認められなかった(**表22.3**)。
- 有意差はなかったが，PE＋IVIG群では，PE群やIVIG群と比べて補助なしで歩けるようになるまでの時間がわずかに短かった。
- 人工呼吸器が必要になった患者の12%が死亡した。人工呼吸器が必要なかった患者では死亡率は1.7%であった。
- 治療による合併症は，PE群で8人，IVIG群で6人，PE＋IVIG群で15人であった。
- 服用された用量が計画された量よりも75%を下回った者は，IVIG群の2.3%に比べ，PE群では13.8%であった。
- 48週の経過観察期間に再発を認めた者は，PE群で7人，IVIG群で4人，PE＋IVIG群で9人であった。

表 22.3　主要結果のまとめ

アウトカム	PE 群	IVIG 群	PE＋IVIG 群
4 週後の障害の等級における変化の平均	0.9	0.8	1.1
人工呼吸器が必要なくなるまでの平均日数	29	26	18
介助なしで歩行できるまでの平均日数	49	51	40
48 週後も介助なしに歩行することが困難であった患者数	19 (16.7%)	21 (16.5%)	17 (13.7%)
死亡	5 (4.1%)	6 (4.6%)	8 (8.3%)

批判と制限事項：本研究では真の意味での対照群はなかったため，いかなる治療も支持的な治療のみの場合に比べて優れていたかどうかは明らかではない。

　有効性は同等のようであったが，PE を行った患者の多くが，主に副作用や合併症の問題から IVIG を行った患者と比べて計画された量の 75％を下回る治療を受けていた。このことは，PE を受けるうえでの課題となる。本研究においては，Guillain-Barré 症候群の合併症と治療による副作用とを区別することが困難であるかもしれない。ただし，これらの決定はいくつかの国や施設にまたがる経験豊富な多くの医師により行われた。

関連研究と有用情報：

- 他の報告においても PE は，それを行わない場合と比べて重症の Guillain-Barré 症候群患者において有効である[2,3]。
- 他の研究でも IVIG は少なくとも PE と同等の効果を示している[4,5]。
- 米国神経学会(American Academy of Neurology)のガイドラインでは，Guillain-Barré 症候群の患者において，PE または IVIG は回復を早めるため，疾患修飾療法として使用されるべきであると結論された[6]。これに基づいて，欧州連合神経学会(European Federation of Neurological Societies)は，Guillain-Barré 症候群の第 1 選択として IVIG もしくは PE を推奨し，副作用の側面からは IVIG のほうがより望ましいとしている[7]。
- PE の直後に IVIG を行うことは推奨されていない[6]。

要点と結果による影響：Guillain-Barré 症候群の患者において，PE と IVIG は同等の効果がある。PE の直後に IVIG を追加する治療法は，単独療法よりも優越な方法として確立はされていない。初回の IVIG の 2 週間後においても Guillain-Barré 症候群による障害が重度に残っている症例に対する 2 回目の IVIG が有効であるかどうかは現在研究中である。

臨床症例　Guillain-Barré 症候群の治療

症例病歴：

　52歳男性が2週間にわたり進行する筋力低下を主訴に受診した。既往はなく，胃腸障害が2週間続いていること以外は健康状態は良好であった。その頃から，両下肢の筋力低下を自覚し数日前より両腕や両手にも同様の症状が出てきている。現在は，下肢の筋力低下のために妻の介助なしでは歩くことができなくなった。また，両下肢に軽度のヒリヒリ感を訴えていた。

　診察上，バイタルサインに特記事項はなかった。両下肢に重度の左右対称性の筋力低下と，両手指に軽度の筋力低下を認めた。感覚検査では両下肢で振動覚および触覚の低下を認めた。腱反射は両側で低下し，膝蓋腱反射とアキレス腱反射は消失していた。

　脳脊髄液検査では，蛋白 123 mg/dL，細胞数＜5/mm^3，糖 65 mg/dL であった。

　本研究の結果を踏まえると，この患者はどのように治療すべきか。

解答例：

　提示された情報からすると患者は Guillain-Barré 症候群である。Guillain-Barré 症候群の診断と矛盾しない特徴として，先行症状，2肢以上の進行性筋力低下，腱反射消失もしくは低下，軽度の感覚障害，脳脊髄液検査において細胞数 10/mm^3 以下と蛋白増加を認めている[8]。

　治療としては，PE もしくは IVIG を施行すべきである。PE 後に IVIG を行う治療を選択することはありえない。なぜなら，この治療法は予後を改善させるものではないからである。適切な治療法は，病院の設備，リスク要因，患者の選択といったさまざまな要因により決定される。PE は中心静脈へのアクセスが必要になる可能性があり，これにより合併症が生じうる[9]。この患者には対症療法を施すべきである。例として，ICU 管理や人工呼吸器，必要に応じた痛みのコントロールが挙げられるが，これらに限定されるものではない。

文献

1. Randomised trial of plasma exchange, intravenous immunoglobulin, and combined treatments in Guillain-Barré syndrome. Plasma exchange/Sandoglobulin Guillain-Barré Syndrome Trial Group. *Lancet*. 1997; 349: 225-230.

2. Plasmapheresis and acute Guillain-Barré syndrome. The Guillain-Barré Syndrome Study Group. *Neurology*. 1985; 35(9): 1096.

3. Efficiency of plasma exchange in Guillain-Barré syndrome: role of replacement fluids. French Cooperative Group on Plasma Exchange in Guillain-Barre´ syndrome. *Ann Neurol*. 1987; 22(6): 753.

4. FGA van der Meché, Schmitz PI. A randomized trial comparing intravenous immune globulin

and plasma exchange in Guillain-Barre´ syndrome. *NEJM*. 1992; 326: 1123-1129.

5. Bril V, Ilse WK, Pearce R, Dhanani A, Sutton D, Kong K. Pilot trial of immunoglobulin versus plasma exchange in patients with Guillain-Barré syndrome. *Neurology*. 1996; 46: 100-103.

6. Hughes RA, Wijdicks EF, Barohn R, et al. Practice parameter: Immunotherapy for Guillain-Barré syndrome: report of the Quality Standards Subcommittee of the American Academy of Neurology. *Neurology*. 2003; 61(6): 736.

7. Elovaara I, Apostolski S, van Doorn P, et al. EFNS guidelines for the use of intravenous immunoglobulin in treatment of neurological diseases: EFNS task force on the use of intravenous immunoglobulin in treatment of neurological diseases. *Eur J Neurol*. 2008; 15(9): 893-908.

8. Criteria for diagnosis of Guillain-Barré syndrome. *Ann Neurol*. 1978; 3(6): 565.

9. Golestaneh L, Mokrzycki MH. Vascular access in therapeutic apheresis: update 2013. *J Clin Apher*. 2013; 28(1): 64-72.

重症筋無力症における免疫グロブリン静注療法と血漿交換の比較

23 IVIG versus Plasma Exchange for Myasthenia Gravis

Kimberly R. Robeson

中等度から重度の重症筋無力症患者の治療においては，免疫グロブリン静注療法は血漿交換と同等の効果がある。

—— Barth et al.[1]

研究課題：免疫グロブリン静注療法(intravenous immunoglobulin：IVIG)と血漿交換(plasma exchange：PE)はどちらも，増悪する重症筋無力症の患者の治療において有用にみえる。しかし，どちらがより効果的だろうか[1]。

研究資金提供：Talecris Biotherapeutics 社(カナダ，ミシサガ州)

研究開始：2007 年

研究発表：2011 年

研究実施場所：大学健康ネットワーク (University Health Network)のトロント総合病院(Toronto General Hospital)

研究対象：18 歳以上の中等度から重度〔定量的重症筋無力症スコア (Quantitative Myasthenia Gravis Score：QMGS)で 10.5 点を超えると定義〕の重症筋無力症患者で，進行性の筋力低下があり，神経筋疾患の専門医により治療法の変更が必要であると判断された患者

研究除外対象：併用薬(アミノグリコシド系薬など)や感染により二次的に増悪をきたしている患者，筋力低下を起こすその他の疾患，コントロール不良の高血圧，妊娠，授乳中の患者。患者はスクリーニングを受ける前に安定した用量の副腎皮質ステロイドを 2 週間使用していることが求められた。加えて，既知の免疫グロブリ

ンA欠損，活動性の腎・肝機能障害，臨床的に重大な心疾患，過粘稠状態や過凝固状態にある者，IVIGやアルブミン製剤に対してアナフィラキシーや重症な全身の反応症状があった者，これまでIVIGやPEに対しての反応性が悪かったことがすでにわかっている者は，一方もしくは両方の治療選択肢を禁止する必要があるため除外した．

被験者数：84人

研究概要：研究のデザインの概要については図23.1を参照のこと．

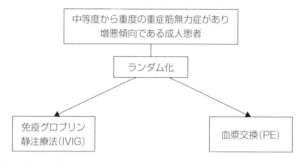

図23.1 研究デザインの概要

介入内容：IVIG群には，2日間連続で1 g/kg/日(Gamunex®，Talecris Biotherapeutics社)を投与した．IVIGの潜在的な副作用を軽減するために，あらかじめジフェンヒドラミン(Benadryl®) 50 mgとアセトアミノフェン(Tylenol®) 1,000 mgの内服を行った．PE群は，5%アルブミン製剤による置換を用いて1.0倍のPEを行った．PEは，週末を除いて1日おきに5回施行した．

経過観察：60日

エンドポイント(評価項目)：

一次アウトカム：ベースラインと治療終了から14日後のQMGSの変化

二次アウトカム：ベースライン，21, 28日後のQMGSの変化，単線維筋電図(single-fiber electromyography：SFEMG)におけるジッターの変化，異常ペアパターン，ブロッキングペアパターン，ベースラインと14, 21, 28日後の神経反復刺激試験(repetitive nerve stimulation：RNS)の減少率や負荷後の状態の変化，ベースラインと28, 60日後の抗アセチルコリン受容体抗体の抗体価の変化．集中治療室管理の必要性，陽圧換気・気管内挿管の必要性，入院期間，追加治療に関しても評価を行った．

QMGSは13項目からなり，筋力低下の程度を0点(正常)から3点(重度)で評価

する。球麻痺症状, 肺機能, 四肢筋力をすべて評価した[2]。

結果

- ベースラインと 14 日後の QMGS の変化は 4.0 点であったが, 治療群間での有意差はみられなかった(**表 23.1**)。
- 脱落率はいずれの治療群でも同様で, 両治療とも忍容性は良好であった。
- 抗アセチルコリン受容体抗体が陽性で, 治療開始前の重症度が高いほど, いずれの治療においても反応性がよかった。

表 23.1　主要結果のまとめ

アウトカム	IVIG 群	PE 群	P 値
14 日後の QMGS の変化	3.2±4.1	4.7±4.9	0.13
QMGS で 3.5 点よりも大きな変化を示した患者の割合	51%	57%	0.5
治療後の状態(改善率)	69%	65%	0.74

批判と制限事項：本研究は 1 つの施設のみで行われ, 呼吸困難状態や気管内挿管されている状態の患者は含まれていなかった。本研究における脱落率はいずれの治療群においても比較的高かった。一次アウトカムは患者の状態や機能を評価するものではなかった。

　本研究において IVIG と PE は, どちらもすぐに適用できるものであり, 多くの患者は PE を末梢点滴で施行された[3]。しかしながら, 実際の現場では, PE の開始が遅れ, 中心静脈カテーテルや特別な装置が必要になる可能性がある。

　治療が完全に終了した 14, 21, 28 日後に患者の評価が行われたが, PE は 5 回の施行が必要であり, 多くの場合, 2 週間を超えていた。本研究では, IVIG は 2 日間で投与が終了したため, PE 群の患者のほうが IVIG 群の患者と比較して初回の増悪からより遅い時期に評価されることとなった。

関連研究と有用情報：

- Gajdos ら[4]は, 急性期の増悪する重症筋無力症治療において 3 日間の PE と 2 種類の投与量の IVIG との比較を行うためにランダム化比較試験を行った。その研究では, 3 群間に有意な差は認められなかったが, PE 群では 3 日間の完全施行が達成されなかった患者がいた。
- 小規模かつ非対照の連続症例ではあるが, Stricker ら[5]は急性期に増悪する重症

筋無力症患者に対しては PE が IVIG よりも勝っていると報告した。

- Ronager ら[6]は，重症筋無力症 12 例において PE と IVIG に対する比較試験を行い，PE のほうが治療反応は速いものの，1 か月後の状態において有意な差がないことを示した。

要点と結果による影響：重症筋無力症における疾患修飾療法は IVIG もしくは PE により行われる。それゆえ，増悪する重症筋無力症の治療選択を行う際には，治療が選択可能であるかどうかと患者の合併症を考慮すべきである。

臨床症例　　重症筋無力症患者における IVIG と PE の比較

症例病歴：

抗アセチルコリン受容体抗体陽性の重症筋無力症の既往がある 60 歳女性がクリニックを受診した。疾患のコントロールは不良で，症状が増悪するため 40 mg/ 日以下に副腎皮質ステロイドを減量することができない状態であった。1 か月前の前回の受診から眼瞼下垂と複視の増悪に加え，息切れと飲み込みづらさを新たに自覚するようになっていた。

検査の結果，陰性吸気流速は 28 cmH$_2$O，肺活量は 1.2 L であった。易疲労性の眼瞼下垂があり，常時，全方向に複視を認めた。発声は困難で，両側性の顔面筋の筋力低下を認め，その結果，"myasthenic snarl（筋無力症特有の唸り声）" の状態になっていた。頸部屈筋，三角筋，腸腰筋の筋力は，はじめは MRC 息切れスケール（Medical Research Council dyspnea scale）で 5/5 であったが，反復試験後は 4/5 と易疲労性を認めた。

本研究の結果を踏まえると，この患者にはどのような治療が望ましいだろうか。

解答例：

本研究では，IVIG と PE は増悪する重症筋無力症の治療において同等の効果を示した。どちらを選択するかは，治療選択が可能であるか，患者の合併症，治療の副作用をすべて考慮する必要がある。この患者では，増悪する球症状と陰性吸気流速の低下があり，呼吸状態の増悪が今後起きうることが危惧される。それゆえ，いずれかの治療法が選択できないような合併症はないことから，より早く治療を開始できるという観点で治療を選択すべきである。

文献

1. Barth D, Nabavi Nouri M, Ng E, Nwe P, Bril V. Comparison of IVIg and PLEX in patients with myasthenia gravis. *Neurology*. 2011; 76: 2017-2023.
2. Tindall RS, Rollins JA, Phillips JT, Greenlee RG, Wells L, Belendiuk G. Preliminary results of a

double-blind, randomized, placebo-controlled trial of cyclosporine in myasthenia gravis. *N Engl J Med.* 1987; 316: 719-724.

3. Ebadi H, Barth D, Bril V. Safety of plasma exchange therapy in patients with myasthenia gravis. *Muscle Nerve.* 2013; 47(4): 510-514.

4. Gajdos P Chevret S, Clair B, Tranchant C, Chastang C. Clinical trial of plasma exchange and high-dose intravenous immunoglobulin in myasthenia gravis: Myasthenia Gravis Clinical Study Group. *Ann Neurol.* 1997; 41: 789-796.

5. Stricker RB, Kwiatkowska BJ, Habis JA, Kiprov DD. Myasthenic crisis: Response to plasmapharesis following failure of intravenous gamma-globulin. Arch. *Neurol.* 1993; 50: 837-840.

6. Rønager J, Ravnborg M, Hermansen I, Vorstrup S. Immunoglobulin treatment versus plasma exchange in patients with chronic moderate to severe myasthenia gravis. *Artif Organs.* 2001; 25: 967-973.

筋萎縮性側索硬化症に対する リルゾール

24 Riluzole for Amyotrophic Lateral Sclerosis

Brian Mac Grory

リルゾールは，たとえどんなメカニズムが働いていようとも，筋萎縮性側索硬化症の経過を改善することができるだろう。

—— ALS／Riluzole Study Group[1]

研究課題：筋萎縮性側索硬化症 (amyotrophic lateral sclerosis：ALS) の患者において，グルタミン酸神経伝達系に作用するリルゾールによる治療は，生存および機能状態の点から利益があるか[1]。

研究資金提供：Rhône-Poulenc Rorer 社 (現在 Sanofi Aventis 社の傘下)

研究開始：1990 年

研究発表：1994 年

研究実施場所：フランスの 7 施設

研究対象：probable ALS もしくは definite ALS と診断された 20 〜 75 歳の外来患者[2]

研究除外対象：初発症状から 6 年以上が経過している患者，努力肺活量が 60％を下回る，気管形成術後，生命を脅かすような他の並存疾患，妊娠中，神経伝導検査で運動神経や感覚神経に伝導ブロックの所見，免疫電気泳動検査での異常蛋白血症，「画像検査で臨床症状を説明しうる明らかな病巣がある」[1]，認知症の徴候がある患者

被験者数：155 人

研究概要：研究デザインの概要については図 24.1 を参照のこと。

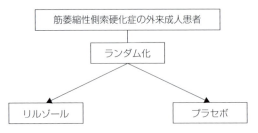

図 24.1 研究デザインの概要

介入内容：研究に登録された患者はリルゾール 50 mg を 1 日 2 回，もしくは同じ外見のプラセボを 1 日 2 回内服した。

経過観察：12 か月。その後 12 か月間も，本研究の有効性が評価された 1992 年 3 月まで内服し続けた。

エンドポイント（評価項目）：

　一次アウトカム：12 か月時の (1) 生存，(2) 機能状態の変化。生存率は死亡もしくは気管内挿管の時点で評価した。機能状態は，過去に妥当性が確認できているスケールを用いて定量化した。このスケールには，四肢の機能，球症状の程度，診察結果，報告された症状が含まれ，2 か月ごとに評価した。

　二次アウトカム：筋力の評価スコア，呼吸機能の指標，臨床全般印象度，症状に対する主観的な評価。呼吸機能検査は 6 か月ごとに行った。肝機能検査と筋逸脱酵素の検査も同様に定期的に行った。

結果

- 全体で，155 人の患者が参加し，そのうち 32 人は球症状から発症，123 人は四肢の筋力低下から発症していた。
- 治療開始 12 か月後，リルゾール群の 74％，プラセボ群の 58％が生存していた（$P = 0.014$）。
- リルゾールの投与によって，死亡率は 12 か月後で 38.6％，21 か月後（プラセボ対照試験期間全体の終わり）で 19.4％低下した。
- 球症状により発症した患者のうち，12 か月後に生存している者は，リルゾール群で 73％，プラセボ群で 35％であった（$P = 0.014$）。
- 四肢筋力低下により発症した患者のうち，12 か月後に生存している者は，リルゾール群で 74％，プラセボ群で 64％であり，統計学的な有意差はなかった（$P = 0.17$）。

- 本研究において測定したすべての機能スコア（四肢の機能，球症状の程度，筋力など）のうち，筋力低下率のみがプラセボ群に比べてリルゾール群で緩徐であった（$P = 0.028$）。
- リルゾール群のうち27人，プラセボ群のうち17人の患者が，治療継続困難であった。薬剤の副作用発生が原因で中止になった者は，リルゾール群で19人であり，プラセボ群の15人中9人に比べて多かった。

批判と制限事項：24人の患者が，後に登録の基準を満たさないことがわかり，解析から除外されたため，延命効果があることを示すだけの統計学的に十分な検出力が不足する結果となった。これらの患者は2つの治療群にほぼ同等に分布していた（リルゾール群に11人，プラセボ群に13人）。本研究においては，球症状から発症した患者群で有意な延命効果がみられた。ALSにおけるリルゾールのメカニズムはよくわかっていないままである。

関連研究と有用情報：

- その後，959人のALS患者を対象とした5年間以内の二重盲検プラセボ対照試験が行われ，プラセボとリルゾール1日50，100，200 mg内服が比較された[3]。その研究では，リルゾールによる延命効果が示され，投与量としては1日100 mgが最適であると示唆された。
- 1997年に発表された日本での研究では，疾患の進行の点においてプラセボに対してリルゾールが効果ありとは証明されなかった。しかし，その研究では他の研究と異なり生存率に関しては報告されなかった[4]。
- 米国神経学会（American Academy of Neurology）は，ALSの進行を遅らせる治療法としてリルゾールを推奨している[5]。

要点と結果による影響：リルゾールはALS患者において生存率を上昇させ筋力低下の進行を遅らせた。この延命効果は，球症状で発症した患者で顕著であり，四肢の筋力低下で発症した患者においては有意な効果はみられなかった。本研究およびその他の研究の結果から，現在のガイドラインはALSの治療としてリルゾールを推奨している。

臨床症例　**筋萎縮性側索硬化症におけるリルゾール**

症例病歴：

　既往症のない58歳男性が，4か月前からの右側優位両下肢の進行性の筋力低下と進行性の構音障害を主訴に神経内科医を受診した。診察上は四肢に上位および下位の運動ニューロン徴候を認めた。頭部および脊髄の画像検査では異常

を認めなかった。筋電図検査が施行され，急性および慢性の神経原性変化がびまん性に，また線維束性収縮も著明にみられ，ALSの診断を支持するものだった。

本研究の結果を踏まえると，この患者はどのように治療すべきか。

解答例：

本研究では，50 mg のリルゾールを1日2回内服することで恩恵があることが示唆されている。効果は死亡までの時間，もしくは気管切開を行うまでの時間の延長であり，特に球症状で発症した症例で効果があるとされる。この男性は，投与開始前に肝機能検査を施行したうえで，1日50 mg 2回のリルゾール内服を開始すべきである。肝機能ははじめの3か月は1か月ごとに，その後は3か月ごとに検査すべきである。彼にはリルゾールでよくみられる消化器症状，めまい，虚弱といった副作用に注意するように伝える必要がある。

文献

1. Bensimon G, Lacomblez L, Meininger V. A controlled trial of riluzole in amyotrophic lateral sclerosis. ALS/iluzole Study Group. *N Engl J Med.* 1994; 330(9): 585-591.

2. Swash M, Leigh N. Criteria for diagnosis of familial amyotrophic lateral sclerosis. European FALS Collaborative Group. *Neuromuscul Disord.* 1992; 2(1): 7-9.

3. Lacomblez L, Bensimon G, Leigh PN, Guillet P, Meininger V. Dose-ranging study of riluzole in amyotrophic lateral sclerosis. Amyotrophic Lateral Sclerosis/Riluzole Study Group II. *Lancet.* 1996; 347(9013): 1425-1431.

4. Yanagisawa N, Tohgi H, Mizuno Y, Kowa H, Kimuma J, et al. Efficacy and safety of riluzole in patients with amyotrophic lateral sclerosis: double-blind placebo-controlled study in Japan. *Igakuno Ayumi.* 1997: 851-66.

5. Miller RG, Jackson CE, Kasarskis EJ, et al. Practice parameter update: the care of the patient with amyotrophic lateral sclerosis: drug, nutritional, and respiratory therapies (an evidence-based review): report of the Quality Standards Subcommittee of the American Academy of Neurology. *Neurology.* 2009; 73(15): 1218-1226.

SECTION 9

神経腫瘍学

Neuro-Oncology

25 グリオブラストーマに対する放射線療法へのテモゾロミドの追加

Radiotherapy Plus Temozolomide for Glioblastoma

Amy Chan

> 新規に診断されたグリオブラストーマに対する放射線療法にテモゾロミドを加えることは臨床的に意義があり，統計学的に有意な生存率の向上をもたらし，追加毒性は最小限であった。
>
> — Stupp et al.[1]

研究課題：新規に診断されたグリオブラストーマの標準的治療は外科的切除に続く放射線療法である。放射線療法に加えて術後にテモゾロミド(TMZ)を投与することの有効性と安全性はどうか[1]。

研究資金提供：国立がん研究所(National Cancer Institute)，Schering-Plough 社(米国ニュージャージー州ケニルワース)

研究開始：2000 年

研究発表：2005 年

研究実施場所：欧州，カナダ，オーストラリアの 15 か国の 85 施設

研究対象：新規に診断され，組織学的に確定された 18 〜 70 歳のグリオブラストーマ〔World Health Organization (WHO) grading system でグレードIVのアストロサイトーマ〕の患者

研究除外対象：WHO パフォーマンスステータス[2] 3 点以上，副腎皮質ステロイドの増量が必要な患者，血液異常，腎機能異常，肝機能異常 (好中球数 < 1,500/mm^3，血小板数 < 100,000/mm^3，血清クレアチニン値もしくはビリルビン値が基準上限の 1.5 倍を超える，肝機能検査値が基準上限の 3 倍を超える) の患者

被験者数：573 人

研究概要：研究デザインの概要については図 25.1 を参照のこと。

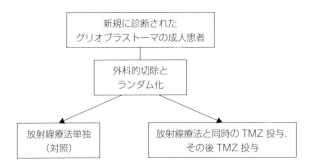

図 25.1　研究デザインの概要
TMZ ＝テモゾロミド

介入内容：

1. 放射線療法は分割限局照射で，1 分割あたり 2 Gy を全体の腫瘍の断端に対して 2～3 cm の余裕をもって月曜日から金曜日まで 6 週間，総放射線量 60 Gy の照射を行った。
2. 同時投与の TMZ は 75 mg/m^2/日で放射線療法の初日から最終日まで毎日投与されたが 49 日を超えることはなかった。同時に，ニューモシスチス肺炎に対して予防的なペンタミジンの吸入もしくは ST 合剤の経口投与が行われた。
3. 補助的な TMZ 投与は，4 週の休薬期間の後に 28 日ごとに 5 日間という標準的なサイクルで投与された。投与量は初回サイクルが 150 mg/m^2 で，2 サイクル目からは 200 mg/m^2 に増量され，血液学的な毒性がみられない限り 6 サイクルまで続けられた。

経過観察：放射線療法中は毎日，その後は 3 か月ごとで中央値 28 か月

エンドポイント（評価項目）：

一次アウトカム：全体的な生存

二次アウトカム：(1) 無増悪で生存，修正 WHO 基準で 25％未満の腫瘍の増大，新規病変がないこと，副腎皮質ステロイド治療の必要性がないこと，(2) 安全性，National Cancer Institute Common Toxicity Criteria, Version 2.0 に準じて評価，(3) WHO パフォーマンスステータス（表 25.1），MMSE (Mini-Mental State Examination)，Quality of Life Questionnaire によって包括的に評価された生活の質 (quality of life：QOL)

表25.1 WHO パフォーマンスステータス [a]

スコア	説明
0	罹患前と比べてほとんど同等に完全に活動できる
1	重度の肉体労働ができないが，それ以外はできる
2	1日のうち半分は起床し自らのことはできるが，仕事はできない
3	1日のうち半分以上臥床か椅子に座った状態で，自らのことに対しては何らかの介助が必要
4	常に臥床か椅子に座っており全介助

[a] WHO Handbook for reporting cancer treatment（whqlibdoc.who. int/publications/9241700483. pdf）より改変。

結果

- 中央値28か月の追跡期間で480人（84%）の患者が死亡した。
- 放射線療法に加えてTMZを投与された患者の生存期間の中央値は2.5か月で，2年生存率は26.5%，放射線療法単独群は10.4%だった（**表25.1, 25.2**）。
- 最もよくみられた有害事象は中等度から重度の疲労であった。

表25.2 主要結果のまとめ

アウトカム	放射線療法＋TMZ（N=287）	放射線療法単独（N=286）	P値
全生存期間の中央値（月）	14.6	12.1	<0.001
18か月後の生存率	39.4%	20.9%	
24か月後の生存率	26.5%	10.4%	
無増悪生存期間の中央値（月）	6.9	5.0	<0.001
18か月後の無増悪生存率	18.4%	3.9%	
24か月後の無増悪生存率	10.7%	1.5%	
3～4度の血液学的毒性の発生率 　同時投与期 　補助的投与期	 7% 14%	 — —	
重症感染症の発生率	3%	2%	
血栓塞栓イベントの発生率	4%	5%	
中等度から重度の疲労の発生率	33%	26%	

批判と制限事項：QOL に関する評価は報告されていない。また，化学療法を追加することによって放射線療法関連認知機能障害のリスクが上昇するかは評価することができない。全体的に生存期間が短いため，骨髄異形成症候群や二次性白血病といった遅発性の毒性は評価できない。これらの評価方法はより長い生存期間が期待できる中等度もしくは軽度のグリオーマ患者に対して評価を行ったほうがより適切と考えられる。

関連研究と有用情報：

- 姉妹研究である "*MGMT* Gene Silencing and Benefit from Temozolomide in Glioblastoma" [3] によって患者の分子プロフィールが追加解析され，TMZ は *MGMT* (O^6-methylguanine-DNA methyltransferase)遺伝子プロモーターのメチル化が生じている患者で，より恩恵のあることが判明した。この結果は，TMZ によって最も恩恵を受けると考えられる患者に対するテイラーメード医療に役立つだろう。

- 放射線療法や化学療法に対する耐性につながる細胞シグナルの異常な活性化や抑制に対して，血管新生抑制薬(ベバシズマブ，enzastaurin)，上皮増殖因子 (epidermal growth factor：EGF)受容体チロシンキナーゼ阻害薬(ゲフィチニブ，エルロチニブ)，ラパマイシンの哺乳動物細胞内の標的蛋白(mammalian target of rapamycin：mTOR)阻害薬(テムシロリムス，エベロリムス)，インテグリン阻害薬(cilengitide)の効果が現在検討されている [4]。

- 新規に診断されたグリオブラストーマに対するガイドラインの作成過程において，米国脳神経外科学会(American Association of Neurological Surgeons：AANS)と米国脳神経外科コングレス(Congress of Neurological Surgeons：CNS)の腫瘍に対する合同会議は，この前向きランダム化試験を，明らかな病理組織学的評価と適切な治療効果があることから，クラス I のエビデンスであると分類した。これは以下に示すようにレベル I の推奨として解釈された [5]。

要点と結果による影響：グリオブラストーマの早期において放射線療法に TMZ を加えることで，たとえ 2.5 か月とわずかであっても有意に生存期間は延長する。TMZ のようなアルキル化薬の持続投与には，放射線療法による DNA 修復に伴って誘導される *MGMT* 蛋白を除去するという相乗効果がある。2009 年のガイドラインは，18〜70 歳の新規に診断されたグリオブラストーマ患者において，適切な健康状態であれば切除術後の TMZ の同時および放射線療法後の投与を推奨している [5]。

臨床症例　　グリオブラストーマに対する放射線療法と TMZ

症例病歴：

　68 歳男性がテレビを見ていて，人生初めてのけいれんを起こし病院へ運び込まれた。妻が問いかけたら訳がわからない返答をしたとのことであった。患者は救急診療部で全身けいれんを発症し，神経画像検査で左半球の浸潤性占拠性病変が確認された。

　術前計画のために施行された造影 MRI と機能的 MRI では，T2/FLAIR 高信号での悪性所見をもった占拠性病変が左側頭葉の外側にみられた。周囲には圧排効果，造影効果，制限拡散がみられた。

　患者は腫瘍の外科的切除を受けた。病理組織学的には WHO グレードⅣのアストロサイトーマ（グリオブラストーマ）であった。

　本研究の結果に基づき，この患者で放射線療法に加えた TMZ 投与を行うべきか。

解答例：

　行うべきである。この患者は病理組織学的に診断されたグリオブラストーマ患者であり，WHO パフォーマンスステータスは 0 点と良好である。本研究では，TMZ の投与は統計学的に有意で臨床的に意義のある生存率の向上をもたらし，追加毒性は最小限であることが示されている。

　起こりうる最も多い副作用は疲労である。血液学的毒性を観察する必要がある。本研究と同様に，TMZ を投与される患者はニューモシスチス肺炎に対する予防的治療を受けることが推奨される。

文献

1. Stupp R, Mason WP, van den Bent MJ, et al. Radiotherapy plus concomitant and adjuvant temozolomide for glioblastoma. *NEJM*. 2005; 352(10): 987–996.

2. WHO Handbook for reporting cancer treatment. http://whqlibdoc.who.int/publications/9241700483.pdf

3. Hegi M, Diserens AC, Gorlia T, et al. MGMT gene silencing and benefit from temozolomide in glioblastoma. *New Engl. J. Med*. 2005; 352(10): 997–1003.

4. Minniti G, Muni, Lanzetta G, Marchetti P, Enrici RM. Chemotherapy for glioblastoma: current treatment and future perspectives for cytotoxic and targeted agents. *Anticancer Res*. 29(12): 5171–5184.

5. Olson JJ, Fadul CE, Brat DJ, Mukundan S, Ryken TC. Management of newly diagnosed glioblastoma: guidelines development, value and application. *J Neurooncol*. 2009; 93(1): 1–23.

26

グリオブラストーマにおけるメチル化された *MGMT* 遺伝子プロモーターとテモゾロミドへの反応性

Methylated *MGMT* Gene Promoter and Response to Temozolomide for Glioblastoma

Joshua Lovinger

新規に診断されたグリオブラストーマ患者において *MGMT* 遺伝子プロモーターのメチル化は，テモゾロミドによる化学療法後の良好な予後と関連する。
—— Hegi et al.[1]

研究課題：グリオブラストーマ患者において，DNA 修復遺伝子である *MGMT*（O^6-methylguanine-DNA methyltransferase）のプロモーターのメチル化によるエピジェネティックなサイレンシングは，テモゾロミド（TMZ：アルキル化薬）による利益をもたらすか[1]。

研究資金提供：欧州がん研究治療機関（European Organization for Research and Treatment of Cancer：EORTC），カナダ国立がん研究所（National Cancer Institute of Canada：NCIC），治験薬の提供は Schering-Plough 社

研究開始：2000 年

研究発表：2005 年

研究実施場所：より大規模な「グリオブラストーマに対する放射線療法単独と TMZ を加えた併用療法の比較」試験（親研究）[2] に参加した 15 か国の 85 施設中 66 施設

研究対象：新規に診断され，組織学的に確定された 18 ～ 70 歳のグリオブラストーマ〔World Health Organization（WHO）grading system でグレードIVのアスト

ロサイトーマ〕の患者

研究除外対象：WHO パフォーマンスステータス[3] 3 点以上，血液異常，腎機能異常，肝機能異常の患者。WHO パフォーマンスステータスは，米国東海岸がん臨床試験グループ (Eastern Cooperative Oncology Group：ECOG) パフォーマンスステータスとしても知られ，機能的スコアを 0 点(無症状で完全な機能)から 5 点(死亡)まで評価する。一般的に，治療の有無にかかわらず，WHO/ECOG パフォーマンスステータスが高ければ高いほど予後は不良である。そのため，腫瘍関連の治験ではしばしばスコアが 0〜2 点の患者に限定される。副腎皮質ステロイドを投与されている患者はランダム化前の少なくとも 14 日間は一定量か漸減する必要がある。さらに，本研究は親研究の 573 人のうち適切な腫瘍組織が得られた患者に限定された。

被験者数：206 人

研究概要：研究デザインの概要については図 26.1 を参照のこと。

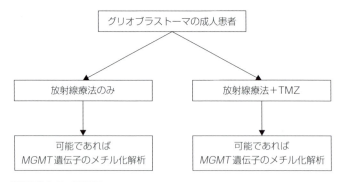

図 26.1　研究デザインの概要
TMZ＝テモゾロミド

介入内容：放射線療法単独群の患者(コントロール)は，1 週間あたり 2 Gy の照射を週 5 日 6 週間にわたって，総放射線量 60 Gy の分割照射を受けた。放射線療法＋TMZ 群の患者は，アルキル化薬の TMZ を体表面積あたり 75 mg/m^2 の用量で 60 Gy の最初の分割放射線療法の施行日から放射線療法の最終日まで毎日投与されたが，49 日を超えることはなかった。4 週の休薬期間の後に，体表面積あたり 150〜200 mg/m^2 の TMZ を 28 日間の放射線療法のサイクル後 5 日間投与され，最大 6 サイクルまで繰り返された。腫瘍の進行に伴って，研究者の裁量で第 2 選択の化学療法が開始された。MGMT のメチル化の評価は，グリオブラストーマの標本から得られた DNA のメチル化特異的ポリメラーゼ連鎖反応 (polymerase chain reaction：PCR)によってなされた。

経過観察：2年

エンドポイント（評価項目）：全生存期間と無増悪生存期間の Kaplan-Meier 生存曲線による評価

結果

- 治療の割り付けの有無にかかわらず，*MGMT* プロモーターのメチル化の有無によって 2 年間の生存に差がみられた（*MGMT* プロモーターにメチル化がみられた場合 55％のリスク低減，$P < 0.001$）。プロモーターがメチル化された場合の生存期間の中央値は 18.2 か月，メチル化されていない場合は 12.2 か月であった。
- *MGMT* 遺伝子のメチル化がみられた患者では，放射線療法に加えて TMZ を投与された患者の予後が良好であった。*MGMT* プロモーターのメチル化がみられなかった患者では，TMZ の有効性は明確ではなかった（**表 26.1**）。
- 全生存期間の分析における交絡因子は，疾患進行後の第 2 選択の化学療法であり，放射線療法単独群では 59.7％が TMZ を化学療法として投与された。

表 26.1　主要結果のまとめ

アウトカム[a]	放射線療法	TMZ + 放射線療法	P 値[b]
MGMT プロモーターがメチル化された場合			
無増悪生存期間	5.9%	10.3%	0.001
全生存期間	15.3%	21.7%	0.007
MGMT プロモーターがメチル化されない場合			
無増悪生存期間	4.4%	5.3%	0.02
全生存期間	11.8%	12.7%	0.06

[a] すべての結果は生存期間の中央値(月)。
[b] 生存曲線ごとに異なる。

批判と制限事項：患者は比較的健康であり，すべて 70 歳未満でパフォーマンスステータスは 2 点以下であった。解析された全患者の 3.4％しか腫瘍切除術を受けておらず，診断的生検のみであった。もしかしたら，70 歳以上でパフォーマンスステータスが悪く，切除不能な腫瘍では，*MGMT* プロモーターがメチル化されていても TMZ の追加による恩恵は少ないかもしれない[4]。

　本研究で適用されたメチル化特異的 PCR は技術として高度で難易度が高く，組

織の品質に非常に大きく依存し，広く使用するには標準化が困難である。*MGMT*プロモーターのメチル化を測定する他の方法である免疫組織学はより信頼性が低いと考えられ，本研究では言及されなかった。親研究において適切な腫瘍サンプルが入手可能であった307人のうち，206人のみが*MGMT*プロモーターのメチル化の判定が可能であった。

　*MGMT*プロモーターのメチル化がみられた腫瘍患者では，治療法にかかわらず全体の生存期間が長かったため，アルキル化薬への反応に対する*MGMT*の予測的役割が誇張されているという批判があった。

関連研究と有用情報：

- グリオブラストーマは高齢患者では忍容性が低下するため，また化学療法による恩恵が少なく，放射線療法による認知機能に対する副作用があるため，一般的には化学療法と放射線療法の集学的治療を受けることがない。2012年には，高齢者のグリオーマ患者に対する2つの独立したランダム化治験が施行された（Stuppら[2]およびHegiら[1]とは異なる研究グループ）。NOA-08試験[5]では，*MGMT*プロモーターがメチル化された66歳以上の未分化アストロサイトーマもしくはグリオブラストーマ患者において，TMZによる化学療法単独群は放射線療法単独群に比べて非劣性であり，メチル化状態は予後を予測したと報告された。Nordic試験[6]では，61歳以上のグリオブラストーマのみの患者において，TMZ，より分割度の低い放射線療法，標準的放射線療法が比較された。その研究では，*MGMT*プロモーターのメチル化は全体の予後予測に役立つだけでなく，TMZに対する治療反応性を予測した。

要点と結果による影響：本研究は*MGMT*プロモーターのメチル化がグリオブラストーマ患者において良好な予後因子であることを示した。さらに，メチル化状態がアルキル化薬による恩恵を最も受ける患者を予測することが示唆された。

臨床症例　グリオブラストーマにおけるメチル化された*MGMT*遺伝子プロモーターとTMZへの反応性

症例病歴：

　60歳右利き男性が初めてのけいれんを生じて救急診療部へ搬送されてきた。同伴した家族によれば，患者は過去3週間頭痛や吐き気を訴えていたというが，それ以外の症状はなかった。

　ガドリニウム造影MRIでは，不整で多様な造影効果のある占拠性病変とそれを取り囲む浮腫が右前頭葉にみられた。

　患者は手術室へと移送され，腫瘍摘出術が施行された。凍結標本でグリオブラストーマが確認された。*MGMT*プロモーターのメチル化解析では陽性であっ

た。

この患者はどのように治療すべきだろうか。また，予後についてどのような情報を患者および家族に提供できるだろうか。

解答例：

Hegi らは，メチル化された *MGMT* プロモーターをもつ新規診断グリオブラストーマ患者では，非メチル化プロモーター患者に比べて無増悪期間と全生存期間が長いことを示した。この患者には良好な予後に関する特徴がいくつもある。腫瘍が摘除でき，症状は最小限で，パフォーマンスステータスがよい点である。*MGMT* プロモーターがメチル化されていたことから，手術後の標準的放射線療法に TMZ のようなアルキル化薬を追加することで恩恵を得られる可能性が高いことが示唆される。

文献

1. Hegi M, Diserens AC, Gorlia T, et al. MGMT gene silencing and benefit from temozolomide in glioblastoma. *New Engl. J. Med.* 2005; 352(10): 997-1003.

2. Stupp R, Mason WP, van den Bent MJ, et al. Radiotherapy plus concomitant and adjuvant temozolomide for glioblastoma. *NEJM.* 2005; 352(10): 987-996.

3. Oken MM, Creech RH, Tormey DC, et al. Toxicity and response criteria of the Eastern Cooperative Oncology Group. *Am J Clin Oncol.* 1982; 5(6): 649-655.

4. DeAngelis LM. Chemotherapy for brain tumors—a new beginning. *NEJM.* 2005; 352(10): 1036-1038.

5. Wick W, Platten M, Meisner C. et al. Temozolomide chemotherapy alone versus radiotherapy alone for malignant astrocytoma in the elderly; the NOA-08 randomised, phase 3 trial. *Lancet Oncol.* 2012; 13(7): 707-715.

6. Malmström A, Gr?nberg BH, Marosi C, et al. Temozolomide versus standard 6-week radiotherapy versus hypofractionated radiotherapy in patients older than 60 years with glioblastoma: the Nordic randomised, phase 3 trial. *Lancet Oncol.* 2012; 13(9): 916-926.

SECTION 10

神経眼科学

Neuro-Ophthalmology

急性視神経炎に対する
副腎皮質ステロイド

ONTT 試験

27

Steroids for Acute Optic Neuritis

Mary A. Bailey

> メチルプレドニゾロン静注に引き続く prednisone 経口投与は視神経炎による
> 視力障害の改善を加速させ，6 か月後の視覚もわずかに良好である。
>
> —— Beck et al.[1]

研究課題：急性視神経炎を経口副腎皮質ステロイド単独あるいは静注副腎皮質ス
テロイドとそれに続く経口副腎皮質ステロイド投与で治療することは有益か[1]。

研究資金提供：国立眼病研究所 (National Eye Institute：NEI)，米国国立衛生研
究所 (National Institutes of Health：NIH)

研究開始：1988 年

研究発表：1992 年

研究実施場所：米国全土の 15 施設

研究対象：18 〜 46 歳で，片側性の急性視神経炎の臨床的な証拠があり，発症か
ら 8 日以内の患者

研究除外対象：「過去に患側の眼に視神経炎をきたした患者，多発性硬化症
(multiple sclerosis：MS) 以外の全身性疾患で視神経炎をきたす疾患を有する患
者」[1]

被験者数：457 人

研究概要：研究デザインの概要については図 27.1 を参照のこと。

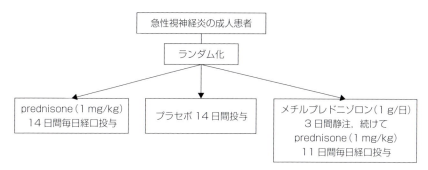

図 27.1 研究デザインの概要

介入内容：患者を 3 つの治療群にランダム化した。14 日間プラセボを経口投与する群，14 日間 prednisone（1 mg/kg）を毎日経口投与する群，メチルプレドニゾロン（1 g/日）を 3 日間静注し，その後 11 日間 prednisone（1 mg/kg）を毎日経口投与する群[1]。

経過観察：6 か月

エンドポイント（評価項目）：

　一次アウトカム：視野および「コントラスト感度（低コントラストの対象物の認識能力）」

　二次アウトカム：視力（高コントラストの小さな対象物の認識能力）および色覚[1]

結果

- 「視機能はプラセボ群と比較してメチルプレドニゾロン静注群でよりすみやかに回復した」[1]（表 27.1）。
- 「6 か月時で，メチルプレドニゾロン静注群では視野，コントラスト感度，色覚がより良好であった」[1]。
- プラセボ群と prednisone 経口投与群では転帰に差はなかった。
- どちらかの眼に生じた新規の視神経炎イベントの発症率は，prednisone 経口投与群でプラセボ群と比較して高率であった。これはメチルプレドニゾロン静注群ではみられなかった。

表27.1 「副腎皮質ステロイド群の回復率とプラセボ群の回復率の比較結果」のまとめ[a]

	視力	コントラスト感度	視野
メチルプレドニゾロン (調整後)	2.93 ($P = 0.09$)	5.91 ($P = 0.02$)	16.27 ($P = 0.0001$)
prednisone (調整後)	0.06 ($P = 0.39$)	0.75 ($P = 0.39$)	3.16 ($P = 0.08$)

[a] この表の数字は Kruskal-Wallis 検定で計算されたカイ二乗統計量を表し,大きい数値は単純に記載の実薬プラセボ間の回復率の差が偶然による可能性が低いことを表す。対応する P 値はカッコ内に記載されている。

批判と制限事項:メチルプレドニゾロン静注群の患者は盲検化されていなかった。ただし,他の2つの群は盲検化されていた。一部の患者では治療開始が症状発現から8日後まで遅れており,治療開始までの期間にばらつきがあった。急性視神経炎の治療に臨床診療において広く用いられるメチルプレドニゾロン静注のみ(追加 prednisone 経口投与なし)という群がなかった。

関連研究と有用情報:

- ONTT (Optic Neuritis Treatment Trial) 試験以降,複数の経過観察研究が行われている。15年の観察研究では,急性視神経炎の長期の転帰は良好であり,72%で最初の患側眼の視力が 20/20 [訳者注:本邦の記載方法では 1.0] 以上であった[2]。
- ONTT 試験の他の観察研究では,「急性視神経炎の臨床プロフィール」を明らかにするため,もともとの研究の参加者の特徴をみている。本研究では,急性視神経炎の大部分の症例において視力障害は疼痛を伴っており,また約 1/3 の患者にのみ視神経乳頭の腫脹があることを明らかにした[3]。
- ONTT 試験は MS の増悪をどのように治療するかに影響を与えてきた。MS と静注副腎皮質ステロイドについての他の大部分の研究が,経口副腎皮質ステロイド治療に対する有益性を示していないにもかかわらず(第 11 章参照),MS の急性増悪に対しては静注副腎皮質ステロイドが一般的に使用されている。

要点と結果による影響:本研究は,急性視神経炎に対するメチルプレドニゾロン静注とそれに引き続く prednisone 経口投与は,プラセボおよび prednisone 経口投与単独よりも6か月後の良好な転帰をもたらすと結論づけた。また prednisone 経口投与単独療法は潜在的に「新規の視神経炎のリスクを増加させる」[1] ことも発見した。これらの知見は静注副腎皮質ステロイドの使用を支持し,医師に副腎皮質ステロイド経口投与のみでの治療を思いとどまらせるものである。

臨床症例　　急性視神経炎に対する副腎皮質ステロイド

症例病歴：

　27歳女性が右眼の暗さと霧視を伴う眼球運動時の疼痛を訴えた。検査で求心性瞳孔反応欠損があり，視力は20/100［訳者注：本邦の記載方法では0.2］であった。彼女のベースラインの視力は両眼とも補正なしで20/20［訳者注：本邦の記載方法では1.0］であった。これまで視神経炎の既往はなく他の既往症もなかった。眼底検査で視神経乳頭蒼白と乳頭浮腫を認めた。頭部CTでは急性の頭蓋内病変はなかった。治療医は急性視神経炎と診断し，入院のうえ3日間のメチルプレドニゾロン静注とMSの可能性についての検査を提案した。しかし患者は翌日から出張を控えており，計画を変更しないですますため経口投与の薬剤がないか尋ねた。

　あなたは彼女の急性視神経炎をどのように治療し，副腎皮質ステロイドの経口投与に対する静注の利点をどのように説明するか。

解答例：

　この患者は眼球運動時の疼痛と視力の悪化，求心性瞳孔反応欠損に特徴づけられる急性視神経炎をきたしていた。ONTT試験では，急性視神経炎には3日間のメチルプレドニゾロン静注と引き続いてのprednisone経口投与による治療が，prednisone経口投与のみあるいはプラセボと比較して6か月時の視力の回復が良好であることが示された。

　医師は患者に対してこのデータを説明し，出張を延期してメチルプレドニゾロン静注を受けることが長期にわたる利益があろうことを強調すべきである。

文献

1. Beck RW, Cleary PA, Anderson MM, et al. A randomized, controlled trial of corticosteroids in the treatment of acute optic neuritis. *NEJM*. 1992; 326: 581-588.
2. The Optic Neuritis Study Group. Visual function 15 years after optic neuritis: a final follow-up report from the Optic Neuritis Treatment Trial. *Ophthalmology*. 2008; 115(6): 1079-1082
3. The Optic Neuritis Study Group. The clinical profile of optic neuritis. Experience of the Optic Neuritis Treatment Trial. *Arch Ophthalmol*. 1991; 109(12): 1673-1678.

SECTION 11

神経耳科学

Neuro-Otology

良性発作性頭位変換性めまいに対する Epley 法

28

The Epley Maneuver for Benign Paroxysmal Positional Vertigo

Benjamin N. Blond

浮遊耳石置換法（CRP）は時間を決めて頭位を動かし振動を与えることで，三半規管内の内リンパ中を自由に動く病的な耳石を外に移行させる手技であり，良性発作性頭位変換性めまい（BPPV）の治療法として設計された。CRP は BPPV の初期治療の第 1 選択となるべきである。本方法は費用対効果がよく，多くの症例ですぐさま症状を軽減させる。

—— Epley[1]

研究課題：浮遊耳石置換法（canalith repositioning procedure：CRP）（Epley 法）は良性発作性頭位変換性めまい（benign paroxysmal positional vertigo：BPPV）の治療法として有効か[1]。

研究資金提供：記載なし

研究開始：1988 年

研究発表：1992 年

研究実施場所：Portland Otologic Clinic（米国オレゴン州ポートランド）

研究対象：30 か月の研究期間のうち，BPPV の典型的な症状を有するすべての成人で，Portland Otologic Clinic において CRP による治療を受けた患者

研究除外対象：最初の CRP が研究期間以前に施行されたという理由で 2 人の患者が除外された。それ以外の除外基準は記載されていない。

被験者数：30 人

研究概要：研究デザインの概要については図 28.1 を参照のこと。

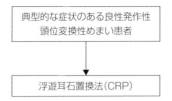

図 28.1　研究デザインの概要

介入内容：患者は前の晩からスコポラミン貼付薬，もしくは施行1時間前に5 mg のジアゼパムを投与された。患者は5つの頭位の置換を1施行（1サイクル）繰り返し受けた（図 28.2）。これは眼振が消失するか，最終2サイクル続けて明らかな進行がみられなくなるまで繰り返された。頭位の維持は観察された眼振の頻度が変化するまで続けられ，これは通常6～13秒であった。頭位の置換の後に眼振が観察されなくなったら，その位置での維持は最後に観察された眼振と同じ時間として残りのサイクルが実施された。また，患者には同側の乳頭骨領域に700 Hz の電気磁気骨伝導振動器を使用して振動が加えられた後に，小型振動器で80 Hz の振動が最低1サイクル加えられた。患者は施行後48時間は相対的に頭を直立に保つよう指導された。CRP は，めまいが消失し Dix-Hallpike 法が陰性になるまで，必要に応じて1週間ごとに繰り返された。

経過観察：10 か月

エンドポイント（評価項目）：治療に対する反応は表 28.1 に示すように4点のスケールで評価した。症状の再発や施術の再試行についても記録した。

表 28.1　浮遊耳石置換法（CRP）に対する反応[a]

I	めまいおよび眼振が完全に改善
II	BPPV が改善。他のめまいは残存。頭位性めまいと頭位変換誘発性の眼振は消失するが，非頭位性のめまいは残存
III	部分的改善。頭位性めまいは残存するが著明に改善
IV	変化ないか悪化（本研究では該当なし）

[a] Epley JM. The canalith repositioning procedure: for treatment of benign paroxysmal positional vertigo. *Otolaryngol Head Neck Surg*. 1992; 107(3): 399-404.

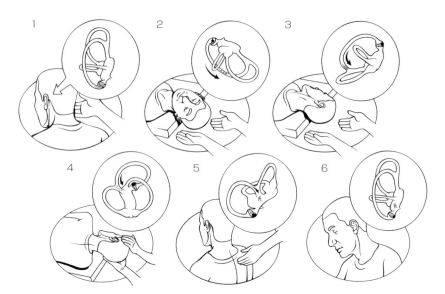

図 28.2 良性発作性頭位変換性めまいに対する Epley 法

この図では，浮遊耳石置換法(CRP)を左側の良性発作性頭位変換性めまい(BPPV)に対して施行した様子を，Epley(1992)によって表されているように示す。検者はそれぞれの頭位で眼振がほぼ消失するまで頭の位置を保つように指導される。それぞれのステップはどの位置でも眼振が観察されなくなるまで繰り返す。(1)まず，患者を診察台に座らせる。(2)頭を診察台の端に置き，左に45度傾けることで耳石が重力によって後半規管の正中に位置するようにする。(3)耳石が総脚部に到達するように頭部を下方に傾けつつ，右45度に傾ける。(4)頭部と体部を仰臥位から135度腹臥位方向に傾ける。(5)頭部を右へ傾けつつ患者を座位に戻すことで耳石を卵形嚢へと戻す。(6)頭部を前方に向けつつあごを20度下方へ向ける(図は Michael T. Loscalzo による)。

結果

- 30人中27人(90%)の患者で最初の治療後にめまいの完全な消失(カテゴリーI)が得られた(表28.2)。
- 30人中3人(10%)の患者で最初の治療後めまい(BPPV)が改善したが，非頭位性のめまいが残存した(カテゴリーII)。
- 9人(30%)の患者でBPPVは最低1回再発した。
- 再発した患者で施行した14回の追加CRPでカテゴリーIもしくはIIの反応がなかった患者は1人のみであった。
- 全体では44回中43回のCRPでBPPVが改善した。

表28.2　主要結果のまとめ [a]

反応	最初の治療結果 （全30回）	再発時の治療結果 （全14回）	全治療結果 （44回）
Ⅰ：すべてのめまいが消失	27（90%）	12（85.7%）	39（88.6%）
Ⅱ：BPPV が消失 / 　　その他のめまいが残存	3（10%）	1（7.1%）	4（9.1%）
Ⅲ：部分的消失	0	1（7.1%）	7（2.3%）
Ⅳ：変化ないか悪化	0	0	0

[a] Epley JM. Thee canalith repositioning procedure: for treatment of benign paroxysmal positional vertigo. *Otolaryngol Head Neck Surg*. 1992; 107(3): 399-404.

批判と制限事項：この最初の研究は，その性質上単一施設での施行であり，対照群のない症例報告である。特に BPPV は多くの症例で自然に軽快するものである（いくつかの研究 [2,3] では 15 〜 84% といわれる）。しかしながら，本研究は BPPV における有望な治療法を最初に評価したものであり，以下に示すような研究でその妥当性が確認されている。

関連研究と有用情報：

- 後半規管型 BPPV の治療について，その後複数の研究で CRP の有効性が確認されている。5 つのランダム化対照試験と 4 つのシャム対照試験がなされ，治療効果の評価は症候性めまいの改善と Dix-Hallpike 法に対する反応の消失を指標としている [3-8]。
- Semont 法は BPPV に対する CRP の代替法として使用されるが，CRP ほどはよく研究されてはいない [2,9]。
- BPPV の 10 〜 17% は外側半規管の耳石によるものであり，この場合 Epley 法は効果がない。この状態は仰臥位での supine roll 試験で最もよく診断され，長時間の頭位保持を行う Lempert roll 法や Gufoni 法で治療されるが，これらの方法は CRP ほど確立されてはいない [2,9]。
- CRP 施行前に投薬を行うことは，その後の研究や一般的な臨床では行われてはいない [2,10]。
- 最初の論文に記載されている乳様突起領域の振動の有用性については，大規模には検討されていない。現在あるエビデンスとしては，この方法が BPPV に対して追加の有効性があるとはいえないとされている [10]。
- Epley 法に続く姿勢の制限はより議論のある話題である。ほとんどの研究では，姿勢制限の有無によって予後が統計学的に有意に変わることはないとしている。ただし，最近の Cochrane レビューでは，これらの治験で蓄積されたデータから，姿勢制限は Dix-Hallpike 法に対する反応が消失するという点において統計学的

に有意に有効であるが，その有効性は小さく，治療必要数は 10 人とされた[10]。

要点と結果による影響：本研究は，Epley 法としても知られている CRP が BPPV の治療に対して有効であることを示唆した最初の研究である。CRP は，後半規管から浮遊耳石を取り除くことで有効であると信じられており，CRP が成功するということは，BPPV の病態に浮遊耳石が関与するという Epley の説を強く支持するものである。Epley の成功により後続の研究が導かれ，いくつかのランダム化比較試験でも CRP が BPPV の治療として有効であることが示された。CRP は現在では後半規管の BPPV に対する第 1 選択の治療法であると考えられている。

臨床症例　　**良性発作性頭位変換性めまいの治療**

症例病歴：

　50 歳女性が部屋が回っているようだというめまい感と吐き気を訴えてあなたの診療所に来院した。症状は 1 分ほど続き，ベッドに横になっているときや棚にあるものを取ろうと首を伸ばしたとき，頭の位置を急に変えたときなどに生じるという。

　完全な神経学的診察の一部として，Dix-Hallpike 法を施行し，右耳を下に向けたときに右耳に急速相があり，数秒間持続するような回転性眼振のあることがわかった。眼振は検査を重ねることで減弱した。

　本研究の結果に基づくと，この患者は BPPV と診断できるか。また，どのような治療を行うべきか。

解答例：

　この患者は BPPV の診断に合致する症状を呈している。BPPV は後半規管の機能障害によって生じることが最も多い。本研究は CRP としても知られている Epley 法の有効性を示唆する最初の研究であり，現在では BPPV の第 1 選択の治療法と考えられている。この非侵襲的な頭位維持療法にはほとんど副作用はなく，BPPV の治療において自覚的な症状の緩和とともに Dix-Hallpike 法による反応の検出という客観的な点においても有効性が報告されている。症状を改善させるためには，CRP を繰り返さなければならないこともある。CRP 後 24 〜 48 時間は仰臥位で睡眠をとり，5 日間は異常側の耳を下にして寝ないという姿勢制限については，その有効性がはっきりと確立されているわけではないが，追加効果がわずかにあるかもしれない。

文献

1. Epley JM. The canalith repositioning procedure: for treatment of benign paroxysmal positional vertigo. *Otolaryngol Head Neck Surg.* 1992; 107(3): 399-404.

2. Fife TD. Positional dizziness. *Continuum (Minneap Minn)*. 2012; 18(5 Neuro-otology): 1060-1085.

3. Froehling DA, Bowen JM, Mohr DN, et al. The canalith repositioning procedure for the treatment of benign paroxysmal positional vertigo: a randomized controlled trial. *Mayo Clin Proc*. 2000; 75(7): 695-700.

4. Hilton M, Pinder D. The Epley (canalith repositioning) manoeuvre for benign paroxysmal positional vertigo. *Cochrane Database Syst Rev*. 2004; (2): CD003162.

5. Lynn S, Pool A, Rose D, Brey R, Suman V. Randomized trial of the canalith repositioning procedure. *Otolaryngol Head Neck Surg*. 1995; 113(6): 712-720.

6. Munoz J, Miklea J, Howard M, Springate R, Kaczorowski J. Canalith repositioning maneuver for benign paroxysmal positional vertigo. *Can Fam Physician*. 2007; 53: 1048-1053.

7. von Brevern M, Seelig T, Radtke A, Tiel-Wilck K, Neuhauser H, Lempert T. Short-term efficacy of Epley's manoeuvre: a double-blind randomised trial. *J Neurol Neurosurg Psychiatry*. 2006; 77: 980-982.

8. Yimtae K, Srirompotong S, Srirompotong S, Sae-seaw P. A randomized trial of the canalith repositioning procedure. *Laryngoscope*. 2003; 113: 828-832.

9. Nguyen-Huynh AT. Evidence-based practice: management of vertigo. *Otolaryngol Clin North Am*. 2012; 45(5): 925-940.

10. Hunt WT, Zimmermann EF, Hilton MP. Modifications of the Epley (canalith repositioning) manoeuvre for posterior canal benign paroxysmal positional vertigo (BPPV). *Cochrane Database Syst Rev*. 2012; 4: CD008675.

SECTION 12

睡眠

Sleep

29 ナルコレプシーに対するモダフィニル
Modafinil for Narcolepsy

Abeer J. Hani

ナルコレプシー患者の日中の過度の眠気の治療には1日200 mgほどの少量のモダフィニルが有効であり忍容性良好であった。
—— The modafinil for narcolepsy study investigators[1]

研究課題：200 mg もしくは 400 mg のモダフィニルの連日投与はナルコレプシー患者に生じる日中の過度の眠気 (excessive daytime sleepiness：EDS) に対して有効か[1]。

研究資金提供：Draxis Health 社 (カナダ, オンタリオ州ミシサガ)

研究開始：1995 年

研究発表：1997 年

研究実施場所：カナダの9つの睡眠障害クリニック

研究対象：1990 年の睡眠障害国際分類 (international classification of sleep disorders)[2] もしくは複数回の睡眠潜時反復検査によってナルコレプシーと診断された 75 人の患者

研究除外対象：過去2か月間の慢性的なアンフェタミン治療を受けている患者, その他の身体疾患や精神疾患による EDS, 交替制労働, 頭部外傷の既往, モダフィニルに対する既知の過敏性, 違法薬物の使用, 抗精神病薬の使用, 睡眠 (特に REM 睡眠) に影響を与えうるか EDS の原因となりうるいかなる薬剤の使用 (抗カタプレキシー薬については継続して用量が安定していれば許容), 顕著な睡眠時無呼吸 (無呼吸指数が1時間に 10 より大きいか呼吸障害指数が1時間に 20 を超える) を併存する患者

被験者数：75 人

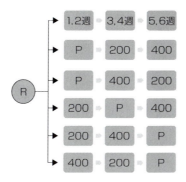

R＝ランダム化，P＝プラセボ，200＝モダフィニル 200 mg/日，400＝モダフィニル 400 mg/日

図 29.1 研究デザインの概要

研究概要：研究デザインの概要については図 29.1 を参照のこと。

介入内容：それぞれの患者は 2 週間を 1 単位として，プラセボ，モダフィニル 200 mg，モダフィニル 400 mg（朝，昼の 2 回に分ける）の治療を受けた。

経過観察：2 週間（それぞれの 2 週間のうち，有効性のデータは 2 週間目に取得した）

エンドポイント（評価項目）：

一次アウトカム：覚醒維持検査（Maintenance of Wakefulness test：MWT）[3]（表 29.1）における平均睡眠時間と患者自身の記録による突発睡眠と過度の眠気の回数

二次アウトカム：Epworth 眠気尺度（Epworth Sleepiness Scale：ESS）[4]（表 29.1）で測定された睡眠に至る可能性，モダフィニルの忍容性と安全性

表 29.1 本研究でアウトカムの評価に使用された検査

検査	定義 / 本研究での使用
覚醒維持検査	被験者は心地のよい椅子に座った状態で覚醒を保つように指示される。2 時間ごとに 4 回施行される。それぞれの施行は 40 分間睡眠に至らなければ中断される。その場合，覚醒維持時間は 40 分と記録される[1]
Epworth 眠気尺度	日常生活において遭遇するありふれた 8 つの状況（座って本を読む，テレビを見ている，乗客として車に乗っている，など）において，被験者がうたた寝をしたり寝てしまったりする可能性を評価する[4]

結果

- 200 mg と 400 mg のモダフィニルは，プラセボと比べて MWT での平均覚醒時間をそれぞれ 40%，54% 有意に低下させた。それぞれの用量間には有意差はなかった（表 29.2）。
- モダフィニルはどちらの用量でも，患者が記録した日中の睡眠回数と非常に強い眠気の回数の合計を低下させた。
- モダフィニルはどちらの用量でも，ESS で測定された睡眠に至ってしまう可能性を低下させた。
- 夜間の睡眠開始や維持，睡眠構築，睡眠時無呼吸，周期性四肢運動，日中に自発的に昼寝をする能力，夜間睡眠の時間と質に関して，モダフィニルの影響はみられなかった。
- モダフィニルの有意な副作用は 400 mg 投与時のみにみられ，嘔気と神経過敏がプラセボおよびモダフィニル 200 mg に比べて有意に多かった。

表 29.2　主要結果のまとめ

アウトカム	プラセボ	モダフィニル		
		200 mg	400 mg	P 値
MWT での覚醒維持時間(分)	11.2 ± 9.8	15.7 ± 12.6	17.2 ± 13.0	< 0.001
覚醒維持時間の増加率（対プラセボ）		40.4%	53.6%	< 0.001
患者自信の記録による過度の眠気の減少率(対プラセボ)		23.9%	25.8%	< 0.01

批判と制限事項：本研究では洗い出し期間がなかった。本研究で用いられた MWT（2 時間ごとに 4 回検査，40 分間睡眠が生じなければ中止）は，標準化された MWT（2 時間ごとに 5 回検査，20 分間睡眠が生じなければ中止）[1] から改変されており，本研究の MWT については，その妥当性が保証されていない。ナルコレプシーの治療のために以前から投与されていた治療薬は継続されたため，本研究の結果に影響があったかもしれない。経過観察期間が短かった。

関連研究と有用情報：
- 本研究に組み入れられた患者は他の研究で経過が観察され [5]，330 mg のモダフィニルの 16 週間の投与が，有効かつ忍容性が高いことが示された。
- US Modafinil in Narcolepsy Multicenter Study Group [6,7] もまた，ナルコレプシ

ーにおける EDS に対して 9 週間のモダフィニルの連日投与が効果のあることを示した。モダフィニルは非盲検での 40 週間の投与においても継続して良好な結果を示した。

- 米国睡眠医療学会 (American Academy of Sleep Medicine) が 2007 年に発行した，中枢神経由来のナルコレプシーもしくはその他の過眠性疾患に対する医療行為の指針では，モダフィニルをナルコレプシーにおける過度の眠気に対する有効な治療法の 1 つとしている[8]。

要点と結果による影響：その他の刺激作用のある薬剤の効果がほとんどないナルコレプシー患者では，モダフィニルは有効であり忍容性が高かった。200 mg の投与は 400 mg と比べて効果は同等で，副作用は少なかった。

臨床症例　　ナルコレプシーに対するモダフィニル

症例病歴：

　10 年間ナルコレプシーの症状のある 48 歳男性が，1 か月前にアンフェタミンによる治療を開始されたにもかかわらず効果がなく，EDS が持続するために再評価された。本研究の結果に基づいて，この患者はどのように治療すべきだろうか。

解答例：

　この患者のナルコレプシーにはアンフェタミンの効果が乏しいため，モダフィニルの使用が勧められる。モダフィニルの効果は 200 mg でも 400 mg でも同等で，少量のほうが副作用が少ないことから，モダフィニル 200 mg を処方すべきと考えられる。モダフィニルの効果と将来の治療指針を決めるためには，MWT や ESS および患者自身の記録に基づく詳細な評価と経過観察が有用かもしれない。

文献

1. Broughton RJ, Fleming JA, George CF, et al. Randomized, double-blind, placebo-controlled crossover trial of modafinil in the treatment of excessive daytime sleepiness in narcolepsy. *Neurology*. 1997; 49: 444-451.

2. Diagnostic Steering Committee; Thorpy M. *International Classification of Sleep Disorders: Diagnostic and Coding Manual*. Rochester, MN: American Sleep Disorders Association; 1990.

3. Mitler MM, Gujavarty KS, Browman CP. Maintenance of wakefulness test: a polysomnographic technique for evaluating treatment efficacy in patients with excessive somnolence. *Electroencephalogr Clin Neurophysiol*. 1982; 53: 658-661.

4. Johns M. New method for measuring daytime sleepiness: the Epworth Sleepiness Scale. *Sleep*. 1991; 14: 540-545.

5. Moldofsky H, Broughton RJ, Hill JD. A randomized trial of the long-term, continued efficacy and safety of modafinil in narcolepsy. *Sleep Med.* 2000; 1(2): 109-116.

6. US Modafinil in Narcolepsy Multicenter Study Group. Randomized trial of modafinil for the treatment of pathological somnolence in narcolepsy. *Ann Neurol.* 1998; 43(1): 88-97.

7. US Modafinil in Narcolepsy Multicenter Study Group. Randomized trial of modafinil as a treatment for the excessive daytime somnolence of narcolepsy. *Neurology.* 2000; 54(5): 1166-1175.

8. Morgenthaler TI, Kapur VK, Brown T, et al. Practice parameters for the treatment of narcolepsy and other hypersomnias of central origin. *Sleep.* 2007; 30(12): 1705-1711.

むずむず足症候群に対する持続的ドパミン作動薬

Continuous Dopamine Agonist for Restless Legs Syndrome

30

Ashish L. Ranpura

中等度から重度のむずむず足症候群患者では，24時間の持続的な低用量ロチゴチン経皮投与がプラセボに比べて症状緩和に有効である。

— Trenkwalder et al. [1]

研究課題：むずむず足症候群（restless legs syndrome：RLS）に対する伝統的な治療戦略では，夜間の症状を緩和させるために経口ドパミン作動薬の夜間内服が勧められてきた。24時間の持続的ドパミン療法はRLS患者に対して対症的および機能的な恩恵をもたらすか [1]。

研究資金提供：Schwartz Biosciences GmbH社（ドイツ，モーンハイム・アム・ライン）［訳者注：現在 Union Chimique Belge 社の傘下］

研究開始：2005年

研究発表：2008年

研究実施場所：オーストリア，フィンランド，ドイツ，イタリア，オランダ，スペイン，スウェーデン，英国の49施設。

研究対象：IRLSSG（International Restless Legs Syndrome Study Group）が定めた4つの主要な臨床症状（四肢を動かしたいという耐えがたい衝動が夜に悪化する，朝になると無視できるほどになる，休息もしくは睡眠で惹起される，動かすと症状は改善する）を満たす特発性RLSと診断された18～75歳の患者。初めて治療を受ける患者も，すでに治療に反応することがわかっている患者も含まれていた。さらなる組み入れ基準としては，RLSの重症度を測定する国際RLS評価尺度（International Restless Legs Syndrome Rating Scale：IRLS）でベースラインのスコアが15点以上，臨床全般印象度（Clinical Global Impressions：CGI）の項目1

が4点以上とされた。

IRLSはRLSの重症度に関係する10項目の短い質問を患者に尋ねるものである。反応は，0点(なし)から4点(とても重度)までのLikert尺度となっていて点数が高いほど重症である。本研究では総合点が0〜40点で，0〜10点が軽度，11〜20点が重度，21〜40点がきわめて重度とされる。この質問項目は患者の感じる症状に対する有効な客観的指標であり，結果は正規分布し，症候群の機能的な影響とよく相関する[2]。

CGIは医学的介入の前後において患者の総合的機能を評価するためによく確立されたツールである[3]。これはきわめて短い3項目からなる質問で，臨床医が(1)患者の疾患の重症度，(2)ベースラインからの臨床的変化の全体の程度，(3)患者に対する介入の即時の有効性を評価するものである。最初の2項目は1〜7点で評価され，高いほど重症で臨床的な悪化を示す。効果を評価する3番目の項目には2つの次元があり，治療効果(不変から著明な改善)と副作用(なしから治療効果を打ち消す)を1〜16点で評価する。CGIは，医学的介入に対する1人の臨床医の全体的な印象について大局的な見地から捉えるためのものである。

研究除外対象：二次性RLSの患者，睡眠時無呼吸を含むRLS以外の睡眠障害，神経薬理学的な薬剤の投与，中枢神経系および末梢神経系の疾患，貼付薬や経皮製剤に対する皮膚の過敏性，過去12か月の心筋梗塞，臨床的意義のある心疾患・腎疾患・肝疾患，末梢動脈性疾患，QTc間隔の延長，スクリーニング時もしくはベースライン時の有症状の起立性低血圧，ベースライン前の28日以内でのドパミン作動薬の投与歴，妊娠もしくは授乳中の女性，有効な避妊を行わない女性，職業に関連して睡眠が不規則となる者

被験者数：458人

研究概要：研究デザインの概要については図30.1を参照のこと。

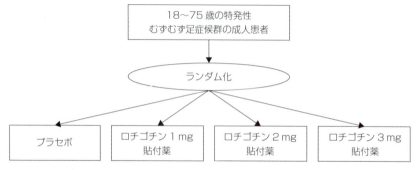

図30.1　研究デザインの概要

介入内容：介入では3週間の開始期，6か月の維持期，そして1週間の減量を行った。除外基準に該当する薬剤を投与されていた患者は，開始前に4週間の洗い出し期を経て開始期へと至った。開始期では，すべての患者において，最初の1週間は5 cm²のパッチを1日1枚，次の1週間は5 cm²のパッチを1日2枚，最後の1週間と以降の維持期は5 cm²と10 cm²のパッチをそれぞれ1日1枚ずつ貼付した。ロチゴチン群のすべてで1 mgから開始され，1週間に1 mgのペースでランダム化された用量まで増量された。副作用が問題となった場合は，開始期に限ってそれ以前の用量への減量が許可された。

6か月の維持期では用量の変更はされなかった。

経過観察：6か月（維持期の終了時期まで）。必要時には観察が繰り越された。

エンドポイント（評価項目）：

一次アウトカム：患者の自己評価質問票から得られるIRLSの合計点，医師による全体的な臨床的評価のCGI項目1のサブスコア。

二次アウトカム：IRLSでの改善者の割合（IRLSで50%を超える改善），CGIでの改善者の割合（CGI項目1サブスコアで50%を超える改善），症状が臨床的に大きく寛解した割合（エンドポイントにおいてIRLS合計点で11点以上），RLS-生活の質（quality of life：QOL）質問票とRLS-6重症度スケールの変化

ベースラインでのIRLSとCGIの判断は開始期の直前に行われた。患者はクリニックで1か月に一度評価された。維持期の終了時点では，最終的な安全性の確認評価が行われた。

RLS-6重症度スケールは昼夜のさまざまな時点で患者自身の感じる疾患の重症度を評価するものである。それぞれの項目は11点のスケールで回答され，数字が大きいほどより重症の症状を表す。このスケールは経時的な症状の主観的な感じ方の変化を追跡する目的において妥当とされている[4]。

結果

- 脱落が最も多かったのはプラセボ群であった。これはおそらく効果がなかったためと考えられる。ロチゴチン群での脱落は有害事象（最も多かったのは局所刺激反応，嘔気，頭痛）によるものであり，高用量群で最も多かった。
- 患者の主観的な症状の感じ方を反映するIRLS合計点の平均は，ベースラインと比べて全4群で改善した。最大の改善は3週間の開始期の最後にみられ，この効果は維持期の6か月で維持された。ロチゴチン治療の全3群で，プラセボ群と比べて統計学的に有意に改善が認められた（$P < 0.0001$，**表30.1**）。
- ロチゴチン治療の全3群では，IRLSとCGIで規定された改善者の割合がプラセ

ボ群と比べて高かった（IRLS では $P < 0.0001$，CGI 項目 1 では $P < 0.005$ で，3群すべてでプラセボ群と比べて有意であった）。用量依存性の反応はみられなかった。

- 主観的な QOL の評価（RLS-QOS）は，ロチゴチン群で用量依存的に改善した。
- 日中の症状は，ベースラインでの RLS-6 重症度スコアが 5 ～ 10 点を中等度から重度と判定された。試験終了時に 0 ～ 2 点となった場合，臨床的改善が得られたと判断された。日中の中等度から重度の症状は，大部分のロチゴチン群において改善した。
- 高用量群の 20% 近くが忍容できない副作用によって脱落した。

表 30.1　研究デザインの概要

	プラセボ	ロチゴチン貼付薬		
		1 mg	2 mg	3 mg
IRLS 平均変化 （±標準誤差）[a]	−8.7±0.9	−14.0±0.8	−16.4±1.0	−16.8±1.1
ベースラインで日中の症状のあった患者数(%)	67/114 (59%)	72/112 (64%)	62/109 (57%)	69/112 (62%)
日中の症状が改善した患者数(%)	20 (30%)	35 (49%)	35 (56%)	40 (58%)

[a] 数字は intention-to-treat（ITT）用量ではなく実際に投与された用量である。ロチゴチン群のすべての結果はプラセボ群と比べて $P < 0.0001$ で有意であった。

批判と制限事項：多くの RLS 患者は日中の症状を有しているが，通常軽度である。しかしながら，本研究に組み入れられた患者の大部分は夜間の症状に加えて中等度から重度の日中の症状を有していた。RLS の研究では一般的に重度の日中の症状がある患者は除外されるため，本研究での患者集団は他の研究の集団とは異なる。そのため，持続的ドパミン療法による恩恵をより多く受けている可能性がある。RLS ではプラセボによりきわめて有意な効果があることが臨床試験で証明されている[5]。ロチゴチンがプラセボに比べて効果があった一方で，持続的ドパミン投与が伝統的な 1 日 1 回の薬剤投与に比べて効果的であったかは不明である。現在まで，この疑問に答える薬剤の比較試験はなされていない。

関連研究と有用情報：

- 本研究が発表された後，RLS に対する持続的ドパミン療法が広く施行されるようにはなっていない。それにはいくつかの理由が考えられる。第 1 に，持続的ドパミン療法の副作用がしばしば患者にとって問題となる。第 2 に，RLS の症状は一般的には軽度であり，非薬物的介入がしばしば効果的である。これには，カフェ

インと喫煙の制限，睡眠衛生の改善，選択的セロトニン再取り込み阻害薬などの他の内服薬の内服タイミングの変更などである。最後に，さまざまな薬物治療に効果が認められている点がある。1日に一度の内服薬がロチゴチン貼付薬のような持続的投与に比べて副作用を最小限にでき，その選択肢には経口ドパミン作動薬(プラミペキソール，ロピニロール，レボドパ)，低用量ベンゾジアゼピン系薬(クロナゼパム)，抗けいれん薬(ガバペンチン，プレガバリン)がある。

● 最新の IRLSSG タスクフォースのガイドラインでは，RLS 治療の第1選択薬としては抗けいれん薬とドパミン作動薬が推奨されている。6か月間のロチゴチン貼付薬の投与にはレベル A の，5年間の投与にはレベル B のエビデンスがある。そのガイドラインでは，より重度の日中の症状のある患者に対しては，短時間作用型のドパミン作動薬に比べて好ましいとされている[6]。

要点と結果による影響：本研究は，RLS の治療に対する最初の持続的ドパミン作動薬治療の大規模ランダム化二重盲検プラセボ対照試験であった。24時間のロチゴチン貼付薬による治療によって4週間以内に症状の有意な改善が得られ，その効果は少なくとも6か月持続した。これらの恩恵は，貼付部位の反応，嘔気，頭痛といった用量依存性の副作用によって抑制された。軽度の RLS で日中の症状がほとんどない患者では，より控えめな治療法や伝統的な短時間作用型経口薬での治療が適していると考えられる。しかしながら，昼夜を問わず症状のある患者や運動機能障害を合併している患者では，経皮的ドパミン作動薬がより大きな症状の緩和をもたらすであろう。

臨床症例 **むずむず足症候群(RLS)に対する持続的ドパミン作動薬**

症例病歴：

　右利きの65歳男性があなたのクリニックに妻とともに来院した。2人の結婚は何十年も続いていたが，ここ数年間は離れて寝ていた。患者の妻は，夫が夜間に足をけったり，投げ出したり，寝返りを打ったりすることが耐えられないと主張した。患者はあなたに，足を動かしたくなる気持ちが止められないといい，今ではソファーで寝たほうがよいといった。朝起床すると，クッションは床に散乱し，部屋中がめちゃめちゃになっているという。患者は通常はすぐに眠ることができるが，午前3時に目が覚め，それから再び眠ることができないとも訴えた。ベッドに横になる代わりに家の周りを掃除したりインターネットをやったりしている。午後のほとんどは昼寝だが，その際にも足を投げ出したり寝返りを打ったりする。患者は昼間に過度に眠くなることはないが，一定以上の時間座っていると姿勢を変えたり足を動かしたりしたくなる気持ちになる。また，1日6～8杯のコーヒーを飲み，高血圧と脂質異常症の内服薬を飲んでいるという。

血清フェリチン値を含む血液検査は基準値内であった。患者は症状を改善する治療を望んでいる。あなたは何を勧めるか。

解答例：

この患者は RLS の臨床基準を満たす。最も重要なのは夜間に悪化する足を動かしたくなる衝動である。患者の症状は人生において重大な機能的影響があり，治療に十分な理由がある。まずはカフェイン摂取量を控え，睡眠衛生を改善することを勧めるべきである。

ドパミン作動薬は RLS に対する第 1 選択薬である。この患者のように日中の症状が顕著な場合は，ロチゴチンのような持続的ドパミン作動薬の投与は，ロピニロールのような短時間作用型経口薬の 1 日 1 回投与よりも適しているかもしれない。患者の症状がどのように経時的に変化していくのかを評価するためには定期的な通院が望まれる。

文献

1. Trenkwalder C, Benes H, Poewe W, et al. Efficacy of rotigotine for treatment of moderate-to-severe restless legs syndrome: A randomised, double-blind, placebo-controlled trial. *Lancet Neurol.* 2008; 7: 595-604

2. The International Restless Legs Syndrome Study Group (Arthur S. Walters MD — Group Organizer and Correspondent). Validation of the International Restless Legs Syndrome Study Group rating scale for restless legs syndrome. *Sleep Medicine.* 2003; 4(2): 121-132.

3. 028 CGI Clinical Global Impressions. In: Guy W, ed. *ECDEU Assessment Manual for Psychopharmacology.* Rockville, MD: National Institute of Mental Health, 1976: 217-222.

4. Kohnen R, Oertel WH, Stiasny-Kolster K, Benes H, Trenkwalder C. Severity rating of Restless Legs Syndrome: review of ten years experience with the RLS-6 scales in clinical trials. *Sleep.* 2003; 26: A342.

5. Fulda S, Wetter TC. Where dopamine meets opioids: a meta-analysis of the placebo effect in RLS treatment studies. *Brain.* 2007; 4: 902-917.

6. Garcia-Borreguero D, Kohnen R, Silber MH, et al. The long-term treatment of restless legs syndrome/Willis-Ekbom disease: evidence-based guidelines and clinical consensus best practice guidance: a report from the International Restless Legs Syndrome Study Group. *Sleep Medicine.* 2013; 14(7): 675-684.

SECTION 13

脊椎障害

Spine Disorders

31 坐骨神経痛に対する早期手術

Early Surgery for Sciatica

Luis Kolb

早期手術療法を行った患者と保存的治療を行い必要であれば手術を行った患者では，1年後のアウトカムは同様であった。しかし，痛みの緩和と回復に関しては手術を行った患者のほうが早かった。

—— Peul et al.[1]

研究課題：重症の坐骨神経痛患者の治療において，早期手術療法と保存的治療にはどのような違いがあるか[1]。

研究資金提供：オランダ衛生研究開発組織(Netherlands Organization for Health Research and Development, ZonMW)，Hoelen Foundation (Hague)

研究開始：2002年11月〜2005年2月まで

研究発表：2007年

研究実施場所：オランダの多施設

研究対象：経過6〜12週の重度坐骨神経痛患者。18〜65歳で，画像上椎間板ヘルニアの所見を認め，神経専門医により耐え難い腰仙髄根症候群が6〜12週間続いていると診断された者。

研究除外対象：馬尾症候群を認める患者，筋力麻痺や重力に抗して十分な力を発揮できない患者，同様の症状の発症をそれまでの12か月間に認めたことがある患者，脊椎手術の既往や骨の狭小化，脊椎すべり症を認める患者，妊娠中やその他重症な合併症がある患者

被験者数：283人

研究概要：研究デザインの概要については図31.1 を参照のこと。

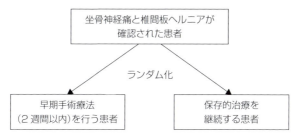

図 31.1 研究デザインの概要

介入内容：患者らは早期に手術を行う群，もしくは初期には保存的治療を行いその後に必要があれば手術を行う群にランダムに割り付けられた。早期手術療法群では，2週間以内に手術（観血的片側顕微鏡的ヘルニア摘出術）を行った。保存的治療群では，6か月間は保存的に加療を行い，6か月経過した時点で坐骨神経痛症状が続いているのであれば手術を行った。保存的治療に反応せず，下肢の痛みが増悪した患者もしくは神経学的に増悪の進行がみられた患者は，6か月経過するよりも前に手術を施行された。保存的治療の内容は，主として日常生活の再開を目的として総合医が決定した。

経過観察：1年

エンドポイント（評価項目）：

一次アウトカム：機能障害，下肢痛の強さ，自覚的な全体的回復とし，2, 4, 8, 12, 26, 38, 52週の時点で評価を行った〔坐骨神経痛に対しては Roland Disability Questionnaire，下肢痛に対しては100 mm の視覚的評価スケール（visual analogue scale：VAS），自覚的な全体的回復に対しては7点の Likert 尺度を用いた〕。

二次アウトカム：神経学的評価，機能的・実用的な部分における評価，SF-36 (Medical Outcomes Study 36-Item Short Form General Health Survey) のスコア，坐骨神経痛の頻度と煩わしさの指標〔SFBI (Sciatica Frequency and Bothersome Index)〕，健康認識に対する100 mm の VAS の評価を，8, 26, 52週目に行った。

結果

- 手術療法に割り付けられた141人の患者のうち16人は手術前に回復してた。残りの125人に対して2週間以内に手術が行われた。
- 保存的治療が行われることになった142人の患者のうち55人は，難治性疼痛に

より開始から 1 年以内(平均 15 週)に，手術が行われた。

- 1 年間経過した時点での障害度には 2 群間で有意な差は認められなかった(**表 31.1**)。

- 下肢痛に関しては 2 群間で有意な差があり，早期手術療法を行ったほうが良好であった。下肢痛や腰部痛は，早期手術療法群ではすみやかに軽快したが，保存的治療群では回復は緩徐であった。

- ランダム化から 1 年経過した時点では，2 群間で下肢痛を含むいかなる評価項目の平均スコアにも有意な差は認められなかった。

- はじめに保存的治療に割り付けられその後に手術療法が施行された 55 人の患者においても，1 年経過した時点で痛みや障害の回復は，早期手術療法を行った患者と同様であった。

- 回復にかかる時間の中央値は，早期手術療法群では 4 週間，保存的治療群では 12 週間であった。

- 早期手術療法群では坐骨神経痛の症状の軽快は，保存的治療群に比べて 2 倍速かった。

表 31.1　保存的治療群と早期手術療法群の差(95% CI)

	2 週	8 週	26 週	52 週
Roland Disability Questionnaire スコア	− 1.6 (− 2.8〜− 0.3)	3.1 (1.7〜4.3)	0.8 (− 0.5〜2.1)	0.4 (− 0.9〜1.7)
下肢痛に対する VAS スコア	15.7 (11.7〜19.7)	17.7 (12.3〜23.1)	6.1 (2.2〜10.0)	0 (− 4.0〜4.0)
背部痛に対する VAS スコア	1.5 (− 4.5〜7.4)	11.3 (5.6〜17.4)	2.3 (− 3.6〜8.2)	2.3 (− 3.6〜8.2)
自覚的な全体的回復に対する Likert 尺度	0.4 (0.1〜0.6)	0.9 (0.6〜1.2)	0.2 (− 0.1〜0.5)	0.2 (− 0.1〜0.4)

注：マイナスの値は保存的治療のほうがよい結果であったことを，プラスの値は早期手術療法のほうがよい結果であったことを示している。

CI ＝信頼区間

批判と制限事項：手術の合併症は 1.6% と少なく，自然に寛解した。小さな批判事項としては，手術方法の選択が，より新しく侵襲性の少ないために回復までの時間が短いと想定される手術方法ではなく観血的片側顕微鏡的ヘルニア摘出術であったことがあった。また，患者の評価はあらかじめ設定されたタイミングで行われており連続的ではなかったため，各評価項目における回復にかかった正確な時間を決定することは困難であった。最後に，本研究は intention-to-treat (ITT) 解析に基づいて行われており，保存的治療を行った患者と早期手術療法を行った患者との間には相当のクロスオーバーが存在している。この影響を減らすために早期手術療法群

は同様の先行研究よりも早期(2週間以内)に手術が行われた。

関連研究と有用情報:

- 先行研究では，坐骨神経痛患者において長期間ではなく短期間における治療成績は保存的治療よりも早期手術療法が優れているとの結果であった。1983年に行われたランダム化臨床試験は画期的であり，耐え難い疼痛の患者を除外したうえで，保存的治療と手術療法の比較を10年間にわたって行い，1年後では手術療法を行った場合のほうが優れていたが，4年後では有意な差は認められなかったとされる[2]。

- より最近の研究では，異なる結果であった。ある研究では手術療法と保存的治療を比較した結果，2つの治療間で有意な違いは認められなかった[3]。また，ある観察的コホート研究では，自ら治療法を選択した患者を含み同様の研究が行われた。どちらの群においても徐々に十分な改善が得られたが，手術を行った患者のほうが保存的治療を行った患者と比べて痛みと機能障害において有意な改善が得られていた[4]。

- ある小規模の研究では，6～12週間続く坐骨神経痛がある患者の治療において，顕微鏡的ヘルニア摘出術と保存的治療を比べ，2年の経過観察期間では下肢痛，背部痛，自覚的な障害の程度において有意差が認められない結果であった。しかし，下肢痛に対するVASスコアでは手術を行ったほうがより早く回復していた[5]。

- 最近Peulらが行った5年間の経過観察研究では，早期手術療法を行った患者とはじめの6か月は保存的治療を行った患者とでは，1，2，5年の時点で，機能障害と痛みに関して有意差がなかった。本研究では，すべての患者のうち8％はまったく改善がなく，23％は症状が残存しているが治療とは関係なく徐々に変動があった。注目すべきこととして，保存的治療を行った患者のうち46％が坐骨神経痛の持続により数か月後に手術が必要になっていた点がある[6]。

要点と結果による影響：6～12か月にわたって続く重度の坐骨神経痛患者では，手術療法のほうが痛みの回復が早い。しかしながら，1年後の状態は手術療法と保存的治療とで同様の結果になる。多くの国では，非特異的な腰痛に対する臨床ガイドラインがあるが，坐骨神経痛に対してはそのようなものはない。耐え難い神経根症状がある場合や保存的治療を6～8週間行っても改善が得られない場合には手術を考慮することが一般的に推奨される。

臨床症例 坐骨神経痛の患者

症例病歴:

56歳女性が右下肢のL5神経根領域に生じる耐え難い痛みを主訴に来院した。彼女は教師で，痛みにより仕事に支障が出ており，数日仕事を休んでいた。6

週間，痛みのコントロールと理学療法を行ったが症状に改善がなく再受診に至った。画像検査の結果は，L5 椎間板ヘルニアが右側で神経根を圧排していた。
治療の選択肢として何を提示すべきか。

解答例:

現在のエビデンスに基づけば，この患者では保存的治療を続けるか，もしくは顕微鏡的ヘルニア摘出術を受けるという治療選択肢がある。

保存的治療を続けることにより症状緩和が得られる可能性は十分にあるが，症状緩和のために後日手術が必要になる可能性もある。

症状がよくなることを願って手術を遅らせることで，1 年間に完全に症状が回復する可能性が損なわれるものではない。

早期手術療法は，痛みの緩和を早め，回復を早める利点がある。もし，患者が下肢痛に耐えることができないか，自然経過による回復が 6 ～ 12 か月要することを遅いと考える，もしくは回復までの時間を最短にしたいと希望するのであれば，早期手術療法を選択するほうがよいだろう。そうでないのであれば，手術を遅らせ，保存的治療を行いながら症状の改善や緩和が得られるか経過をみるほうがよいだろう。症状が悪化したり改善がみられない場合は，回復の可能性に影響はないため後日手術を選択すればよい。

文献

1. Peul WC, van Houwelingen HC, van den Hout WB, et al. Surgery versus prolonged conservative treatment for sciatica. *N Engl J Med*. 2007; 356: 2245-2256. doi: 10.1056/NEJMoa064039.

2. Weber H. Lumbar disc herniation. A controlled, prospective study with ten years of observation. *Spine*. 1983; 8(2): 131-140.

3. Weinstein JN, Tosteson TD, Lurie JD, et al. Surgical vs nonoperative treatment for lumbar disk herniation: the Spine Patient Outcomes Research Trial (SPORT): a randomized trial. *JAMA*. 2006; 296(20); 2441-2450. doi: 10.1001/jama.296.20.2441.

4. Weinstein JN, Lurie JD, Tosteson TD, et al. Surgical vs nonoperative treatment for lumbar disk herniation: the Spine Patient Outcomes Research Trial (SPORT) observational cohort. *JAMA*. 2006; 296(20): 2451-2459. doi: 10.1001/jama.296.20.2451.

5. Osterman H, Seitsalo S, Karppinen J, Malmivaara A. Effectiveness of microdiscectomy for lumbar disc herniation: a randomized controlled trial with 2 years of follow-up. *Spine*. 2006; 31(21): 2409-2414. doi: 10.1097/01.brs.0000239178.08796.52.

6. Lequin MB, Verbaan D, Jacobs WCH, et al. Surgery versus prolonged conservative treatment for sciatica: 5-year results of a randomised controlled trial. *BMJ Open*. 2013; 3: e002534. doi: 10.1136/bmjopen-2012-002534.

32 腰椎変性すべり症に対する手術
SPORT 研究

Surgery for Lumbar Degenerative Spondylolisthesis

Ryan A. Grant

脊椎変性すべり症や脊柱管狭窄症の患者に対する手術療法は，2 年間の疼痛および機能障害において，非手術療法よりも著明な改善を示した。

—— SPORT Investigators[1]

研究課題：脊柱管狭窄を伴う腰椎変性すべり症 (すなわち，1 つの椎体が他の椎体に対して滑っている状態) に対する手術療法は，非手術療法と比較して効果的であるか[1]。

研究資金提供：国立関節炎・骨格筋・皮膚疾患研究所 (National Institute of Arthritis and Musculoskeletal and Skin Diseases：NIAMS)，米国国立衛生研究所 (National Institutes of Health：NIH)，国立労働安全衛生研究所 (National Institute of Occupational Safety and Health：NIOSH)，米国疾病予防管理センター (Centers for Disease Control and Prevention：CDC)，骨格筋疾患における学際的臨床研究センター (Multidisciplinary Clinical Research Centers：MCRC)

研究開始：2000 年

研究発表：2007 年

研究実施場所：米国の 13 施設

研究対象：18 歳以上で，12 週間続く神経学的な跛行を認める，もしくは下肢に神経根症状があり X 線側面像において腰椎変性すべり症の裏付けがされている患者。多くは L4/5 に変性すべり症の所見を認めていた。

研究除外対象：症状出現から 12 週間に満たない患者，脊椎分離症 (たとえば腰椎椎間板の疲労骨折) や峡部すべり症 (たとえば疲労骨折が椎体のすべりにつながっている場合) の患者，非手術療法を行うべき患者，十分でない非手術療法を受けていた患者，骨折・感染・奇形・がんなどがある者

被験者数：304人(ランダム化コホート)と303人(観察コホート)

研究概要：研究デザインの概要については図32.1を参照のこと。

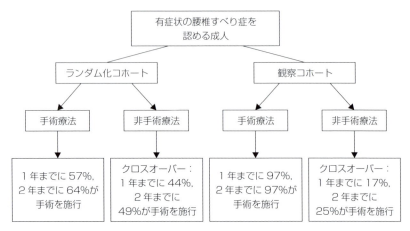

図32.1　研究デザインの概要

介入内容：ランダム化コホートの患者は手術による減圧もしくは手術を用いない治療(理学療法，家でできる体操，非ステロイド性抗炎症薬)を行った。観察コホートの患者は手術による減圧もしくは保存的治療のどちらかを選んでもらい，その後の経過観察を行った。手術は標準的な減圧椎弓切除に加えて1椎体レベルの椎弓形成術を施行した者もいた。形成術には腸骨稜の骨もしくはそれに後方椎弓根スクリュー器具を付けたものを使用した。

経過観察：2年

エンドポイント(評価項目)：

　一次アウトカム：SF-36(Medical Outcomes Study 36-Item Short Form General Health Survey)の疼痛と身体障害の項目のスコア[2](100段階でスコアが高いほど軽症)，修正版オスウェストリー障害指数(modified Oswestry Disability Index：ODI)[3](100段階でスコアが低いほど軽症)を6週間，3か月，6か月，1年，2年の時点で評価した。

　二次アウトカム：自覚的な改善，現在の症状に対する患者満足度，狭窄の煩わしさの指標(Stenosis Bothersomeness Index)[4,5](24段階でスコアが低いほど軽症)，腰痛の煩わしさの指標(Low Back Pain Bothersomeness Scale)[6](6段階で点数が低いほど軽症)

結果

- ランダム化コホートの intention-to-treat (ITT) 解析では，一次アウトカムにおいて手術療法が非手術療法よりも有意な利益は認められなかった。しかしながら，割り付けられた治療が不履行になることがあったため結果はかなり限定的となった。クロスオーバー率はどちらもおおよそ 40％であった。特に保存的治療に割り付けられた患者のうち 49％は手術を受けていた（表32.1）。
- 実際受けた治療で評価する as-treated 解析も行われた。コホートを組み合わせると，手術療法は非手術療法と比較して，有意に神経学的な跛行や神経根症状の緩和，機能の改善（いずれも一次アウトカムおよび二次アウトカムに含まれている）の点で優れていた。下背部痛は手術療法により改善したが，その他の症状ほどではなかった。
- これらの効果は早ければ手術後 6 週からみられ始め，2 年にわたって続いた。手術療法による治療効果に関しては，実際に手術が行われた患者群と行われなかった患者群を比べると，SF-36 の疼痛項目では 18.1 点，SF-36 の身体障害項目では 18.3 点，ODI では−16.7 点の違いがあった。
- 手術療法による合併症はまれであり，重大な障害は患者の 1％未満であった（たとえば血管障害）。最も多い合併症は，患者の 10％にみられた硬膜の破綻による脳脊髄液の漏出であった。
- 2 年間で再手術になった症例は 12％で，原因は狭窄の再発やすべり症の進行だけでなく，金属による合併症，感染，脳脊髄液漏出などもみられた。
- 一方で，非手術療法群では時間経過とともにわずかに改善が得られただけであった（SF-36 の疼痛項目では 11.7 点，SF-36 の身体障害項目では 8.3 点，ODI では−7.5 点であった）。

表 32.1　SPORT 試験の主要結果のまとめ：ランダム化コホートと観察コホートでの as-treated 解析

一次 アウトカム	3か月			1年			2年後		
	非手術	手術	P 値	非手術	手術	P 値	非手術	手術	P 値
SF-36 の変化									
疼痛	10.3	28.1	<0.001	12.7	31.5	<0.001	11.7	29.9	<0.001
機能	7.6	21.5	<0.001	9.6	29.0	<0.001	8.3	26.6	<0.001
ODI の変化	−6.2	−20.8	<0.001	−7.5	−25.4	<0.001	−7.5	−24.2	<0.001

批判と制限事項：全体的な一般化と内的妥当性および外的妥当性を限定する各コホートにおける介入の標準化がなかった。すなわち，手術療法および特異的な非手

術療法の効果に関して直接的にエビデンスレベル 1 を示す結果は，今回の研究では得られなかった。特に，手術による形成と減圧をまとめて扱っており，形成のほうが優れているかどうかはわからない。同様に，非手術療法の効果を特異的な手術療法と比較することもできない。たとえば，非手術療法を行った群では，理学療法，硬膜外麻酔の投与，カイロプラクティック療法，抗炎症薬，オピオイド鎮痛薬，その他非手術的な治療法をはじめさまざまな治療が行われていた[7]。一方で，手術療法を行った群では除圧に加え形成を行った者と行わなかった者がおり，それぞれが複雑さを増加させ，結果の標準化に限界があった[8]。コホートの ITT 解析では，高いクロスオーバー率（49％）を有し，著しいランダム化の不履行も伴い，治療効果を証明するだけの検出力は限定的であった。as-treated 群だけで治療効果の判定も行ったが，この場合はランダム化されていないのでエビデンスレベルは 2 となった。

関連研究と有用情報：

- SPORT（Spine Patient Outcomes Research Trial）試験の 4 年間の追跡結果では，変性によるすべり症と脊柱管狭窄に対して手術を行った患者において，十分に痛みの軽減と機能の改善が得られることが as-treated 解析で証明された[9]。
- 同様に，すべり症のない脊柱管狭窄に対しても手術療法により十分な痛みの軽減と機能の改善が得られた[10]。
- 症状のある腰椎変性疾患（すべり症を含み，少なくとも 12 週間続くもの）の患者では手術療法によりかなりの改善が得られていた[11]。
- Maine Lumbar Spine 研究では，重症の腰部脊椎管狭窄症の患者は手術療法を行ったほうが行わずに治療を続けた患者と比べて 1 年後[6]も 4 年後[12]も同様に著明に改善が得られていた。しかしながら，8 ～ 10 年の時点では効果の差は小さかった[13]。
- 逆に，2005 年までの Cochrane レビューでは，ランダム化比較試験ではないが，すべり症に対する手術療法は非手術療法と比較して有用であるとする結果はなかった[14]。
- 入手可能なエビデンスをすべて考慮して，北米脊椎学会（North American Spine Society：NASS，米国で最も大きい脊椎学会）は，2014 年にエビデンスに基づいた多岐にわたる脊髄の治療に対する最新の臨床ガイドラインを発表した。そこでは，「低グレードの腰椎変性すべり症に関連して脊髄狭窄症の症状のある患者の治療において，薬物や非観血的治療により改善が乏しい場合には直接**手術により減圧を行う**ことを考慮したほうがよい」[15]と推奨されている。NASS はこれは非ランダム化比較試験に基づくエビデンスの低いものであるとしている。
- しかし，手術療法による形成と減圧は減圧のみよりも優れているというエビデンスレベル 2 の報告[16]がある。これについては，さまざまな手術を合わせて解析した SPORT 試験では評価されていなかった。このエビデンスレベル 2 の見解に基づき，NASS は「1 椎体の変性すべり症の機能予後において，薬物および非観血的

治療のみと比較して，器具の使用の有無にかかわらず形成と減圧の手術は改善をもたらす」[15]と述べることになるだろう。

要点と結果による影響：本研究では，脊髄狭窄を伴う変性すべり症により神経学的な跛行や腰部の神経根症状が続く患者においては，手術療法によって疼痛と機能障害に十分な改善が得られ，満足度を大きく向上させた。これは非手術療法と比較して長く続くものであった。本研究を含むすべてのエビデンスに基づき，ガイドランでは低グレードの腰椎変性すべり症に関連した脊髄狭窄症の症状のある患者では，保存的治療が効果的でないとわかっている場合には手術療法を考慮してもよいと推奨している。

臨床症例　腰椎変性すべり症に対する手術

症例病歴：

慢性の腰痛と神経学的な跛行があり，右下肢に L4 神経根症状を何年も患っている 63 歳男性が診察に訪れた。症状により建築請負業者としての仕事にかなり影響が出ていた。彼は，理学療法を受けていたが改善はわずかであり，その他の保存的治療に関しても同様の結果であった。手術療法に興味をもっていたが，効果に対して不安があり，合併症を恐れていた。画像検査の結果は軽度の脊髄狭窄に伴うグレードⅠの L4/5 の脊椎すべり症であった。

解答例：

SPORT 試験では，狭窄を伴う腰椎すべり症患者で神経学的な跛行や下肢の神経根症状が 12 週間続く場合には，手術療法により疼痛と機能の改善が見込めることを示していた。しかし，手術を行わない場合においても，患者の症状は改善もしくは残存症状をきわめて軽減することを示していた。本研究では残念ながら，非手術療法に対してどの段階で手術を行うか，手術が必要なすべり症や狭窄症の程度，手術を行う場合に形成術も行うべきかどうかに関しては述べていなかった。それゆえ，それぞれの症例において個々に治療の方針を立てる必要があると考えられる。

文献

1. Weinstein JN, Lurie JD, Tosteson TD, et al. Surgical versus nonsurgical treatment for lumbar degenerative spondylolisthesis. *N Engl J Med*. 2007; 356(22): 2257-2270.
2. McHorney CA, Ware JE Jr, Lu JF, Sherbourne CD. The MOS 36-item Short-Form Health Survey (SF-36): III. Tests of data quality, scaling assumptions, and reliability across diverse patient groups. *Medical Care*. 1994; 32(1): 40-66.
3. Daltroy LH, Cats-Baril WL, Katz JN, Fossel AH, Liang MH. The North American Spine

Society Lumbar Spine Outcome Assessment Instrument: reliability and validity tests. *Spine*. 1996; 21(6): 741-749.

4. Patrick DL, Deyo RA, Atlas SJ, Singer DE, Chapin A, Keller RB. Assessing health-related quality of life in patients with sciatica. *Spine*. 1995; 20(17): 1899-1908; discussion 1909.

5. Atlas SJ, Deyo RA, Patrick DL, Convery K, Keller RB, Singer DE. The Quebec Task Force classification for spinal disorders and the severity, treatment, and outcomes of sciatica and lumbar spinal stenosis. *Spine*. 1996; 21(24): 2885-2892.

6. Atlas SJ, Deyo RA, Keller RB, et al. The Maine Lumbar Spine Study, Part III. 1-year outcomes of surgical and nonsurgical management of lumbar spinal stenosis. *Spine*. 1996; 21(15): 1787-1794; discussion 1794-1785.

7. Birkmeyer NJ, Weinstein JN, Tosteson AN, et al. Design of the Spine Patient Outcomes Research Trial (SPORT). *Spine*. 2002; 27(12): 1361-1372.

8. da Costa BR, Johnston BC. Surgical versus nonsurgical treatment for back pain. *N Engl J Med*. 2007; 357(12): 1255; author reply 1255-1256.

9. Weinstein JN, Lurie JD, Tosteson TD, et al. Surgical compared with nonoperative treatment for lumbar degenerative spondylolisthesis. Four-year results in the Spine Patient Outcomes Research Trial (SPORT) randomized and observational cohorts. *J Bone Joint Surg Am*. 2009; 91(6): 1295-1304.

10. Weinstein JN, Tosteson TD, Lurie JD, et al. Surgical versus nonsurgical therapy for lumbar spinal stenosis. *N Engl J Med*. 2008; 358(8): 794-810.

11. Carreon LY, Glassman SD, Howard J. Fusion and nonsurgical treatment for symptomatic lumbar degenerative disease: a systematic review of Oswestry Disability Index and MOS Short Form-36 outcomes. *Spine J*. 2008; 8(5): 747-755.

12. Atlas SJ, Keller RB, Robson D, Deyo RA, Singer DE. Surgical and nonsurgical management of lumbar spinal stenosis: four-year outcomes from the maine lumbar spine study. *Spine*. 2000; 25(5): 556-562.

13. Atlas SJ, Keller RB, Wu YA, Deyo RA, Singer DE. Long-term outcomes of surgical and nonsurgical management of lumbar spinal stenosis: 8 to 10 year results from the Maine Lumbar Spine Study. *Spine*. 2005; 30(8): 936-943.

14. Gibson JN, Waddell G, Grant IC. Surgery for degenerative lumbar spondylosis. *Cochrane Database Syst Rev*. 2000(3): Cd001352.

15. North American Spine Society (NASS) *Diagnosis and Treatment of Degenerative Spondylolisthesis*. 2nd ed. Burr Ridge, IL: North American Spine Society; 2014). https://www.spine.org/Portals/0/Documents/ResearchClinicalCare/Guidelines/Spondylolisthesis.pdf.

16. Liang L, Jiang WM, Li XF, Wang H. Effect of fusion following decompression for lumbar spinal stenosis: a meta-analysis and systematic review. *Int J Clin Exp Med*. 2015; 8(9): 14615-14624.

急性脊髄損傷に対して副腎皮質ステロイドを使用した場合と使用しない場合の比較

NASCIS Ⅱ 試験

33

Steroids versus No Steroids for Acute Spinal Cord Injury

Sacit Bulent Omay

（NASCIS Ⅱ 試験に反して）急性脊髄損傷の治療においてメチルプレドニゾロンの投与は推奨されない〔米国脳神経外科学会（American Association of Neurological Surgeons：AANS）と米国脳神経外科コングレス（Congress of Neurological Surgeons：CNS）の合同ガイドライン委員会〕。

—— Hurlbert et al.[1]

研究課題：動物を用いた研究では，高用量のメチルプレドニゾロンとナロキソンはどちらも急性の脊髄損傷（spinal cord injury：SCI）に対して効果がある可能性が示されているが，ヒトにおいても効果があるのか[2]。

研究資金提供：米国国立神経疾患・脳卒中研究所（National Institute of Neurological Disorders and Stroke）から資金を提供された（NS-15078）。研究に使用する薬剤とプラセボは Upjohn 社（メチルプレドニゾロン）と DuPont 社（ナロキソン）から提供された。

研究開始：1985 年

研究発表：1990 年

研究実施場所：米国の 10 施設

研究対象：12 時間以内の急性 SCI 患者，研究に関与する医師により SCI と診断され，同意が得られ，受傷から 12 時間以内にランダム化が可能だった患者

研究除外対象：神経根を巻き込む障害，馬尾のみの障害，銃創，生命を脅かすよ

うな状態，妊娠中，麻薬への依存，その他の理由ですでに副腎皮質ステロイド治療がされている，13歳未満，入院前に100 mgを超える，もしくは相当量のメチルプレドニゾロンを投与されている，ナロキソンを1 mg投与されている，その後の経過観察が困難である者

被験者数：487人

研究概要：研究デザインの概要については図33.1を参照のこと。

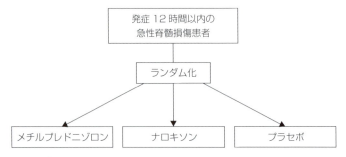

図33.1 研究デザインの概要

介入内容：研究に参加することが決まった患者はランダム化され，3つのプロトコルのうち1つを施行された。メチルプレドニゾロン群では，30 mg/kgの急速静注後，5.4 mg/kg/時で23時間の静注を受けた。ナロキソン群では，5.4 mg/kgの急速静注後，4.0 mg/kg/時で23時間の静注を受けた。プラセボ群では，プラセボの急速静注後，同様の静注を受けた。

経過観察：6か月（1年間の後観察期間）[3]

エンドポイント（評価項目）：

一次アウトカム：損傷時と損傷から6週および6か月時の神経学的な機能の変化を，運動機能・痛覚・触覚に対してカテゴリー化やスコア化を行うスケールで評価した（表33.1）。

表 33.1　神経学的機能の評価のまとめ[a]

評価項目	完全 SCI／不完全 SCI	拡張神経的スコア	カテゴリー
痛覚および触覚	Yes／No	消失（1） 減少（2） 正常（3） C2 ～ S5 までの 29 分節それぞれに対して感覚障害を 29 ～ 87 点で評価	T1 よりも上で無痛かつ無感覚 T1 以下で無痛かつ無感覚 T1 よりも上で痛覚の低下および感覚の低下 T1 以下で痛覚の低下および感覚の低下 正常
運動機能	Yes／No	収縮がない（0） 収縮の低下（1） 重力の影響を除いた肢位で運動できる（2） 重力に抵抗して運動できる（3） 抵抗に抗して運動できる（4） 正常（5） 14 分節に対応した筋力に対して 0 ～ 70 点で評価	四肢麻痺 四肢不全麻痺 不全対麻痺 正常

[a] Bracken MB, Shepard MJ, Collins WF, et al. A randomized, controlled trial of methylprednisolone or naloxone in the treatment of acute spinal-cord injury. Results of the Second National Acute Spinal Cord Injury Study. *N Engl J Med*. 1990; 322(20): 1405-1411 より改変。

結果

- 損傷から 8 時間以内にメチルプレドニゾロンの投与を行った患者群では，プラセボ群と比較して 6 か月後に有意な改善がみられた（**表 33.2**）。
- メチルプレドニゾロンによる改善効果は，損傷後早期に完全な神経障害と評価された患者においても不完全な障害と評価された患者と同等にみられた。
- ナロキソン群ではいかなる投与開始時間の場合も，また損傷後 8 時間以上経過してからメチルプレドニゾロンを投与した群では，プラセボ群と比較して神経学的転帰に差はなかった。
- すべての群において死亡率と重篤な合併症は同様であった。

表 33.2　損傷から 8 時間以内の結果のまとめ

薬剤	スコアの変化		
	運動機能	痛覚	触覚
メチルプレドニゾロン	16.0（$P = 0.03$）	11.4（$P = 0.02$）	8.9（$P = 0.03$）
プラセボ	11.2	6.6	4.3

批判と制限事項：本研究における主要な批判は，損傷から8時間以内にメチルプレドニゾロンを投与した患者において6か月時の運動および感覚障害に改善がみられたことを事後解析で明らかにしたことである（当初は患者らを「損傷から8時間以内」を基準として階層化，ランダム化されてはいなかった）[1]。NASCIS (National Acute Spinal Cord Injury Study) 試験では，診察上のスコアの変化を用いて運動および感覚障害の変化をスコア化しており，これは運動や感覚機能の改善を示す真の評価方法ではなかった。右半身のみで運動および感覚障害のスコアの改善がみられたため，報告は右半身のみの評価について行われており，左半身や体全体の評価は含まれていなかった。これらの特定の所見は62人のメチルプレドニゾロン群と65人のプラセボ群のみに対して行われた事後解析であり，コホート研究全体の結果ではなかった（完全SCIはメチルプレドニゾロン群45人に対してプラセボ群43人，不完全SCIはメチルプレドニゾロン群17人に対してプラセボ群12人であった）。その他の批判事項としては，どのようにして8時間という基準を設けたのか，対照群における筋力低下，標準化した機能予後の検査の不適当な利用が挙がった[4-6]。結果的に，現在，NASCIS II試験の結果はエビデンスレベルクラスIIIとなっている[1]。

関連研究と有用情報：NASCIS II試験の結果はその後の他の研究によって支持されなかった。急性SCIにおける副腎皮質ステロイドの有効性を証明しようとして盲検前向きランダム化比較試験が行われたが，クラスIもしくはIIのエビデンスは得られなかった[2,7-9]。急性SCIにおけるメチルプレドニゾロンの投与により重度の副作用が有意に生じることが，クラスIのエビデンスで報告された[8-10]。この事項に関してAANS/CNSは徹底的な医学エビデンスに基づくレビューを行った。その委員会が発表した「急性脊髄損傷における薬物治療」ガイドラインでは，メチルプレドニゾロンの投与は急性期の頸椎脊髄損傷における治療において支持されず，むしろ使用しないことが推奨されている[1]。

要点と結果による影響：NASCIS II試験の結果は，急性SCIの治療におけるメチルプレドニゾロンの使用においてクラスIもしくはIIレベルのエビデンスを示すことにはならなかった。さらに，その他の研究でも急性SCIの治療においてメチルプレドニゾロンの使用を示すエビデンスは得られず，その使用における合併症が明らかになった。それゆえ，NASCIS II試験により当初推奨された急性SCIにおけるメチルプレドニゾロンの使用は現在の臨床ガイドラインでは推奨されていない。

臨床症例　急性脊髄損傷に対するメチルプレドニゾロン

症例病歴：

　25歳男性が自動車事故の45分後に救急診療部に運ばれてきた。患者は現場で意識がない状態で発見され，救急医療隊員によって挿管された。現場で頸椎カラーが装着され，厳密な脊髄保護がなされた状態で搬送となった。

　検査の結果，著明な低血圧を認めた。痛み刺激に対する下肢の反応は消失していた。

　頭部CTでは異常なく，脊椎CTではT3椎体の骨折を認め，同部位の脊髄に重度の圧迫所見を認めた。

　NASCIS II試験の結果を踏まえると，この患者にメチルプレドニゾロンの投与を行うべきか。

解答例：

　患者は急性SCIで，対麻痺とおそらくは脊髄ショックの状態であろう。損傷後8時間以内である。純粋にNASCIS II試験に基づけば，メチルプレドニゾロン投与を行うべきであるが，現在の知見では同治療による予後改善は見込めないことがわかっており，高用量の副腎皮質ステロイドによる合併症が生じるリスクもある。

文献

1. Hurlbert RJ, Hadley MN, Walters BC, et al. Pharmacological therapy for acute spinal cord injury. *Neurosurg.* 2013; 72(suppl 2): 93-105. doi: 1227/ NEU.0b013e31827765c6.

2. Bracken MB, Shepard MJ, Collins WF, et al. A randomized, controlled trial of methylprednisolone or naloxone in the treatment of acute spinal-cord injury. Results of the Second National Acute Spinal Cord Injury Study. *N Engl J Med.* 1990; 322(20): 1405-1411.

3. Bracken MB, Shepard MJ, Collins WF Jr, et al. Methylprednisolone or naloxone treatment after acute spinal cord injury: 1-year follow-up data. Results of the second National Acute Spinal Cord Injury Study. *J Neurosurg.* 1992; 76(1): 23-31.

4. Hurlbert RJ. Methylprednisolone for acute spinal cord injury: an inappropriate standard of care. *J Neurosurg.* 2000; 93(suppl 1): 1-7.

5. Short DJ, El Masry WS, Jones PW. High-dose methylprednisolone in the management of acute spinal cord injury — a systematic review from a clinical perspective. *Spinal Cord.* 2000; 38: 273-286.

6. Coleman WP, Benzel D, Cahill DW, et al. A critical appraisal of the reporting of the National Acute Spinal Cord Injury Studies (II and III) of methylprednisolone in acute spinal cord injury. *J Spinal Disord.* 2000; 13: 185-199.

7. Bracken MB, Collins WF, Freeman DF, et al. Efficacy of methylprednisolone in acute spinal cord injury. *JAMA.* 1984; 251(1): 45-52.

8. Bracken MB, Shepard MJ, Holford TR, et al. Administration of methylprednisolone for 24 or

48 hours or tirilazad mesylate for 48 hours in the treatment of acute spinal cord injury. Results of the Third National Acute Spinal Cord Injury Randomized Controlled Trial. National Acute Spinal Cord Injury Study. *JAMA*. 1997; 277(20): 1597-1604.

9. Pointillart V, Petitjean ME, Wiart L, et al. Pharmacological therapy of spinal cord injury during the acute phase. *Spinal Cord*. 2000; 38(2): 71-76.

10. Matsumoto T, Tamaki T, Kawakami M, Yoshida M, Ando M, Yamada H. Early complications of high-dose methylprednisolone sodium succinate treatment in the follow-up of acute cervical spinal cord injury. *Spine (Phila Pa 1976)*. 2001; 26(4): 426-430.

SECTION 14

血管神経学

Vascular Neurology

急性期虚血性脳卒中後 3 時間以内の静脈内血栓溶解療法

34

NINDS 試験

IV Thrombolysis 3 Hours after an Acute Ischemic Stroke

Hardik P. Amin

虚血性脳卒中発症後 3 時間以内の組織プラスミノーゲン活性化因子の静注は，3 か月後の臨床転帰を改善した。

— Marler et al.[1]

研究課題：急性期虚血性脳卒中の治療のための組織プラスミノーゲン活性化因子 (tissue plasminogen activator：t-PA) の静注は，発症後 3 時間以内に投与された場合，神経学的転帰を改善させるか[1]。

研究資金提供：米国国立神経疾患・脳卒中研究所(National Institute of Neurological Disorders and Stroke：NINDS)

研究開始：1991 年

研究発表：1995 年

研究実施場所：米国の 8 施設

研究対象：発症時間が明確で，NIHSS (National Institutes of Health Stroke Scale)で評価可能な程度の，急性期虚血性脳卒中あるいは脳卒中症状を有する患者。急性期頭蓋内出血を除外するため，全患者でベースラインの CT が施行された。

研究除外対象：「CT での急性期頭蓋内出血の所見，頭蓋内出血の既往，過去 3 か月以内の脳卒中あるいは重篤な頭部外傷，過去 14 日以内の大手術，収縮期血圧が 185 mmHg を超える，拡張期血圧が 110 mmHg を超える，特定の範囲まで降圧するために積極的な治療を要する，症状の急速な改善，軽度の症状，くも膜下出血を示唆する症状，過去 21 日以内の消化管あるいは尿路出血，過去 7 日以内の圧迫止血困難な部位の動脈穿刺，抗凝固薬の内服，脳卒中発症前 48 時間以内のヘパリン

投与，部分トロンボプラスチン時間の上昇あるいは 15 秒を超えるプロトロンビン時間，血小板数が 100,000/mm^3 未満，血糖値 50 mg/dL 未満あるいは 400 mg/dL を超える，脳卒中発症時にけいれんのあった患者」[1]

被験者数：624 人

研究概要：研究デザインの概要については図 34.1 を参照のこと。

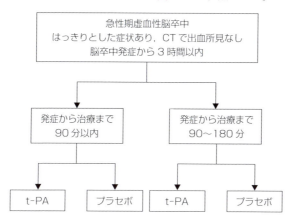

図 34.1 NINDS t-PA Stroke 研究パート１・パート２のデザインの概要

- パート１試験：t-PA の臨床効果を，脳卒中発症後 24 時間での，神経脱落症状の完全な消失あるいはベースラインの NIHSS からの４点以上の改善により検証した。患者は発症から t-PA 投与までの時間（0～90 分，91～180 分，0～180 分）により層別化された。291 人。
- パート２試験：t-PA の有益性を，投与後 90 日での BI（Barthel Index），mRS（modified Rankin Scale），GOS（Glasgow Outcome Scale），NIHSS の４つのスコアを用いた包括的な統計検定により検討した。333 人。

介入内容：t-PA 群の患者は，0.9 mg/kg（最大 90 mg まで）で，10％を急速静注，残りの 90％を 60 分持続静注で投与された。プラセボ群の患者は，プラセボを静注された。抗凝固薬あるいは抗血小板薬による治療は，投与後 24 時間は禁止された。

経過観察：90 日

エンドポイント（評価項目）：
　一次アウトカム：パート１試験では，24 時間後の神経脱落症状の完全な消失あるいはベースラインの NIHSS からの４点以上の改善を評価した。パート２試験では，

90 日後の上記 4 尺度を用いた包括的な評価により良好な転帰か(症状あるいは障害が最小限あるいはまったくない)かどうかを決定した。

結果

- パート 1 試験:24 時間後におけるベースラインの NIHSS からの 4 点以上の改善については,t-PA 群およびプラセボ群間で,統計学的な有意差は認めなかった。
- パート 2 試験:表 34.1 参照のこと。t-PA 群では,良好な転帰に関するオッズ比について,3 か月後の障害が最小限あるいはまったくない患者数は 12%の絶対的増加であり,同様に,NIHSS が 0 点あるいは 1 点の患者数は 11%の絶対的増加であった。この有益性は,死亡率の上昇とは無関係であった。
- t-PA 群では,脳卒中発症後 36 時間以内に 6.4%の患者が症候性頭蓋内出血をきたした。それに対してプラセボ群では 0.6%であった($P < 0.001$)。

表 34.1 患者の割合(%)で示した,NINDS 試験パート 2 における 90 日時のアウトカム[a]

NIHSS	プラセボ	t-PA	BI	プラセボ	t-PA
0〜1	20	31	95〜100	38	50
2〜8	32	30	55〜90	23	16
>9	27	22	0〜50	18	17
死亡	21	17	死亡	21	17

mRS[b]	プラセボ	t-PA	GOS[c]	プラセボ	t-PA
0〜1	26	39	1	32	44
2〜3	25	21	2	22	17
4〜5	27	23	3〜4	25	22
死亡	21	17	死亡	21	17

[a] NIHSS(National Institutes of Health Stroke Scale),mRS(modified Rankin Scale),GOS(Glasgow Outcome Scale)は,スコアが低いほど良好なアウトカムを示し,BI(Barthel Index)はその逆である。
[b] 第 35 章の表 35.1 を参照のこと。
[c] 第 8 章の表 8.1 を参照のこと。

批判と制限事項:追跡調査では,出血率や死亡率が,NINDS 試験パート 1 およびパート 2 の結果よりも,高いものもあれば低いものもあり,それらはプロトコル逸脱に起因する[2-4]。より早期の治療(90 分未満)の潜在的な有効性は,最初の報告で

は明らかでなかった。

関連研究と有用情報：

- ECASS Ⅲ（European Cooperative Acute Stroke Study Ⅲ）試験では，脳卒中発症後 4.5 時間以内のアルテプラーゼ静注による血栓溶解療法が，わずかながらも有効であると示された。
- 発症後 1.5 時間以内に治療された患者で最も良好な転帰を得られる可能性が高いと，複数の研究で結論づけられている[5,6]。
- 2013 年の米国救急医学会（American College of Emergency Physicians）のガイドラインでは，「NINDS（National Institute of Neurological Disorders and Stroke）試験の選択・除外基準を満たした急性期虚血性脳卒中患者に対しては，機能予後の改善のため，t-PA を静注すべきであり，発症から 3 時間以内であれば治療できる」をレベル A のエビデンスとした[7]。

要点と結果による影響： 本研究は，3 か月後の臨床転帰が改善し，虚血性脳卒中に対する静脈内血栓溶解療法の効果が示された，初めての臨床試験である。本研究は，神経内科医に急性期虚血性脳卒中治療の確固たる根拠を与え，急性期脳卒中症例の評価と治療の緊急性を確固たるものにした。

臨床症例 　発症後 3 時間以内の急性期虚血性脳卒中に対する t-PA 静注

症例病歴：

　高血圧症，脂質異常症，糖尿病の既往があり，冠動脈疾患に対して 10 日前に冠動脈バイパス術（coronary artery bypass grafting：CABG）を施行した 65 歳男性が，急性発症の左片麻痺と構音障害を呈し，救急診療部を受診した。来院 1 時間前に妻が突然の変化に気づいた。単純頭部 CT では急性の異常所見を認めなかった。左顔面麻痺，左上下肢の筋力低下，中等度の構音障害を認め，NIHSS は 7 点であった。

　30-pack-year［訳者注：pack-year は 1 日の喫煙箱数×喫煙年数］の喫煙歴があり，また機会飲酒していた。常用薬は，アスピリン 325 mg，リシノプリル 10 mg，メトホルミン 500 mg（1 日 2 回），シンバスタチン 40 mg であった。

　本研究の結果に基づくと，この患者に t-PA 静注の適応はあるだろうか。

解答例：

　本研究では，2 週間以内の大手術（つまり CABG）を施行した脳卒中患者は除外された。おそらく手術部位からの出血リスクが高まるためと考えられる。そのため，この患者は t-PA 静注の適応とはならない。抗血小板薬の内服は t-PA の禁忌ではない。

文献

1. Tissue plasminogen activator for acute ischemic stroke. The National Institute of Neurological Disorders and Stroke rt-PA Stroke Study Group. *N Engl J Med*. 1995; 333(24): 1581-1587.

2. Lopez-Yunez AM, Bruno A, Williams LS, Yilmaz E, Zurrú C, Biller J. Protocol violations in community-based rT-PA stroke treatment are associated with symptomatic intracerebral hemorrhage. *Stroke*. 2001; 32(1): 12-16.

3. Bravata DM, Kim N, Concato J, Krumholz HM, Brass LM. Thrombolysis for acute stroke in routine clinical practice. *Arch Intern Med*. 2002; 162(17): 1994-2001.

4. Katzan IL, Furlan AJ, Lloyd LE, et al. Use of tissue-type plasminogen activator for acute ischemic stroke: the Cleveland area experience. *JAMA*. 2000; 283(9): 1151-1158.

5. Lees KR, Bluhmki E, von Kummer R, et al. Time to treatment with intravenous alteplase and outcome in stroke: an updated pooled analysis of ECASS, ATLANTIS, NINDS, and EPITHET trials. *Lancet*. 2010; 375(9727): 1695-1703.

6. Marler JR, Tilley BC, Lu M, et al. Early stroke treatment associated with better outcome: the NINDS rt-PA stroke study. *Neurology*. 2000; 55(11): 1649-1655.

7. Physicians ACoE, Neurology AAo. Clinical Policy: Use of intravenous tPA for the management of acute ischemic stroke in the emergency department. *Ann Emerg Med*. 2013; 61(2): 225-243.

急性期虚血性脳卒中後 3 ～ 4.5 時間での静脈内血栓溶解療法

35 ECASS Ⅲ試験

IV Thrombolysis 3 to 4.5 Hours after an Acute Ischemic Stroke

Michael E. Hochman

脳卒中発症後 3 ～ 4.5 時間でのアルテプラーゼ投与により，わずかだが有意な臨床転帰の改善した。

—— Hacke et al.[1]

研究課題：急性期虚血性脳卒中発症後 3 時間以内のアルテプラーゼ静注による血栓溶解療法の有効性はすでに確立された。しかし，脳卒中発症後 3 ～ 4.5 時間にアルテプラーゼを投与した場合には有効だろうか[1]。

研究資金提供：Boehringer Ingelheim 社

研究開始：2003 年

研究発表：2008 年

研究実施場所：欧州の 100 を超える施設

研究対象：発症後 3 ～ 4.5 時間に受診した 18 ～ 80 歳の急性期虚血性脳卒中患者

研究除外対象：頭部 CT あるいは MRI で頭蓋内出血を認める患者，発症時刻が不明な者，過去 3 か月以内の大手術あるいは外傷歴のある者，収縮期血圧が 185 mmHg を超えるあるいは拡張期血圧が 110 mmHg を超える者，抗凝固薬内服中の患者，脳卒中と糖尿病の両方の既往がある患者。さらに，NIHSS（National Institutes of Health Stroke Scale）[2] スコアが 25 点よりも大きいと定義される「重症脳卒中」あるいは「中大脳動脈領域の 1/3 を超える脳卒中」の患者は，潜在的に出血性転化のリスクが高いと考えられるため除外された。

被験者数：821人

研究概要：研究デザインの概要については図35.1を参照のこと。

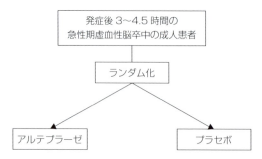

図35.1 研究デザインの概要

介入内容：アルテプラーゼ群の患者は，アルテプラーゼ0.9 mg/kg（最大90 mg）を静注された。プラセボ群の患者は，プラセボを静注された。研究薬剤投与後24時間以内のヘパリンの静注および抗凝固薬やアスピリンの経口投与は禁止された。しかし，予防量［訳者注：深部静脈血栓症の予防］のヘパリンあるいは低分子ヘパリンは許容された。

経過観察：90日

エンドポイント（評価項目）：
　一次アウトカム：mRS (modified Rankin Scale)[3]（表35.1)で障害
　二次アウトカム：4つの独立した障害尺度〔BI (Barthel Index), mRS, GOS (Glasgow Outcome Scale), NIHSS〕からなる包括的障害尺度による評価，頭蓋内出血，死亡

表35.1　modified Rankin Scale (mRS)[a]

スコア	説明
0	無症状
1	通常の活動はすべて行うことができる
2	「以前の活動がすべて行えるわけではないが，自分の身の回りのことは介助なしに行うことができる」
3	「何らかの介助を要するが，歩行は介助なしに行うことができる」

4	「歩行および身体的要求に介助を要する」
5	「寝たきり，失禁状態，常に看護と見守りを要する」
6	死亡

[a] http://www.strokecenter.org/trials/scales/rankin.html より引用。

結果

- 脳卒中発症から研究薬剤投与までの平均時間は，3時間59分であった。
- 包括的障害尺度におけるアルテプラーゼの有効性に対するオッズ比は1.28（95%信頼区間，1.00 ～ 1.65）であった（**表35.2**）。

表35.2　ECASS Ⅲ試験の主要結果のまとめ

評価項目	アルテプラーゼ群	プラセボ群	P 値
mRS での良好な転帰（0 か 1 点）	52.4%	45.2%	0.04
死亡率	7.7%	8.4%	0.68
頭蓋内出血	27.0%	17.6%	0.001
症候性頭蓋内出血	2.4%	0.2%	0.008

批判と制限事項：本研究の施設を含む多くの救急診療部では，どの患者が血栓溶解療法の適応があるかを素早く決定し，速やかに治療することができる。しかしながら「ごく一般的な」診療現場では，急性期脳卒中患者に対して，ただちに血栓溶解療法を施行することは依然として困難である。本研究における患者のNIHSS平均スコアが，NINDS（National Institute of Neurological Disorders and Stroke）試験[4]などの過去の研究に比べて低いことは特筆すべきで，頭蓋内出血を合併する可能性が低い集団の選択に役立つかもしれない。80歳を超える，脳卒中既往のある糖尿病患者など，その他の除外された併存疾患に関しても，潜在的な合併症発生率の低下に対して寄与している可能性がある。

関連研究と有用情報：

- NINDS試験は，発症後3時間以内の急性期虚血性脳卒中に対するアルテプラーゼの有効性を示した[4]が，その他の研究では，発症後6時間以内の血栓溶解療法の有効性を示せなかった[5-7]。
- 発症後4.5時間以内の血栓溶解療法を有効とみなせることは事実だが，最初の

1.5 時間以内に治療された患者において最も良好な結果が得られるようだ[8]。

要点と結果による影響：ECASS（European Cooperative Acute Stroke Study）Ⅲ試験は，脳卒中発症後 4.5 時間以内のアルテプラーゼ投与による血栓溶解療法がわずかながら効果的であることを確立した。とはいえ，最初の 1.5 時間以内に投与された患者が最も良好な結果であった。

臨床症例　急性期虚血性脳卒中に対する血栓溶解療法

症例病歴：

　構音障害と右上肢の筋力低下をきたしたところを自宅で娘に発見された 60 歳の女性が，救急診療部に搬送された。その女性は，救急診療部到着の約 2 時間半前に体調が優れず娘に電話したが，電話のちょうど 1 時間前に症状が出現していたことは確かだという。

　診察上，バイタルサインは問題なかった。構音障害および右上肢の筋力低下を呈した。CT では，左島回を巻き込む早期虚血性変化の可能性を認めたが，出血はなかった。この時点で，発症から 4 時間が経過していた。ECASS Ⅲ試験の結果に基づくと，この患者に血栓溶解療法を施行すべきだろうか。

解答例：

　ECASS Ⅲ試験は，脳卒中発症後 4.5 時間以内のアルテプラーゼ投与による血栓溶解療法がわずかながら有効であることを確立した。本患者は，現在発症後 4 時間経過しており，CT で出血所見および明らかで広範な脳卒中を認めなかった。したがって，すみやかな治療が可能であれば，血栓溶解療法を受けるべきである。

文献

1. Hacke W, Kaste M, Blukmki E, et al. Thrombolysis with alteplase 3 to 4.5 hours after acute ischemic stroke. *N Engl J Med.* 2008; 359(13): 1317–1329.

2. More information available at: http://www.strokecenter.org/trials/scales/nihss.html.

3. Bonita R, Beaglehole R. Modification of Rankin Scale: Recovery of motor function after stroke. *Stroke.* 1988; 19(12): 1497–1500.

4. The National Institute of Neurological Disorders and Stroke rt–PA Stroke Study Group. Tissue plasminogen activator for acute ischemic stroke. *N Engl J Med.* 1995; 333(24): 1581–1587.

5. Hacke W, Kaste M, Fieschi C, et al. Intravenous thrombolysis with recombinant tissue plasminogen activator for acute hemispheric stroke: the European Cooperative Acute Stroke Study (ECASS). *JAMA.* 1995; 274: 1017–1025.

6. Hacke W, Kaste M, Fieschi C, et al. Randomised double–blind placebo–controlled trial of thrombolytic therapy with intravenous alteplase in acute ischaemic stroke (ECASS II): Second

European-Australian Acute Stroke Study Investigators. *Lancet*. 1998; 352: 1245-1251.

7. Clark WM, Wissman S, Albers GW, et al. Recombinant tissue-type plasminogen activator (alteplase) for ischemic stroke 3 to 5 hours after symptom onset: the ATLANTIS Study: a randomized controlled trial: Alteplase Thrombolysis for Acute Noninterventional Therapy in Ischemic Stroke. *JAMA*. 1999; 282: 2019-2026.

8. Hacke W, Donnan G, Fieschi C, et al. Association of outcome with early stroke treatment: pooled analysis of ATLANTIS, ECASS, and NINDS rt-PA stroke trials. *Lancet*. 2004; 363: 768-774.

35

急性期虚血性脳卒中後3〜4.5時間での静脈内血栓溶解療法

急性期虚血性脳卒中に対する血管内治療，パートⅠ（動脈内血栓溶解療法）

PROACT Ⅱ 試験

Endovascular Therapy for Acute Ischemic Stroke, Part Ⅰ (Intra-arterial Thrombolysis)

Allison Arch, David Y. Hwang

発症から 6 時間以内の中大脳動脈閉塞による急性期虚血性脳卒中に対する組換えプロウロキナーゼ動脈内投与による治療は，90 日後の臨床転帰を大きく回復させた。

— The PROACT investigators[1]

研究課題： 中大脳動脈(middle cerebral artery：MCA)閉塞による急性期脳卒中の患者に対する組換えプロウロキナーゼ(recombinant prourokinase：r-proUK)動注とヘパリン静注の併用は，ヘパリン静注単独と比較して有効かつ安全か[1]。

研究資金提供： Abbott 社

研究開始： 1996 年

研究発表： 1999 年

研究実施場所： 北米の 54 施設

研究対象： 18 ～ 85 歳で，MCA 領域の神経学的巣症状を有し，脳卒中症状の発生から 6 時間以内に治療を受けられ，NIHSS(National Institutes of Health Stroke Scale) スコアが最低 4 点であった患者。診断的脳血管造影で，マイクロカテーテルの安全な経路が得られる，MCA の M1 または M2 に血栓が認められる者。

研究除外対象： NIHSS が 30 点を超える患者，神経学的徴候の急速な改善，最近の脳卒中・手術・出血の既往または頭部 CT で現在出血あるいは脳腫瘍がある患者，

ベースラインのプロトロンビン時間-国際標準化比(prothrombin time-international normalized ratio：PT-INR)が1.7を超える，活性化部分トロンボプラスチン時間(activated partial thromboplastin time：aPTT)が基準値の1.5倍を超える，血圧が180/100 mmHgを超える，造影剤を用いた血管造影ができなかった患者

被験者数：180人(121人が介入群，59人が対照群)

研究概要：研究デザインの概要については図36.1を参照のこと。

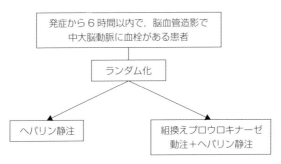

図36.1 研究デザインの概要

介入内容：発症から6時間以内に介入可能であったすべての脳卒中患者で診断的脳血管造影が行われた。MCAのM1またはM2に血栓を認められた患者は，9 mgのr-proUK動注(4.5 mgを連続2回)およびヘパリン静注の群，またはヘパリン静注のみの群にランダム化された。

経過観察：90日

エンドポイント(評価項目)：
　一次アウトカム：治療から90日時でmRS (modified Rankin Scale)で2点以下である患者の割合
　二次アウトカム：治療から90日時でNIHSSが1点以下を達成している患者の割合，TIMI (Thrombolysis in Myocardial Infarction)分類でグレード2または3 (表36.1)と定義された部分的または完全な血管造影上の再灌流の割合，ベースラインのNIHSSから90日時に50％の減少を達成している患者の割合，治療から24時間以内の神経学的増悪を伴う出血性変化，処置合併症，死亡率

表 36.1　TIMI 分類：灌流のスコアリングシステム[a]

TIMI 分類	説明
グレード 0	灌流なし：閉塞部を越えてのいかなる順行性血流もない
グレード 1	穿通はあるが灌流なし：閉塞部を越えるかすかな順行性血流はあるが，末梢側血管床への血流は十分でない
グレード 2	部分的再灌流：遅延したあるいは緩やかな順行性血流であるが，遠位部までの完全な血流がある
グレード 3	正常な血流：末梢側血管床への完全な血流がある

[a] もとは経皮的冠動脈形成術における冠血管血流評価のレベルに準じている。

結果

- 再灌流率（TIMI 分類でグレード 2 または 3）は r-proUK 群で 66%，対照群で 18%であった（表 36.2）。
- 24 時間以内の，神経学的増悪を伴う頭蓋内出血は r-proUK 群が 10%，対照群が 2%であった。
- 神経学的な症状の悪化は r-proUK 群で 1%，対照群で 0%であった。

表 36.2　PROACT II 試験の主要結果のまとめ

アウトカム （90 日の経過観察）	r-proUK 群 （$N=121$）	対照群 （$N=59$）	絶対差	P 値
mRS ≤ 2	40%	25%	15%	0.04
NIHSS ≥ 50%低下	50%	44%	6%	0.46
NIHSS ≤ 1	18%	12%	6%	0.30
死亡率	25%	27%	− 2%	0.80

批判と制限事項：本研究では，動脈内血栓溶解療法およびヘパリン静注の併用と，ヘパリン静注単独を比較した。しかし，急性期虚血性脳卒中の標準的治療はヘパリン静注ではない。1 人の患者のみが脳卒中症状から 3 時間以内での治療を受けられており，本研究が実施された時点での動脈内治療についての現場での時間的な課題を目立たせている。さらに，r-proUK 注射時間も 2 時間かかった。最初の用量の投与で再灌流したかどうかにかかわらず，2 度目の 4.5 mg の r-proUK は必ず投与されていた。他の多施設ランダム化試験での静脈内血栓溶解療法と比較して PROACT II （Prolyse in Acute Cerebral Thromboembolism II）試験では頭蓋内出血率が高

かった（10.2％）。ベースラインでの脳卒中の重症度も高かった（NIHSS の中央値は PROACT II 試験では 17 点，NINDS 試験[2]では 14 点であった）。

関連研究と有用情報：

● r-proUK 動注は介入を行う大半の神経放射線医にとって好まれず，また現在利用されない選択肢ではあるが，PROACT II 試験は急性期脳卒中に対する動脈内治療に関する最初の多施設ランダム化比較試験であることから歴史的に重要である。PROACT II 試験以降に，新世代の機械的血栓除去装置による再灌流率がいくつか報告された[3-5]。しかし，1999 ～ 2013 年まで，PROACT II 試験は真の対照群と臨床転帰のデータを有する，ただ 1 つの重要な脳卒中介入研究であり続けた。

● 注目すべき点は，本研究での成功にもかかわらず，症候性頭蓋内出血の発症率の高さが考慮され，本研究は FDA による r-proUK 動注の承認を得るには十分でなかった。

● これに続く臨床試験では，急性期脳卒中に対する静脈内とそれに続く動脈内血栓溶解療法の効果と安全性について検討されてきた。それらの結果は，再灌流率の改善に加えて，概して併用療法の実現可能性を示している。臨床転帰の総合的な改善についてはより変動がみられた[6-9]。

● 適格である患者に対しては，急性期虚血性脳卒中の現在の標準的な治療は組換えプラスミノーゲン活性化因子であるということは再度強調するに値する。ヘパリンおよび他の抗凝固薬は，静脈内・動脈内いずれの投与経路であっても急性期脳卒中に対する標準的な治療ではない[10]。

要点と結果による影響：PROACT II 試験は発症後 6 時間以内の MCA 閉塞による急性期脳卒中患者に対する動脈内血栓溶解療法の臨床的有効性を示した最初のランダム化試験であり，種々の動脈内治療アプローチの効果を検討する急性期脳卒中研究の時代への道を開き，急性期の治療可能時間を拡大させた。PROACT II 試験の思いがけない結果として，米国卒後医学教育認定評議会（Accreditation Council for Graduate Medical Education：ACGME）の承認に基づく，介入を行う神経内科医のトレーニングコースがあった。研究発表の時点で，PROACT II 試験は脳卒中の治療ウインドウを拡大し，（動脈内血栓溶解単独治療に取って代わった）今日の機械的血栓除去装置の発展へ直接的に導いた。事実，最初に FDA に承認された脳卒中用の血栓除去デバイス（Merci Retriever®）は PROACT II 試験のデータを歴史的対照群として使用した。

臨床症例 | 急性期虚血性脳卒中に対する血管内治療

第 39 章の最後を参照のこと。

文献

1. Furlan A, Higashida R, Wechsler L, et al. Intra-arterial prourokinase for acute ischemic stroke. The PROACT II study: a randomized controlled trial. Prolyse in Acute Cerebral Thromboembolism. *JAMA*. 1999; 282(21): 2003-2011.

2. Tissue plasminogen activator for acute ischemic stroke. The National Institute of Neurological Disorders and Stroke rt-PA Stroke Study Group. *N Engl J Med*. 1995; 333(24): 1581-1587.

3. Smith WS, Sung G, Starkman S, et al. Safety and efficacy of mechanical embolectomy in acute ischemic stroke: results of the MERCI trial. *Stroke*. 2005; 36(7): 1432-1438.

4. Investigators PPST. The penumbra pivotal stroke trial: safety and effectiveness of a new generation of mechanical devices for clot removal in intracranial large vessel occlusive disease. *Stroke*. 2009; 40(8): 2761-2768.

5. Smith WS, Sung G, Saver J, et al. Mechanical thrombectomy for acute ischemic stroke: final results of the Multi MERCI trial. *Stroke*. 2008; 39(4): 1205-1212.

6. Lewandowski CA, Frankel M, Tomsick TA, et al. Combined intravenous and intra-arterial r-TPA versus intra-arterial therapy of acute ischemic stroke: Emergency Management of Stroke (EMS) Bridging Trial. *Stroke*. 1999; 30(12): 2598-2605.

7. Investigators IS. Combined intravenous and intra-arterial recanalization for acute ischemic stroke: the Interventional Management of Stroke Study. *Stroke*. 2004; 35(4): 904-911.

8. Wolfe T, Suarez JI, Tarr RW, et al. Comparison of combined venous and arterial thrombolysis with primary arterial therapy using recombinant tissue plasminogen activator in acute ischemic stroke. *J Stroke Cerebrovasc Dis*. 2008; 17(3): 121-128.

9. Flaherty ML, Woo D, Kissela B, et al. Combined IV and intra-arterial thrombolysis for acute ischemic stroke. *Neurology*. 2005; 64(2): 386-388.

10. Jauch EC, Saver JL, Adams HP, et al. Guidelines for the early management of patients with acute ischemic stroke: a guideline for healthcare professionals from the American Heart Association/ American Stroke Association. *Stroke*. 2013; 44(3): 870-947.

急性期虚血性脳卒中に対する血管内治療，パートⅡ（静脈内血栓溶解療法後）

37 IMS Ⅲ試験

Endovascular Therapy for Acute Ischemic Stroke, Part Ⅱ (After IV Thrombolysis)

Matthew D. Kalp, David Y. Hwang

IMS Ⅲ試験は，いずれの治療も脳卒中発症後ごく早期に開始できる場合に，新しい血管内装置が静脈内血栓溶解療法に付加的な利益をもたらすかどうかについてのランダム化試験の予備的データを提供している。
—— Marc Chimowitz（付随エディトリアル）[1]

研究課題：急性期虚血性脳卒中に対して組織プラスミノーゲン活性化因子（tissue plasminogen activator：t-PA）静注を受けた患者は追加の血管内治療も受けるべきか[2]。

研究資金提供：米国国立衛生研究所（National Institutes of Health：NIH），米国国立神経疾患・脳卒中研究所（National Institute of Neurological Disorders and Stroke），Genentech 社，EKOS 社，Concentric Medical 社，Cordis Neurovascular 社，Boehringer Ingelheim 社

研究開始：2006 年

研究発表：2013 年

研究実施場所：米国，カナダ，オーストラリア，欧州の 58 施設

研究対象：18 〜 82 歳の急性期虚血性脳卒中で，発症から 3 時間以内に t-PA 静注を受けた患者のうち，NIHSS（National Institutes of Health Stroke Scale）が 10 点以上か，あるいは 8 〜 9 点で CT 血管造影（CT angiography：CTA）において中大脳動脈の最初の部分（M1）・内頸動脈・脳底動脈のいずれかに閉塞を認めた者

研究除外対象：急性期脳卒中で t-PA 静注を受けなかった患者，脳卒中発症時のけいれん，継続的な血液透析，血糖値が 400 mg/dL を超える，CT で大領域にわたる脳卒中が確認される患者。重要な点としては，CTA における主幹動脈閉塞の欠如は，研究の 5 番目および最終のプロトコルでのみ使用されている。

被験者数：656 人

研究概要：研究デザインの概要については図 37.1 を参照のこと。

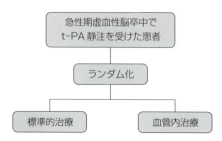

図 37.1　研究デザインの概要

介入内容：すべての患者は急性期虚血性脳卒中に対して t-PA 静注を受けた。t-PA 静注開始の 40 分以内に，患者は t-PA 静注単独群と t-PA 静注および血管内治療の併用群にランダム化された。血管内治療併用群の患者は t-PA 静注を 40 分の時点で中止されたが，5 番目の研究プロトコルでは t-PA 静注を 60 分間にわたって行われた。この時点で，全量の t-PA 静注に続く血管内治療の安全性データが得られるようになった。併用群の患者はカテーテル血管造影を受け，治療可能な閉塞がある場合は血管内治療を受けた。血管内治療の選択肢としては，血栓除去 (Merci Retriever®, Penumbra System®, Solitaire™ FR revascularization device) または t-PA の血管内投与 (Micro-Sonic SV™ infusion system また標準的カテーテル) があり，現場で介入を行う神経内科医が選択した。すべての手技は脳卒中発症後 5 時間以内に開始し，7 時間以内に完了された。

経過観察：90 日

エンドポイント（評価項目）：
　一次アウトカム：mRS (modified Rankin Scale) で 2 点以下
　二次アウトカム：TICI (Thrombolysis in Cerebral Infarction) で測定された再灌流率（グレード 0 ～ 3 があり，グレード 3 は閉塞動脈の完全な再灌流），死亡，脳内出血，脳内以外の出血による主要な合併症，脳卒中再発，装置あるいは手技による合併症

結果

● 本研究は無益であったため早期に中止された。mRS が 2 点以下の患者の割合は，血管内治療併用群で 40.8％，t-PA 静注単独群で 38.7％と，両群で有意な差はなかった。調整された両群間の絶対差は 1.5％（95％信頼区間：−6.1 〜 9.1）であった（表 37.1）。

● 同様に，全体の mRS の分布は，所定のサブグループである NIHSS が 20 点以上の患者と NIHSS が 19 点以下の患者の間で統計学的有意差はなかったが，重篤な脳卒中のサブグループでは，血管内治療の併用がより良好なアウトカムにつながる傾向にあった（$P = 0.06$）。

● 重要なこととして，血管内治療併用群での TICI がグレード 2b または 3（すなわち少なくとも半分の閉塞血管の部分的再灌流）に至った患者の全数は，M1 閉塞で 44％，内頸動脈終末部閉塞で 38％のみであった。

表 37.1　IMS Ⅲ試験の安全性評価項目のまとめ

アウトカム	t-PA 後の血管内治療	t-PA 単独	P 値
7 日以内の死亡	12％	10.8％	0.57
30 日以内の死亡	19.1％	21.6％	0.52
症候性脳内出血	6.2％	5.9％	0.83
無症候性脳内出血	27.4％	18.9％	0.01
くも膜下出血	11.5％	5.8％	0.02
脳室内出血	6.5％	4.8％	0.40
主要な合併症	3.0％	2.3％	0.55
脳卒中再発	5.1％	6.3％	0.54

批判と制限事項：多くの脳卒中専門家たちは，その基準を満たす患者を血管内治療を受けないようなランダム化を良しとしなかったため，IMS（Interventional Management of Stroke）Ⅲ試験は完了に 5 年を要した。これは，血管内治療が望ましい候補者を研究から除外することにより，選択バイアスに寄与したかもしれない。

IMS Ⅲ試験に参加した患者のうち 47％のみが t-PA による治療の前に CTA を施行された。NIHSS が 10 〜 19 点の患者のうちかなりの割合が，t-PA 静注を受けた後に血管内治療の適応になる動脈閉塞はなかったかもしれない。IMS Ⅲ試験で血管内治療併用群に割り付けられた患者のうち 100 人（24％）は，実際には t-PA 静注後

にさまざまな理由（早期の臨床的な改善あるいは増悪，血管造影で血栓がない，技術的失敗）で血管内治療を受けていない。

血管内治療併用群のうち 14 ％は ASPECTS（Alberta Stroke Program Early CT Score）が 4 点以下であり，これらの患者ではすでに不可逆的な広範領域の梗塞が生じていた可能性を意味する[3]。ASPECTS は単純 CT における MCA 領域の虚血性脳卒中の程度を判定するための 10 点のスケールであり，10 点が正常で 0 点が MCA 領域全体にわたる早期の虚血性変化を表す。

IMS Ⅲ試験が登録に数年を要した間，技術は急速に変化していたため，血管内治療に使用された装置は終了時にはもはや「最先端」ではなかった。より新たなステント回収装置を FDA が認可し，研究で使用されるようになったのが無益性のために研究が中止される直前であったため，この装置で治療を受けたのはごく少数の患者のみであった。大部分の患者では，より古い Merci Retriever® のような装置や t-PA 動注が使用された。

関連研究と有用情報：

- IMS Ⅲ試験発表時の付随エディトリアルでは，血管内治療を受けたサブグループで脳卒中発症後 2 時間以内に t-PA 静注を受けた患者と t-PA 静注から 90 分以内に手技（血管内治療）を受けた患者は，有益な結果であった可能性（統計学的には有意ではないが）が指摘されている[1]。
- IMS Ⅲ試験の所定の 12 か月での結果のデータでは，NIHSS が 19 点を超える患者に対する血管内治療は有意に有益であるという結果が明らかになった[4]。
- IMS Ⅲ試験で t-PA 治療に先立って CTA が施行された患者についての事後解析では，90 日後の血管内治療の潜在的な有益性のエビデンスがあり（$P = 0.01$），これは内頸動脈終末部閉塞の患者で最も顕著であった[5]。

要点と結果による影響：IMS Ⅲ試験は，急性期虚血性脳卒中に対する t-PA 静注および血管内治療の併用療法と t-PA 静注単独療法に関して，90 日後の機能予後についての有益性を示せなかった。安全性評価項目，特に死亡と症候性脳内出血は大部分は両群で同様であった。主にステント回収装置を使用し，より慎重な患者登録基準を用いたような最近の研究では，ある種の脳卒中患者への血管内治療の有益性を示しているが，IMS Ⅲ試験は研究結果に対する臨床研究デザインに影響を与える画期的な治験および事例研究であり続けている。

臨床症例　**急性期虚血性脳卒中に対する血管内治療**

第 39 章の最後を参照のこと。

文献

1. Chimowitz MI. Endovascular treatment for acute ischemic stroke — still unproven. *N Engl J Med*. 2013; 368: 952-955.

2. Broderick JP, Palesch YY, Demchuk AM, et al. Endovascular therapy after intravenous t-PA versus t-PA alone for stroke. *N Engl J Med*. 2013; 368: 893-903.

3. Hill MD, Demchuk AM, Goyal M. Alberta Stroke Program early computed tomography score to select patients for endovascular treatment: Interventional Management of Stroke (IMS)-III Trial. *Stroke*. 2014; 45: 444-449.

4. Palesch YY, Yeatts SD, Tomsick, TA, et al. Twelve-month clinical and quality-of-life outcomes in the Interventional Management of Stroke III Trial. *Stroke*. 2015; 46(5): 1321-1327. doi: 10.1161/STROKEAHA.115009180.

5. Demchuk AM, Goyal M, Yeatts SD, et al. Recanalization and clinical outcome of occlusion sites at baseline CT angiography in the Interventional Management of Stroke III Trial. Radiology 2014; 273: 202-210.

急性期虚血性脳卒中に対する血管内治療，パートⅢ（患者選択に神経画像を使用）

MR RESCUE 試験

Endovascular Therapy for Acute Ischemic Stroke, Part Ⅲ (Using Neuroimaging to Select Patients)

Matthew D. Kalp, David Y. Hwang

ischemic-penumbra 仮説（虚血性ペナンブラ）［訳者注：梗塞巣の周囲に，まだ梗塞に陥っていない，可逆的で不完全な虚血領域 (ischemic-penumbra) があるとする仮説］を検証した MR RESCUE 試験は，サンプルサイズの小ささと，より効果的でない血栓除去装置の使用という制約があった。生存可能な脳組織を識別するための高精度の灌流画像が確立されたら，この仮説を再検証するため，新しい装置を用いたランダム化試験が必要となるだろう。

—— **Mark Chimowitz**（付随エディトリアル）[1]

研究課題：神経画像は，血管内機械的塞栓除去術によって臨床転帰が改善する可能性がより高い急性期脳卒中患者を識別できるか[2]。

研究資金提供：米国国立神経疾患・脳卒中研究所(National Institute of Neurological Disorders and Stroke)

研究開始：2004 年

研究発表：2013 年

研究実施場所：北米の 22 施設

研究対象：発症から 8 時間以内で，MR 血管造影あるいは CT 血管造影で前方循環系の大血管近位部（内頚動脈の遠位部，中大脳動脈の M1 あるいは M2）の閉塞で，NIHSS (National Institutes of Health Stroke Scale) が 6 ～ 29 点の 18 ～ 85 歳の患者

研究除外対象：MRI の禁忌(すなわち，ペースメーカー)，急性頭蓋内出血，昏睡，ランダム化前の急速な神経症状の改善，神経学的評価・機能評価・画像評価を混乱させうる身体疾患や精神神経学的疾患の既往，妊娠，造影剤アレルギー，内頸動脈近位部閉塞，総頸動脈近位部の 67％ を超える狭窄，動脈解離，プロトロンビン時間−国際標準化比 (prothrombin time-international normalized ratio：PT-INR) が 3.0 を超える，部分トロンボプラスチン時間が基準値の 3 倍を超える，腎不全の患者

被験者数：118 人

研究概要：研究デザインの概要については図 38.1 を参照のこと。

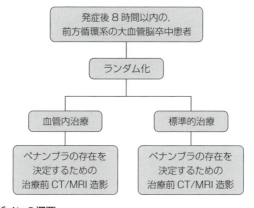

図 38.1　研究デザインの概要

介入内容：治療群によらず，すべての患者で頭部のマルチモード CT あるいは MRI (灌流画像) を施行し，治療効果を期待できるペナンブラ型か非ペナンブラ型かを階層化した。「治療効果の期待できないペナンブラ」型は，可視化された梗塞領域が 90 mL を超える，または脳梗塞に陥るリスクがあると想定される灌流域の 70％ を超えているものと定義された。機械的塞栓除去群の患者は，Merci Retriever® か Penumbra System® あるいはその両方により t-PA 動注を第 2 選択として治療された。患者が機械的塞栓除去群に割り付けられた際も，t-PA 静注による治療は除外しなかった。

経過観察：90 日

エンドポイント(評価項目)：
　一次アウトカム：治療群間での治療前の神経画像上のペナンブラ型と mRS

(modified Rankin Scale)の全スコア(0 〜 6 点)との相互関係

二次アウトカム：mRS の平均値と中央値，mRS が 0 〜 2 点の割合，TICI (Thrombolysis in Cerebral Infarction)でのグレード 2a 〜 3（全末梢血管床の少なくとも一部の再灌流）に基づく部分的血管再灌流の評価，7 日目の再灌流(MRI で 90 ％を超える灌流域の改善)，有害事象，死亡率

結果

● 神経画像上で治療効果を期待できるペナンブラ型と非ペナンブラ型の患者群間における 90 日後の mRS の分布の差異は，血管内治療群と標準的治療群とで統計学的に同等であった（平均差 0.88, $P = 0.14$）。

● 全体として，標準的治療群と血管内治療群との間で（神経画像の結果にかかわらず），90 日後の平均 mRS スコアにおいて，アウトカムの有意な差を認めなかった（3.9 対 3.9, $P = 0.99$）（表 38.1）。

表 38.1 MR RESCUE 試験の主要結果のまとめ

アウトカム	塞栓除去術・ペナンブラ型	標準的治療・ペナンブラ型	塞栓除去術・非ペナンブラ型	標準的治療・非ペナンブラ型	P 値
部分的 / 完全な血管再灌流	67%	93%	77%	78%	0.13
7 日目の再灌流	57%	52%	37%	50%	0.59
最終的な梗塞容積の中央値(mL)	58.1	37.3	172.6	217.1	<0.001
90 日後の平均 mRS	3.9	3.4	4.0	4.4	0.23
90 日後の mRS が 0〜2 点の割合	21%	26%	17%	10%	0.48
死亡率	18%	21%	20%	30%	0.75
症候性出血	9%	6%	0%	0%	0.24

研究制限事項：本研究は，四元分析を行うにはサンプルサイズが小さいうえ，22 施設で 2004 〜 2011 年で 118 患者しか登録できず，1 施設あたり 8 か月ごとに 1 人と登録率の低さに苦しんだ。この登録率の低さは，FDA にすでに承認されて利用可能な血管内治療装置を使用するかしないかという状況で，施設研究者間でのランダム化の平衡を保つことが困難であったことに起因するものであった。

本研究における「部分的な」血管再灌流の定義である TICI グレード 2a 〜 3 は，非常におおまかであった。より厳密な定義である TICI グレード 2b 〜 3〔（たとえゆっくりであっても）閉塞部より末梢の血管床すべてが再灌流となる〕を採用すると再灌流率はたかだか 27％となる。本研究では，第 1 世代の血管内治療装置が使用されており，新しいステント型の血栓回収装置に比べると再灌流率は低い[3,4]。90 日後の mRS が 2 点以下で定義される良好な臨床転帰は，IMS Ⅲ試験では 42％であったのに対し，本研究の血管内治療群ではたった 19％であった。これは IMS Ⅲ試験において登録期間が短かったこと，および登録／除外基準が異なったことが一因である。

関連研究と有用情報：

● 治療効果が期待できるペナンブラ画像を定義するための適切な梗塞の大きさのカットオフ値について議論されている。MR RESCUE（Mechanical Retrieval and Recanalization of Stroke Clots Using Embolectomy）試験では梗塞巣のカットオフ値が 90 mL であったのに対し，50 mL までに抑えるべきであると主張する施設もあった[5]。

● 血管内治療が有効であるとする新たなランダム化試験に先立ち，多施設 DEFUSE 2（Diffusion and perfusion imaging Evaluation For Understanding Stroke Evolution 2）試験では，治療効果が期待できるペナンブラ型（拡散制限領域が 70 mL 未満）および期待できないペナンブラ型（70 mL を超える）のそれぞれに血管内治療を施行した群と，血管内治療を施行しない治療群とで臨床転帰が比較された。その結果，治療効果が期待できるペナンブラ型の患者群で，臨床転帰において有意な効果が得られた[6]。

要点と結果による影響：MR RESCUE 試験は，血管内治療が有効である可能性が高い脳卒中患者の識別のため，高度な神経画像の活用を試みた。血管内治療が有益であることを示す新たな治験を再検討するなかで，MR RESCUE 試験は，選択バイアス，ペナンブラを定義する際の閾値，治療までの時間，再灌流率が，いかに脳卒中研究の結果に影響を及ぼしうるかについての症例研究となっている。

| 臨床症例 | 急性期虚血性脳卒中に対する血管内治療 |

　第 39 章の最後を参照のこと。

文献

1. Chimowitz MI. Endovascular treatment for acute ischemic stroke — still unproven. *N Engl J Med.* 2013; 368: 952–955.
2. Kidwell CS, Jahan R, Gornbein J, et al. A trial of imaging selection and endovascular treatment

for ischemic stroke. *N Engl J Med.* 2013; 368: 914-923.

3. Nogueira RG, Lutsep HL, Gupta R, et al. Trevo versus Merci retrievers for thrombectomy revascularisation of large vessel occlusions in acute ischaemic stroke (TREVO2): a randomised trial. *Lancet.* 2012; 380: 1231-1240.

4. Saver JL, Jahan R, Levy EI, et al. Solitaire flow restoration device versus the Merci Retriever in patients with acute ischaemic stroke (SWIFT): a randomised, parallel-group, non-inferiority trial. *Lancet.* 2012; 380: 1241-1249.

5. Yoo AJ, Chaudhry ZA, Nogueira RG, et al. Infarct volume is a pivotal biomarker after intra-arterial stroke therapy. *Stroke.* 2012; 43: 1323-1330.

6. Lansberg MG, Straka M, Kemp S, et al. MRI profile and response to endovascular reperfusion after stroke (DEFUSE2): a prospective cohort study. *Lancet Neurol.* 2012; 11: 860-867.

急性期虚血性脳卒中に対する血管内治療，パートⅣ（治験の成功）

MR CLEAN 試験

Endovascular Therapy for Acute Ischemic Stroke, Part Ⅳ (Clinical Trial Success)

Matthew D. Kalp, David Y. Hwang

前方循環系の頭蓋内近位部閉塞が原因の急性期虚血性脳卒中患者において，脳卒中発症後 6 時間以内の動脈内治療は効果的かつ安全である

—— Berkhemer et al.[1]

研究課題：発症後 6 時間以内の動脈内治療は，前方循環系の頭蓋内近位部閉塞による急性期虚血性脳卒中患者にとって有益だろうか[1]。

研究資金提供：オランダ心臓財団（Dutch Heart Foundation），AngioCare 社，Covidien/ev3 社，Medac/Lamepro 社，Penumbra 社

研究開始：2010 年

研究発表：2015 年

研究実施場所：オランダの 16 施設

研究対象：前方循環系における近位部（内頸動脈遠位部，中大脳動脈の M1 および M2，前大脳動脈の A1 および A2）の動脈閉塞が血管画像で確認され，発症後 6 時間以内に動脈内治療を施行できた，18 歳以上の急性期虚血性脳卒中患者〔NIHSS（National Institutes of Health Stroke Scale）：2 点以上〕。

研究除外対象：静脈内血栓溶解療法の標準的な除外基準が用いられた。機械的血栓除去術および動脈内血栓溶解療法に対する特定の基準（頭蓋内出血の既往，4 週間以内の重篤な頭部外傷の既往，臨床または検査上の凝固異常）を満たす患者も除外

された。

被験者数：500人

研究概要：研究デザインの概要については図39.1を参照のこと。

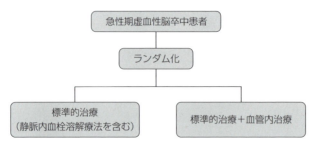

図39.1　研究デザインの概要

介入内容：患者は，動脈内治療（機械的血栓除去術か動脈内血栓溶解療法，または両方とも）および標準的治療の併用群と，標準的治療単独群にランダム化された。いずれの群でも，標準的治療に静脈内血栓溶解療法を含むことはできた。動脈内治療の方法は，介入を行う神経内科医により選択された。アルテプラーゼあるいはウロキナーゼが動脈内血栓溶解治療薬として許可され，最大用量は90 mg/30 mgあるいは120万IU/40万IU（静脈内血栓溶解療法あり/なし）であった。機械的治療の選択肢は，血栓回収，吸引，ワイヤーによる破砕，あるいは回収可能なステントの使用，であった。動脈内治療は，脳卒中発作から6時間以内に開始された。

経過観察：90日

エンドポイント（評価項目）：

一次アウトカム：90日後のmRS (modified Rankin Scale)の分布の変化

二次アウトカム：24時間後および5～7日後（あるいはそれより早い退院時）のNIHSS (National Institutes of Health Stroke Scale)，BI (Barthel index)で測定される機能予後，EQ-5D (EuroQol Group 5-Dimension Self-Report Questionnaire)で測定される90日後の健康に関連した生活の質 (quality of life：QOL)

その他のアウトカム：CT血管造影 (CT angiography：CTA)あるいはMR血管造影 (MR angiography：MRA)で測定される24時間後の動脈再灌流，5～7日後の単純CTでの最終梗塞容積，出血性合併症，虚血性脳卒中の進行，異なる血管支配領域における新規虚血性脳卒中，死亡

結果

- 登録患者の ASPECTS（Alberta Stroke Program Early CT Score）の中央値は 9 点で，ほとんどの患者が最初の頭部 CT で確認できるぐらいの広範な領域の梗塞をきたしていないことを意味した。ASPECTS に関しては第 38 章を参照のこと。
- 治療群の大半の患者が，第 1 選択の治療として，回収可能なステントを用いた血栓除去術を施行された。
- 標準的治療と比べて，動脈内治療では，死亡以外のすべてのカテゴリーにおいて mRS がよい転帰の方向に変化し，調整標準オッズ比は 1.67 であった（95％信頼区間：1.21 ～ 2.30）。

表 39.1　90 日後の mRS の各カテゴリーにおける患者の割合

mRS	血管内治療群（N＝233）	対照群（N＝267）
0（症状なし）	3％	0％
1	9％	6％
2	21％	13％
3	18％	16％
4	22％	30％
5	6％	12％
6（死亡）	21％	22％

表 39.2　MR CLEAN 試験の二次アウトカム

アウトカム	血管内治療群（N＝233）	対照群（N＝267）	効果変数	未修正値（95％信頼区間）
24 時間後の NIHSS	13（6～20）	16（12～21）	標準化偏回帰係数	2.6（1.2～4.1）
5～7 日後あるいは退院時の NIHSS	8（2～17）	14（7～18）	標準化偏回帰係数	3.2（1.7～4.7）
90 日後の BI が 19～20 点	99/215	73/245	オッズ比	2.0（1.3～2.9）
90 日後の EQ-5D	0.69	0.66	標準化偏回帰係数	0.08（0.00～0.15）
経過観察の血管画像で頭蓋内閉塞なし	141/187	68/207	オッズ比	6.27（4.03～9.74）
最終梗塞容積（mL）	49	79	標準化偏回帰係数	20（3～36）

- mRS が 0 ～ 2 点になったのは，動脈内治療を受けた患者では約 33%，標準的治療を受けた患者では 19% であった (**表 39.1**)。
- 重度の有害事象に関しては，治療群間で有意差を認めなかった。
- 治療効果 (mRS の改善) は，年齢，NIHSS，ASPECTS を含むさまざまなサブグループにわたって確認された。
- すべての臨床転帰および画像上の転帰は，動脈内治療で良好であった (**表 39.2**)。

批判と制限事項：血管内治療群の 92% の患者が当初は完全閉塞〔mTICI (modified Thrombolysis in Cerebral Infarction) でグレード 0〕であったため，介入後には 59% しか良好な血流 (mTICI グレード 2b あるいは 3) を認めなかった。一方で，ステント型の血栓回収装置を用いた最近のケースシリーズでは，再灌流率は 80% 以上と報告される[2,3]。本研究では動脈内治療の有益性を示す結果が得られたが，動脈内治療にはリスクがないわけではない。動脈内治療群の 5.6% では，DSA (digital subtraction angiography) で新たな血管領域の塞栓症を呈した。結果が一般化できるかという点も懸念される。MR CLEAN (multicenter randomized clinical trial of endovascular treatment for acute ischemic stroke in the Netherlands) 試験は小国であるオランダの 16 施設で行われ，ほとんどの患者は発症後 30 分以内に受診し，静脈内血栓溶解療法を受けることができた。適切な施設までの距離が遠い国々では，これらの結果はおそらく容易には再現されず，静脈内血栓溶解療法を受けられなかった患者集団に対するさらなる研究が必要である。

関連研究と有用情報：

- IMS Ⅲ (Interventional Management of Stroke Ⅲ) 試験，SYNTHESIS Expansion 試験，MR RESCUE (Mechanical Retrieval and Recanalization of Stroke Clots Using Embolectomy) 試験[4-6] では，標準的な静脈内血栓溶解療法に対して，血管内治療の有益性を示すのに失敗したが，MR CLEAN 試験はそれらに注目が集まった後に発表された。IMS Ⅲ試験や SYNTHESIS Expansion 試験とは異なり，MR CLEAN 試験では画像検査による頭蓋内近位部閉塞の確認が研究適格性に必要であった。MR CLEAN 試験では，平均して ASPECTS がより高く，鼠径部の穿刺までの時間はより早かった。古い世代の装置ではなくステント型の血栓回収装置を使用したことが，TICI グレード 2b または 3 という高い再灌流率につながった。
- IMS Ⅲ試験と MR RESCUE 試験では，毎年 1 施設で 1 または 2 人の患者しか登録されず，試験外で血管内治療を受けた患者がいたことと，それゆえ選択バイアスがあったことが示唆される[4,6]。一方，本研究では動脈内治療を提供するすべてのオランダの施設が参加したが，これは保険会社の保険償還の対象となるために必要であったためである[7]。

● 急性期虚血性脳卒中に対する血管内治療に関する類似の研究は増え続けており，MR CLEAN 試験のすぐ後に，ESCAPE (Evaluation Study of Congestive Heart Failure and Pulmonary Artery Catheterization Effectiveness) 試験[8]，EXTEND-IA (Extending the Time for Thrombolysis in Emergency Neurological Deficits-Intra-arterial) 試験[9]，SWIFT-PRIME (Solitaire™ with the Intention for Thrombectomy as Primary Endovascular Treatment for Acute Ischemic Stroke) 試験[10]，REVASCAT (Randomized Trial Of Revascularization With Solitaire FR®Device Versus Best Medical Therapy In The Treatment Of Acute Stroke Due To Anterior Circulation Large Vessel Occlusion Presenting Within 8 Hours Of Symptom Onset) 試験[11]という4つの試験が発表された。これらは効果が認められたため早期に中断された。これらの試験はすべて治療までの時間が異なっており，ESCAPE 試験では発症後 12 時間までの患者が登録された。注目すべきは，MR CLEAN 試験とは対照的に，これらの4つの試験すべてで，有効な患者を選択するための厳格な放射線画像の基準が，ASPECTS，CTA での側副血行路，高度な神経画像による脳卒中の大きさとペナンブラの確認のいずれかの評価指標で明確に示されていたことである。

要点と結果による影響：MR CLEAN 試験は，前方循環系の頭蓋内近位部閉塞に起因する急性期虚血性脳卒中において，発症後6時間以内の動脈内治療が転帰を改善することを示した多くの研究のうち最初のものである。治療群と対照群との間で，死亡や症候性頭蓋内出血については有意差を認めなかった。

臨床症例　　**急性期虚血性脳卒中に対する血管内治療**

症例病歴：

　高血圧の既往がある 67 歳女性が，右片麻痺と喚語困難をきたした 70 分後に救急診療部を受診した。来院時の NIHSS は 15 点で，単純 CT での ASPECTS は 10 点（目にみえる低吸収域なし）であった。CT 血管造影で，左中大脳動脈の M1 閉塞が判明した。急性期脳卒中チームはこの患者をどのように管理すべきか。

解答例：

　この患者は，禁忌項目がなければすみやかに全量の組織プラスミノーゲン活性化因子（tissue plasminogen activator：t-PA）を静注されるべきである。また，発症後非常に早い段階で来院し，すでに M1 閉塞が確認され，NIHSS が高く，CT で大きな虚血の証拠を認めていない。そのため，続けてステント型の血栓回収装置による血管内治療をすみやかに行うべきである。もしもこの患者が最初の発症から遅れて来院していた場合（特に脳卒中発症から鼠径部の穿刺までの時間が6時間を超えそうな場合），そして特に来院時の CT あるいは CTA で

梗塞の出現や不十分な側副血行路が示唆された場合には，血管内治療がどれほど有益であるのかを慎重に考える必要がある。

文献

1. Berkhemer OA, Fransen PS, Beumer D, et al. A randomized trial of intraarterial treatment for acute ischemic stroke. *N Engl J Med*. 2015; 372: 11–20.

2. Saver JL, Jahan R, Levy EI, et al. Solitaire flow restoration device versus the Merci Retriever in patients with acute ischaemic stroke (SWIFT): a randomised, parallel-group, non-inferiority trial. *Lancet*. 2012; 380: 1241–1249.

3. Nogueira RG, Lutsep HL, Gupta R, et al. Trevo versus Merci retrievers for thrombectomy revascularisation of large vessel occlusions in acute ischaemic stroke (TREVO2): a randomised trial. Lancet 2012; 380: 1231–1240.

4. Broderick JP, Palesch YY, Demchuk AM, et al. Endovascular therapy after intravenous t-PA versus t-PA alone for stroke. *N Engl J Med*. 2013; 368: 893–903.

5. Ciccone A, Valvassori L, Nichelatti M, et al. Endovascular treatment for acute ischemic stroke. *N Engl J Med*. 2013; 368: 904–913.

6. Kidwell CS, Jahan R, Gornbein J, et al. A trial of imaging selection and endovascular treatment for ischemic stroke. *N Engl J Med*. 2013; 368: 914–923.

7. Hacke W. Interventional thrombectomy for major stroke—a step in the right direction. *N Engl J Med*. 2015; 372: 76–77.

8. Goyal M, Demchuk AM, Menon BK, et al. Randomized assessment of rapid endovascular treatment of acute stroke. *N Engl J Med*. 2015; 372: 1019-1030. doi: 10.1056/NEJMoa 1414905.

9. Campbell BCV, Mitchell PJ, Kleinig TJ, et al. Endovascular therapy for ischemic stroke with perfusion-imaging selection. *N Engl J Med*. 2015; 372: 1009-1018. doi: 10.1056/NEJMoa 1414792.

10. Saver JL, Goyal M, Bonafe A, et al. Stent-retriever thrombectomy after intravenous t-PA vs. t-PA alone in stroke. *N Engl J Med*. 2015; 372: 2295-2295. doi: 10.1056/NEJMoa1415061.

11. Jovin TG, Chamorro A, Cobo E, et al. Thrombectomy within 8 hours after symptom onset in ischemic stroke. *N Engl J Med*. 2015; 372: 2296-2306. doi: 10.1056/NEJM1503780.

症候性高度頸動脈狭窄に対する頸動脈内膜剥離術

40

NASCET 試験パートⅠ

Carotid Endarterectomy for Symptomatic High-Grade Carotid Stenosis

Hardik P. Amin

頸動脈内膜剥離術は，最近大脳半球および網膜の一過性虚血発作を生じた患者または障害を伴わない脳卒中に同側の内頸動脈高度狭窄(70 ～ 99％)を有する患者に大いに有益である。

―― The NASCET Investigators[1]

研究課題：頸動脈内膜剥離術は，最近有害な脳血管イベントを生じ同側頸動脈に高度狭窄のある患者の将来の脳卒中リスクを減らせるか[1]。

研究資金提供：米国国立神経疾患・脳卒中研究所(National Institute of Neurological Disorders and Stroke)。アスピリンは SmithKline Beecham 社[訳者注：現在は GlaxoSmithKline 社の傘下]から提供された。

研究開始：1987 年

研究発表：1991 年

研究実施場所：米国およびカナダの 50 施設

研究対象：「(1) 80 歳未満で，(2) 半球の一過性の明らかな神経学的巣症状または単眼の視覚障害が 24 時間以内に生じ，(3) 120 日以内に身体障害を伴わない脳卒中で症状が 24 時間を超えて続き，同側の頸動脈に 30 ～ 99％の狭窄がある患者」[1]。全体の NASCET (North American Symptomatic Carotid Endarterectomy Trial) 試験では，頸動脈狭窄の程度について広い範囲の患者を登録するようにデザインされていたが，下記に述べる理由で狭窄率が 70 ～ 99％の患者についての結果が発表された。

研究除外対象：「(1) 精神的に不適格，または同意が得られなかった患者，(2) 両側の頸動脈およびその頭蓋内の分枝の血管造影画像がない患者，(3) 外科的処置ができないほど重篤な頭蓋内病変があった患者，(4) 臓器不全または末期がんの患者，(5) 障害領域のすべての実用的な機能を奪われるような虚血性脳梗塞の患者，(6) 線維筋性異形成，動脈瘤，腫瘍のような非動脈硬化性の疾患経過に帰することができるような症状を有する患者，(7) 心原性脳塞栓症の経過についての懸念を生じさせるような心臓弁膜症や心臓調律異常を有する患者，(8) すでに同側の頸動脈内膜剥離術を受けている患者」[1]

被験者数：659人

研究概要：研究デザインの概要については図40.1を参照のこと。

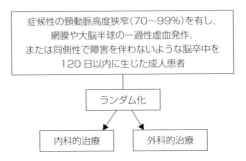

図40.1　研究デザインの概要

介入内容：内科的治療群に割り付けられた患者は抗血小板薬（通常はアスピリン），また適応があれば降圧薬や高脂血症治療薬の投与を受けた。外科的治療群に割り付けられた患者は狭窄血管の頸動脈内膜剥離術を施行され，外科的手技については個々の外科医の裁量に委ねられた。

経過観察：術後の評価は，外科医により手術30日後または退院時（いずれか早いほう）に行われた。病状，神経学的状態，機能状態の評価は，神経内科医により研究登録の1か月後，その後最初の1年は3か月ごと，その後は4か月ごとに行われた。高度狭窄（70～99%）を有する患者の平均経過観察期間は18か月間であった。

エンドポイント（評価項目）：
　一次アウトカム：周術期におけるすべての脳卒中あるいは死亡，および周術期以降における同側の脳卒中

結果

- 高度狭窄 (70 〜 99 %) を有し頸動脈内膜剥離術を施行された患者の治療に有効性が認められたため，もともと研究において事前に計画されたランダム化中止のルールが適用された。このため，高度狭窄の患者登録は 1991 年に終了したが，中等度狭窄の患者は引き続き登録が行われた (第 41 章を参照)。
- 高度狭窄の患者では，外科的治療を受けた患者において 2.1 %の重大な脳卒中リスクと死亡が周術期 (ランダム化時から手術の 30 日後まで) にあった。
- 内科的治療を受けた患者では，外科的治療群の周術期と同期間であるランダム化後 32 日の期間において 0.9 %の重大な脳卒中リスクがあった。
- 外科的治療を受けた患者では，ランダム化時から 24 か月までに**すべての致死的なあるいは非致死的な同側の脳卒中**のリスクは 9 %で，重大なまたは致死的な脳卒中のリスクは 2.5 %であった。内科的治療を受けた患者では，ランダム化時から 24 か月までに**すべての致死的なあるいは非致死的な同側の脳卒中**のリスクは 26 %，重大なまたは致死的な脳卒中のリスクは 13 %であった。頸動脈内膜剥離術は以下の絶対リスクの減少と関連していた。
  - 2 年時の同側のすべての脳卒中累積リスクを 17 %減少させた (± 3.5 %，$P < 0.001$)。
  - 2 年時の同側の重大なまたは致死的な脳卒中累積リスクを 10.6 %減少させた (± 2.6 %，$P < 0.001$)。

批判と制限事項：本研究の批判には，多数の高リスク患者 (たとえば 81 歳以上の高度狭窄患者) の除外，高度に選り抜かれた外科医による治療，独立した神経学的評価の欠如が含まれる[2]。本研究はスタチンの使用がそれほど普及していない時代に行われた。内科的治療を支持する多数の医師が，最善の内科的治療による最新の標準的治療を用いて研究を繰り返している。

関連研究と有用情報：

- ECST (European Carotid Surgery Trial) 試験は，ある程度の頸動脈狭窄があり最近の同側の虚血性脳血管イベントを生じた 3,024 人の患者を，手術または保存的治療に割り付けたランダム化比較試験であった。その試験では，80 %を上回るの頸動脈狭窄患者において手術の有効性が示された。しかし狭窄の計算方法は両研究 (NASCET 試験と ECST 試験) で異なっていた[3]。

要点と結果による影響：NASCET 試験は，頸動脈高度狭窄 (70 〜 99 %) を有する患者に対する頸動脈内膜剥離術の有用性についてのエビデンスを示した，最初の大

規模な北米のランダム化比較試験であった。ただし，この患者集団にはかなりの周術期リスクがあった。

● 本研究と ECST 試験に基づき，米国心臓協会（American Heart Association）と米国脳卒中協会（American Stroke Association）のガイドラインでは，「過去 6 か月以内に一過性脳虚血発作または虚血性脳卒中があり，同側の頸動脈高度狭窄（70 〜 99％）が非侵襲的画像検査で証明されている患者には，周術期の罹患および死亡リスクが 6％未満と推定されるのであれば頸動脈内膜剥離術が推奨される」[4] とされている。

臨床症例　症候性の頸動脈狭窄に対する頸動脈内膜剥離

第 41 章（NASCET 試験パート II）の最後を参照のこと。

文献

1. Collaborators NASCET. Beneficial effect of carotid endarterectomy in symptomatic patients with high-grade carotid stenosis. *N Engl J Med*. 1991; 325: 445-453.

2. Hallett JW, Pietropaoli JA, Ilstrup DM, Gayari MM, Williams JA, Meyer FB. Comparison of North American Symptomatic Carotid Endarterectomy Trial and population-based outcomes for carotid endarterectomy. *J Vasc Surg*. 1998; 27: 845-850; discussion 851.

3. Randomised trial of endarterectomy for recently symptomatic carotid stenosis: final results of the MRC European Carotid Surgery Trial (ECST). *Lancet*. 1998; 351: 1379-1387.

4. Kernan W, Obviagele B, Black HR, et al. Guidelines for the prevention of stroke in patients with stroke and transient ischemic attack: a guideline for healthcare professionals from the American Heart Association/American Stroke Association. *Stroke* 2014; 45(7): 2160-2236.

症候性中等度頸動脈狭窄に対する頸動脈内膜剥離術

NASCET 試験パートⅡ

41

Carotid Endarterectomy for Symptomatic Moderate Carotid Stenosis

Hardik P. Amin

症候性の中等度頸動脈狭窄（50 ～ 69％）がある患者に対する頸動脈内膜剥離術は脳卒中リスクを中等度しか低減しなかった。

— The NASCET Investigators [1]

研究課題：70％未満の狭窄で定義される症候性中等度頸動脈狭窄の患者に対する頸動脈内膜剥離術は将来の脳卒中または死亡のリスクを減少できるか [1]。

研究資金提供：米国国立神経疾患・脳卒中研究所（National Institute of Neurological Disorders and Stroke）。アスピリンは SmithKline Beecham 社［訳者注：現在は GlaxoSmithKline 社の傘下］から提供された。

研究開始：1987 年

研究発表：1998 年

研究実施場所：米国およびカナダの 50 施設

研究対象：「(1) 選択的血管造影で示された 70％未満の内頸動脈狭窄と同側の局所脳虚血が 180 日以内にあり，(2) 24 時間未満の持続または障害を伴わないような脳卒中の患者」[1]

研究除外対象：「(1) 精神的に不適格，または同意が得られなかった患者，(2) 症候に関する血管に血管造影画像がない患者，(3) 外科的処置ができないほど重篤な頭蓋内病変があった患者，(4) 他の疾患により余命が 5 年未満の患者，(5) 障害領域の実用的な機能を奪われるような脳梗塞の患者，(6) 線維筋性異形成，動脈瘤，

腫瘍のような非動脈硬化性の疾患経過に帰することができるような症状を有する患者，(7) 心原性脳塞栓症の経過についての懸念を生じさせるような心臓弁膜症や心臓調律異常を有する患者，(8) すでに同側の頸動脈内膜剥離術を受けている患者」[1]

被験者数：2,226人

研究概要：研究デザインの概要については図41.1を参照のこと。

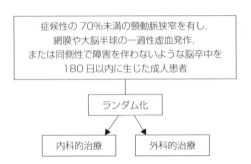

図41.1　研究デザインの概要

介入内容：内科的治療群に割り付けられた患者は抗血小板薬（通常はアスピリン），また適応があれば降圧薬や高脂血症治療薬の投与を受けた。外科的治療群に割り付けられた患者は狭窄血管の頸動脈内膜剥離術を施行され，外科的手技については個々の外科医の裁量に委ねられた。

経過観察：術後の評価は，外科医により手術30日後または退院時（いずれか早いほう）に行われた。病状，神経学的状態，機能状態の評価は，神経内科医により研究登録の1か月後，その後最初の1年は3か月ごと，その後は4か月ごとに行われた。中等度狭窄(70%未満)を有する患者の平均経過観察期間は5年間であった。

エンドポイント(評価項目)：

　一次アウトカム：周術期におけるすべての脳卒中あるいは死亡，および周術期以降における同側の脳卒中

結果

中等度狭窄(70%未満)の患者についての一次アウトカムおよび二次アウトカム
- 50〜69%狭窄の患者では，5年間の同側の脳卒中リスクは，外科的治療を受けた患者において内科的治療のみを受けた患者より中等度に低かった(表41.1)。

- 50％未満の狭窄の患者は手術による恩恵は得られなかった(**表41.1**)。
- すべての周術期の脳卒中および死亡率は外科的治療群において6.5％であった。永続的な障害を伴う脳卒中および死亡率は2.0％であった[1]。
- 最も多かった外科的合併症は創部血腫に引き続く脳神経損傷であった。
- 80歳という年齢制限はNASCET試験のこのフェーズでは除かれた。
- 外科的治療は50〜69％狭窄の患者に29％の相対リスク減少をもたらした(95％信頼区間：7〜52)。

表41.1　5年間の同側のすべての脳卒中(%)

狭窄	外科的治療群	内科的治療群	P値
50〜69%	15.7%	22.2%	0.045
<50%	14.9%	18.7%	0.16

批判と制限事項：本研究の批判には，多数の高リスク患者(たとえば80歳以上の高度狭窄患者)の除外，高度に選り抜かれた外科医による治療，独立した神経学的評価の欠如が含まれる[2]。本研究はスタチンの使用がそれほど普及していない時代に行われた。内科的治療を支持する多数の医師が，最善の内科的治療による最新の標準的治療を用いて研究を繰り返している。

関連研究と有用情報：

- ECST(European Carotid Surgery Trial)試験は，ある程度の頸動脈狭窄があり最近の同側の虚血性脳血管イベントを生じた3,024人の患者を，手術または保存的治療に割り付けたランダム化比較試験であった。その試験では，80％を超える頸動脈狭窄患者における手術の有効性が示された。しかし狭窄の計算方法は両研究(NASCET試験とECST試験)で異なっていた[3]。

要点と結果による影響：NASCET試験は，中等度狭窄(50〜69％)を有する患者に対する頸動脈内膜剥離術の有用性についてのエビデンスを示した，最初の大規模な北米のランダム化比較試験であった。ただし，この患者集団にはかなりの周術期リスクがあった。

- 本研究とECST試験に基づき，米国心臓協会(American Heart Association)と米国脳卒中協会(American Stroke Association)のガイドラインでは，「最近，一過性脳虚血発作または虚血性脳卒中を生じ，同側の中等度頸動脈狭窄(50〜69％)がカテーテルを用いた画像検査または非侵襲的画像検査(すなわちMR血管造影やCT血管造影)で証明されている患者には，年齢，性別，並存疾患といった患者特異的な因子を考慮して，周術期の罹患および死亡リスクが6％未満と推定される

41

症候性中等度頸動脈狭窄に対する頸動脈内膜剥離術

のであれば（頸動脈内膜剥離術が）推奨される」（クラス I , エビデンスレベル B）[4)]とされている。

臨床症例　　症候性頸動脈狭窄に対する頸動脈内膜剥離術

症例病歴：

　高コレステロール血症，高血圧，喫煙，肥満のある 70 歳男性が，最近生じた右手足の筋力低下と発話障害のため来院した。これらの症状はおおよそ 3 週間前に生じ，合計 10 〜 15 分続いた後に完全に消失した。彼はただちに受診はせず，1 週間後に主治医の診察を受けた。同様の事象は昨年に生じたかもしれなかったが，おそらくそこまで重篤ではなかったという。頸部 Doppler 検査では，右内頸動脈に 50%未満の狭窄があり，左内頸動脈には少なくとも 70%の狭窄が明らかになった。頭部 CT ではかなりの脳室周囲の小血管病と亜急性の両側性ラクナ梗塞が明らかになった。彼は過去 10 年間アスピリン 1 日 81 mg を内服している。

　本研究の結果に基づき，あなたはこの患者に何を勧めるか。

解答例：

　この患者は高コレステロール血症，高血圧，肥満，喫煙といった多くの心血管リスク因子を有している。彼はすでに CT で小血管病とラクナ梗塞という慢性虚血の証拠が確認されているため，複数の生活様式の改善について助言を受ける必要がある。彼の最近の筋力低下を伴う失語の症状は左大脳動脈領域に局在しており，内頸動脈近位部の狭窄の結果と考えられる。NASCET 試験の結果に基づけば，この患者には左頸動脈内膜剥離術を考慮すべきである。周術期のリスクを考慮し，患者と医師とが一緒に治療方針を決断すべきである。

文献

1. Barnett HJ, Taylor DW, Eliasziw M, et al. Benefit of carotid endarterectomy in patients with symptomatic moderate or severe stenosis. North American Symptomatic Carotid Endarterectomy Trial Collaborators. *N Engl J Med.* 1998; 339: 1415-1425.

2. Hallett JW, Pietropaoli JA, Ilstrup DM, Gayari MM, Williams JA, Meyer FB. Comparison of North American Symptomatic Carotid Endarterectomy Trial and population-based outcomes for carotid endarterectomy. *J Vasc Surg.* 1998; 27: 845-850; discussion 851.

3. Randomised trial of endarterectomy for recently symptomatic carotid stenosis: final results of the MRC European Carotid Surgery Trial (ECST). *Lancet.* 1998; 351: 1379-1387.

4. Kernan W, Obviagele B, Black HR, et al. Guidelines for the prevention of stroke in patients with stroke and transient ischemic attack: a guideline for healthcare professionals from the American Heart Association/American Stroke Association. *Stroke* 2014; 45(7): 2160-2236.

無症候性頸動脈狭窄症に対する頸動脈内膜剥離術

ACAS 試験

42

Carotid Endarterectomy for Asymptomatic Carotid Stenosis

Daniel C. Brooks

直径が60%以上縮小している無症候性頸動脈狭窄症患者が，頸動脈内膜剥離術を受けた場合，周術期の合併症が3%未満で施行され，改善可能なリスク因子が積極的な管理下に加えられたならば，5年間の同側の脳梗塞発症リスクが減少する。

—— Executive Committee for ACAS Investigators[1]

研究課題：無症候性頸動脈狭窄症の患者に対する頸動脈内膜剥離術(carotid endarterectomy：CEA)は，内科的治療のみに比べて，5年間の同側の脳梗塞発症リスクを減少させるか[1]。

研究資金提供：米国国立神経疾患・脳卒中研究所(National Institute of Neurological Disorders and Stroke)。アスピリンは米国 Sterling Health から提供された。

研究開始：1987年

研究発表：1995年

研究実施場所：米国およびカナダの39施設

研究対象：直径が60%以上縮小している無症候性頸動脈狭窄症を有する40〜79歳の患者。60%以上の狭窄は，以下の3つのいずれかの手法で確認された。(1)過去60日以内の動脈造影，(2) Doppler 超音波，(3) Doppler 超音波および眼球脈波の測定

研究除外対象：同側の頸動脈領域あるいは椎骨脳底動脈領域の脳血管イベント，

過去 45 日以内の反対側の大脳半球に起因する症状，アスピリン治療の禁忌，手術をひどく複雑にするような疾患，参加継続が不可能あるいは 5 年以内に死亡または身体障害をきたす可能性が高い状態の患者

被験者数：1,662 人

研究概要：研究デザインの概要については図 42.1 を参照のこと。

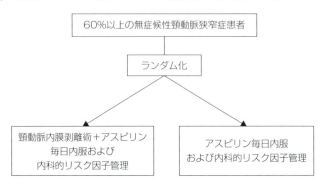

図 42.1　研究デザインの概要

介入内容：いずれの群も通常のあるいは腸溶性のアスピリンを毎日 325 mg 内服した。脳卒中リスク因子ならびにその改善は，すべての患者において，ランダム化時およびその後の問診・電話での経過観察時に評価した。特に，高血圧，糖尿病，脂質管理，喫煙，過度な飲酒の低減，について確認した。外科的治療群に割り付けられた患者は，ランダム化後 2 週間以内に標準的なプロトコルによる CEA を受けるよう予定された。

経過観察：経過観察の中央値は 2.7 年で，9％の患者は 5 年間追跡完了された。外科医，治験参加神経内科医，治験の患者コーディネーターが，CEA24 時間後の各患者を検査した。すべての患者は，1 か月後と，それ以降は 3 か月ごとに，クリニックの受診と電話による問診を交互に，経過観察が行われた。リスク低下管理については再評価され，アスピリンが正しく内服されているか錠剤を数えて確認された。

エンドポイント（評価項目）：

　一次アウトカム：治験開始時は，同側の血管支配領域における一過性脳虚血発作（transient ischemic attack：TIA）あるいは脳梗塞と，周術期のすべての TIA，脳卒中，死亡であった。本研究では 1993 年 3 月に，当時報告された新たな治験[2]に基づき TIA の予防において内科的治療よりも CEA が優れていると結論づけられたため，一次アウトカムから TIA は除外された。TIA は 30 秒以上継続し，24 時間以

内に完全に消失する神経学的巣症状と定義される。24時間より長く症状が持続する場合は脳卒中と分類される。

　二次アウトカム：すべての脳卒中と周術期の死亡，すべての脳卒中とすべての死亡，同側のすべてのTIAと脳卒中，すべての周術期のTIAと脳卒中と死亡

結果

● 同側の脳卒中，すべての周術期の脳卒中，死亡の5年間の推定リスクは，内科的治療群よりも外科的治療群でより低下した（**表42.1**）。

表42.1　ACAS試験の主要結果のまとめ

アウトカム	内科的治療群における5年間イベントリスクの推定	外科的治療群における5年間イベントリスクの推定	手術による5年間のリスク減少	P値
一次アウトカム：同側の脳卒中，すべての周術期の脳卒中，死亡	11.0%	5.1%	0.53	0.004
同側のTIA，脳卒中，すべての周術期のTIA，脳卒中，死亡	19.2%	8.2%	0.57	<0.001
すべての脳卒中，すべての周術期の死亡	17.5%	12.4%	0.29	0.09
すべての脳卒中，死亡	31.9%	25.6%	0.20	0.08

批判と制限事項：女性および非白人は少数であった。患者の2/3が男性で，95%が白人であった。本研究において女性は外科的治療による有意な効果を得られなかった。男性では効果があったが，そのほとんどが60〜69歳の年齢層であった。周術期の手術リスクは，3%未満と非常に低かった。したがって，これらの結果を妥当なものにするためには，個々の外科医の手術リスクも3%未満でなければならない。外科的治療群で生じた脳卒中5例は，実際はCEAではなく術前の血管造影に起因するものであった。それらの脳卒中もデータに含まれ，CEAに関連したリスクを上昇させた。本研究では概して全体の脳卒中発症率が非常に低かった。本研究および他の無症候性の頸動脈手術の治験に基づくと，治療必要数は5年の時点で，おおよそ19〜50患者に対して1人の割合で治療効果が得られる。リスク因子の管理については明示されておらず，おそらく積極的にはなされていないだろう。しかしながら，これはおそらく両群に同じように作用したと思われる。リスク因子の管理については，本試験が行われた後に大きく進展したため，今日では内科的に治療され

ている患者では，脳卒中や死亡のリスクが著しく減少すると考えられる。

関連研究と有用情報：

- 本試験に先立ち，Veterans Affairs 試験[2]では，無症候性頸動脈狭窄症患者において，CEA は内科的治療のみに比べて同側の神経学的イベントを有意に減少させることが示された。
- 2004 年に発表された ACST (Asymptomatic Carotid Surgery Trial) 試験でも，CEA に内科的治療を加えた場合は，内科的治療のみに比べて，5 年間の脳卒中リスクを減少させる点で優れていることが示された[3]。
- ACST 試験の患者は，さらに数年間続けて追跡され，CEA と内科的治療の併用と内科的治療単独とで 10 年間の脳卒中リスクの推定が示された。無症候性頸動脈狭窄症患者に対する，CEA と内科的治療の併用は依然として内科的治療単独に比べて，脳卒中予防において有意により効果的であった[4]。
- 2011 年に発表されたガイドラインでは，周術期の脳卒中，心筋梗塞，死亡のリスクが低いのであれば，70% を超える内頸動脈狭窄を認める無症候性の患者に対して CEA を施行するのは妥当であると示された[5]。

要点と結果による影響：直径で 60% を超える無症候性頸動脈狭窄症を有する特定の患者では，内科的治療のみに対し，CEA に内科的治療を追加することで，5 年間の同側の脳梗塞発症リスクが減少した。しかしながら，手術には周術期のリスクを伴うため，どの患者に手術適応があるかを決める際には，患者の意向を考慮すべきである。

臨床症例　　無症候性頸動脈狭窄症

症例病歴：

　タバコの乱用と高血圧の既往がある 64 歳男性が，定期受診のためにかかりつけ医を受診した。診察では左頸動脈の雑音が目立った。視野障害や視力低下，右片麻痺や感覚障害，構音障害などといった左頸動脈領域の障害として典型的な症状は，最近もしくは以前にも認めなかった。その後のデュプレックス超音波検査で左内頸動脈近位部の 80% 狭窄を認めた。

　本研究の結果に基づくと，この患者にどのような助言をすべきだろうか。

解答例：

　本研究は，直径で 60% を超える無症候性頸動脈狭窄症を有する患者では，内科的治療単独に比べて，CEA に内科的治療を加えると，5 年以内の同側の脳卒中を起こしにくくすることを示した。これらの結果は，ACST 試験において患者を 5 年および 10 年追跡した結果からも支持されている。したがって，血管外科

医の手術による合併症発生率が 3%未満であれば，CEA は妥当な選択肢である。しかしながら，患者が手術のリスクを不安に思うならば，この患者に内科的治療を選択するのもまた妥当である。

文献

1. Endarterectomy for asymptomatic carotid artery stenosis. Executive Committee for the Asymptomatic Carotid Atherosclerosis Study. *JAMA*. 1995; 273(18): 1421-1428.

2. Hobson RW, Weiss DG, Fields WS, et al. Efficacy of carotid endarterectomy for asymptomatic carotid stenosis. The Veterans Affairs Cooperative Study Group. *N Engl J Med*. 1993; 328(4): 221-227.

3. Halliday A, Mansfield A, Marro J, et al. Prevention of disabling and fatal strokes by successful carotid endarterectomy in patients without recent neurological symptoms: randomised controlled trial. *Lancet*. 2004; 363(9420): 1491-1502.

4. Halliday A, Harrison M, Hayter E, et al. 10-year stroke prevention after successful carotid endarterectomy for asymptomatic stenosis (ACST-1): a multicentre randomised trial. *Lancet*. 2010; 376(9746): 1074-1084.

5. Brott TG, Halperin JL, Abbara S, et al. 2011 ASA/ACCF/AHA/AANN/AANS/ACR/ASNR/ CNS/SAIP/SCAI/SIR/SNIS/SVM/SVS guideline on the management of patients with extracranial carotid and vertebral artery disease: a report of the American College of Cardiology Foundation/American Heart Association Task Force on Practice Guidelines, and the American Stroke Association, American Association of Neuroscience Nurses, American Association of Neurological Surgeons, American College of Radiology, American Society of Neuroradiology, Congress of Neurological Surgeons, Society of Atherosclerosis Imaging and Prevention, Society for Cardiovascular Angiography and Interventions, Society of Interventional Radiology, Society of NeuroInterventional Surgery, Society for Vascular Medicine, and Society for Vascular Surgery. *J Am Coll Cardiol*. 2011; 57(8): e16-94.

42

無症候性頸動脈狭窄症に対する頸動脈内膜剥離術

急性期虚血性脳卒中に対する早期アスピリン

CAST 試験

43

Early Aspirin for Acute Ischemic Stroke

Mark Landreneau

急性期虚血性脳卒中に対する中用量アスピリンによる即座の治療は，大きくはないものの確実な早期死亡または非致死的な脳卒中の純減をもたらす。

— CAST Investigators[1]

研究課題：急性期虚血性脳卒中に対する早期アスピリンは有効な治療か[1]。

研究資金提供：オックスフォード大学(University of Oxford)

研究開始：1993 年

研究発表：1997 年

研究実施場所：中国の 413 施設

研究対象：虚血性脳卒中が疑われ，発症から 48 時間以内の患者

研究除外対象：担当医によって決定されたアスピリンの明らかな適応がない患者，禁忌の患者

被験者数：21,106 人

研究概要：研究デザインの概要については図 43.1 を参照のこと。

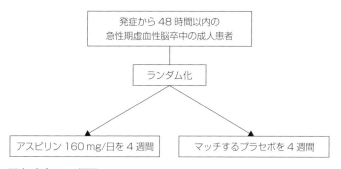

図 43.1 研究デザインの概要

介入内容：急性期虚血性脳卒中の患者（発症から 48 時間以内）は，アスピリン 160 mg/日の 4 週間投与または同等のプラセボの 4 週間連日投与に割り付けられた．

経過観察：4 週

エンドポイント（評価項目）：
　一次アウトカム：計画された治療期間におけるすべての原因の死亡，退院時における死亡または要介護状態
　二次アウトカム：致死的または非致死的な脳卒中の再発

結果

- 4 週間以内の院内での死亡は，アスピリン群では 343 人（3.3%），プラセボ群で 398 人（3.9%）あった（$P = 0.04$）．これは患者 1,000 人あたり 5.4 人の絶対差の減少に相当する．
- 致死的または非致死的な脳卒中の再発は，アスピリン群では 335 人（3.2%），プラセボ群で 351 人（3.4%）あった（$P > 0.1$）．
- アスピリン群では，出血性脳卒中が 1,000 人あたり 1.4 人の絶対差で増加していた．しかし，この差は統計学的に有意ではなかった（$P > 0.1$）．
- 死亡および非致死的脳卒中の複合エンドポイントでは，アスピリン群では 545 イベント（5.3%），プラセボ群では 614 イベント（5.9%）であった（$P = 0.03$）．これは 1,000 人あたり 6.8 イベントの絶対差の減少に相当する．

批判と制限事項：患者は虚血性脳卒中の疑いで登録され，登録に先立って CT は必要とされていなかった．CT は昏睡状態の患者にのみ必要とされた（87% はランダ

ム化の前に施行されており，ほぼ全例で入院期間中には CT を施行されていた）。

　除外基準は具体的に規定されていなかった。それぞれの患者に対しアスピリンが安全かどうかの決定は担当医に任されており，また担当医はアスピリンの潜在的な利益に関しては確信をもっていない必要があった。登録された患者が高血圧，糖尿病，喫煙といった他の併存疾患をどのように治療されたかははっきりしないが，これらの影響はランダム化のおかげで緩和されたかもしれない。本研究では心房細動の患者に対する抗凝固療法も含まれていない。それにもかかわらず，本研究における心房細動の患者の脳卒中再発のリスクは心房細動のない患者と比較してわずかに上昇するのみであった。

関連研究と有用情報：

- IST (International Stroke Trial) 試験[2] も，不均質な集団で虚血性脳卒中に対する早期アスピリンが有効な治療であるということを示した。この試験は範囲と検出力(約 20,000 人の患者)において本研究に匹敵するものである。
- Cochrane レビュー 2008[3] は，急性期虚血性脳卒中の治療にアスピリンの使用を支持している。94％を超えるデータが CAST (Chinese Acute Stroke Trial) 試験と IST 試験に由来している。
- 米国脳卒中協会 (American Stroke Association) の最新のガイドライン[4] は，急性期虚血性脳卒中の治療に対するアスピリンを推奨しているが，組換え組織プラスミノーゲン活性化因子 (tissue plasminogen activator：t-PA) 静注のような他の急性期介入に代わるものではないとしている。
- CHANCE (Clopidogrel With Aspirin in Acute Minor Stroke or Transient Ischemic Attack) 試験[5] は，中国人の一過性脳虚血発作と軽度の脳梗塞では，アスピリンとクロピドグレルによる一時的な二重抗血小板療法が，出血リスクを増すことなく，虚血性脳卒中再発に対するより優れた保護を与える可能性があることを示している。

要点と結果による影響：急性期虚血性脳卒中の患者では，中用量のアスピリン連日投与が死亡率と虚血性脳卒中の再発リスクの減少に有効であるが，絶対的な利益としては大きくはない(アスピリンで治療を受けた 1,000 人あたり 6.8 イベントの減少)。

臨床症例　　急性期虚血性脳卒中に対するアスピリンとプラセボの比較

症例病歴：

　高血圧と糖尿病のある 65 歳女性が，急な構音障害と右手の筋力低下を生じた 12 時間後に受診した。単純頭部 CT では左内包に出血を伴わない小さな低吸収域を認める。

CAST 試験の結果に基づくと，この患者はどのように治療すべきか。

解答例：

CAST 試験では急性期虚血性脳卒中の患者にすみやかに中用量アスピリン（160 mg/日）を開始し，最低4週間投与を続けるべきであるとしている。

文献

1. CAST (Chinese Acute Stroke Trial) Collaborative Group. CAST: randomised placebo controlled trial of early aspirin use in 20 000 patients with acute ischemic stroke. *Lancet.* 1997; 349: 1641-1649.

2. International Stroke Trial Collaborative Group. The International Stroke Trial (IST): a randomised trial of aspirin, subcutaneous heparin, both, or neither among 19435 patients with acute ischaemic stroke. *Lancet.* 1997; 349: 1569-1581

3. Sandercock PA, Counsell C, Gubitz GJ, Tseng MC. Antiplatelet therapy for acute ischemic stroke. *Cochrane Database Syst Rev.* 2008; (3): CD000029.

4. Adams HP, del Zoppo G, Alberts MJ, et al. Guidelines for the early management of adults with ischemic stroke. *Stroke.* 2007; 38: 1655-1711.

5. Wang Y, Wang Y, Zhao X, et al. Clopidogrel with aspirin in acute minor stroke or transient ischemic attack. *N Engl J Med.* 2013; 369(1): 11-19.

急性期虚血性脳卒中に対するアスピリンとヘパリンの比較

IST 試験

Aspirin versus Heparin for Acute Ischemic Stroke

Mark Landreneau

> どちらのヘパリン投与量も，6 か月時で臨床上の有益性をもたらさなかった。アスピリンについては，6 か月時で小さいが価値のある改善を示唆している。
> —— International Stroke Trial Collaborative Group[1]

研究課題：アスピリン，ヘパリン，あるいはその併用は急性期虚血性脳卒中の有効な治療であるか[1]。

研究資金提供：複数の国際組織。IST (International Stroke Trial) 試験は主に英国医学研究評議会 (UK Medical Research Council)，英国脳卒中協会 (UK Stroke Association)，欧州 BIOMED-1 プログラムから資金を提供された。

研究開始：1991 年

研究発表：1997 年

研究実施場所：36 か国の 467 施設

研究対象：発症から 48 時間以内の急性期脳卒中患者

研究除外対象：治療の有益性が低いと見込まれる患者 (以前から存在する重篤な障害や，数時間以内に完全に解消されそうな症状)，頭蓋内出血の患者，アスピリンやヘパリンに対する明らかな適応または禁忌がある患者

被験者数：19,435 人

研究概要：研究デザインの概要については図 44.1 を参照のこと。

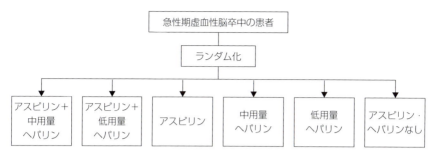

図 44.1 研究デザインの概要

介入内容：患者は 6 つの治療群のうちの 1 つにランダム化された。アスピリン 300 mg/日、低用量ヘパリン（5,000 IU の 1 日 2 回）、中用量ヘパリン（12,500 IU の 1 日 2 回）、薬物なし、の組み合わせを投与された。患者が飲み込むことができない場合は、アスピリンは経鼻胃管、経直腸、または静注で投与された。患者は 14 日間または退院するまで治療を受けた。退院時に、臨床医は長期アスピリン投与について検討することを指示された。

経過観察：経過観察データは 14 日時と 6 か月時で再度収集された。

エンドポイント（評価項目）：

一次アウトカム：14 日以内のすべての原因の死亡、6 か月時での死亡または要介護状態（日常生活で他人の助けを必要とする状態と定義）

二次アウトカム：14 日以内の CT、MRI、剖検で確認された症候性頭蓋内出血、14 日以内の虚血性脳卒中、14 日以内の輸血を必要とするか死亡の原因となるような重篤な頭蓋外出血、14 日以内の肺塞栓のような重篤なイベント、6 か月時のすべての原因の死亡

結果

- ヘパリンで治療を受けた患者はヘパリンが使われなかった患者と比較して、14 日以内の虚血性脳卒中の再発が少なかったが、この利益は出血性脳卒中の増加で完全に相殺された（表 44.1）。
- ヘパリンで治療を受けた患者では有意に高率の頭蓋外出血があり、1,000 患者あたり 9 の出血増加に相当した。
- 低用量ヘパリンは早期の死亡や脳卒中の有意な減少と関連し、これは 1,000 患者あたり 12 の死亡減少に相当しているため、ヘパリンの有害な効果は中用量ヘパリンと関連しているように思われる。

- アスピリンで治療を受けた患者はアスピリンが使われなかった患者と比較して，有意な死亡と脳卒中の減少があり，1,000患者あたり11のイベント減少に相当した。6か月時で，アスピリン治療群は1,000患者あたり14の死亡または要介護状態が減少していた（**表44.2**）。

表44.1　14日時での主要結果のまとめ

14日以内のイベント	ヘパリン	ヘパリンなし	アスピリン	アスピリンなし
すべての死亡	9.0%	9.3%	9.0%	9.4%
虚血性脳卒中再発	2.9%	3.8%	2.8%	3.9%
出血性脳卒中	1.2%	0.4%	0.9%	0.8%
頭蓋外出血 （輸血を受けたか致死的）	1.3%	0.4%	1.1%	0.6%

表44.2　6か月時での主要結果のまとめ

6か月時でのイベント	ヘパリン	ヘパリンなし	アスピリン	アスピリンなし
完全に回復し介護不要	17.2%	17.0%	17.6%	16.6%
回復していないが介護不要	40.4%	41.3%	40.7%	41.0%
要介護	40.4%	41.3%	40.7%	41.0%
すべての原因での死亡	22.5%	21.5%	21.5%	22.5%

批判と制限事項：IST試験の主な批判は，プラセボ対照試験でなかったことである。別の研究であるCAST (Chinese Acute Stroke Trial) 試験[2]はアスピリンとプラセボを比較したもので，アスピリンで同様にリスク減少を示していた。さらに，IST試験では入院中のイベントは盲検化されていない臨床医が評価しており，ヘパリン投与中の患者に対するより頻回の頭部CTによって，単により慎重な観察のために頭蓋内出血の発生率が不当に上昇する，というような多くのバイアスをもたらした可能性もある。ランダム化前には67%の患者のみがCTを施行された（さらに29%がランダム化のすぐ後にCTを受けたが，4%の患者はCTをまったく受けなかった）。

　注記：IST試験のすべてのデータセットは無料でダウンロード可能であり，独自の解析のために使用できる[3]。

関連研究と有用情報：

- CAST試験はIST試験と同程度の登録数であり，これでも急性期虚血性脳卒中に対するアスピリンの早期使用が有意に有益であることを示した。

- Cochrane レビュー 2008[4]は急性期虚血性脳卒中の治療にアスピリンの使用を支持している。94%以上のデータが CAST 試験と IST 試験に由来している。
- もう 1 つの Cochrane レビュー 2008[5]でも，複数の研究を組み合わせた 16,000 を超える患者のデータに基づき，急性期脳卒中の治療においては，未分画ヘパリンや低分子ヘパリンによる高率の出血のため，抗凝固薬より抗血小板薬の使用を支持している。1 つの例外は，アスピリンと組み合わせた低用量ヘパリンで，これは純利益を与えるかもしれない。しかし，このデータの 80%を超えるものが IST 試験に由来する。
- 米国脳卒中協会 (American Stroke Association) の最新のガイドライン[6]は，抗血小板薬を推奨している。特に急性期虚血性脳卒中の治療に対するアスピリンを推奨しているが，組織プラスミノーゲン活性化因子 (tissue plasminogen activator：t-PA) 静注のような他の急性期介入に代わるものではないとしている。ヘパリンは急性期虚血性脳卒中の治療としては推奨されない。

要点と結果による影響：急性期虚血性脳卒中の患者では，アスピリンは死亡と障害を防ぐための早期の有効な治療薬である。ヘパリン，特に中用量のヘパリンは出血が高率であり，他のすべての潜在的な利益を相殺してしまう。急性期虚血性脳卒中の患者に，アスピリンとともにあるいは単独での低用量ヘパリン投与が有用であるかどうかの判断にはさらなる研究が必要である。

臨床症例　**急性期虚血性脳卒中に対するアスピリンとヘパリンの比較**

症例病歴：

　高血圧，高脂血症，冠動脈疾患の既往のある 76 歳男性が，急性発症の意識障害と左側視野欠損を生じて 6 時間後に受診している。彼は，筋力低下，巧緻運動障害，感覚変化，胸痛，息切れはないといっている。神経学的診察では左同名半盲があり，頭部 MRI では右後頭葉に出血所見のない拡散制限域が明らかになっている。

　IST 試験の結果に基づいて，急性期脳卒中の治療としてアスピリン，ヘパリン，あるいはその併用のいずれを用いるべきか。

解答例：

　IST 試験は，中用量ヘパリン投与はすべての潜在的な利益を上回る高率の頭蓋内および頭蓋外出血に関連があったことを示した。これは特に出血性変化率の高い後方循環の脳卒中で当てはまる。しかし，アスピリン連日投与は急性期虚血性脳卒中に有効であり，ただちに開始すべきである。静脈血栓塞栓症予防に使用されるような低用量ヘパリンが有益かどうかには，さらなる研究を必要とする。

文献

1. International Stroke Trial Collaborative Group. The International Stroke Trial (IST): a randomised trial of aspirin, subcutaneous heparin, both, or neither among 19435 patients with acute ischaemic stroke. *Lancet*.1997; 349: 1569-1581.

2. CAST (Chinese Acute Stroke Trial) Collaborative Group. CAST: randomised placebo controlled trial of early aspirin use in 20 000 patients with acute ischemic stroke. *Lancet* 1997; 349: 1641-1649.

3. Sandercock PAG, Niewada M, Czlonkowska A; The International Stroke Trial database. Trials. 2011; 12(1): 101. http://www.trialsjournal.com/content/12/1/101.

4. Sandercock PA, Counsell C, Gubitz GJ, Tseng MC. Antiplatelet therapy for acute ischemic stroke. *Cochrane Database Syst Rev.* 2008; (3): CD000029.

5. Sandercock PA, Counsell C, Kamal AK. Anticoagulants versus antiplatelet agents for acute ischaemic stroke. *Cochrane Database Syst Rev.* 2008; (4): CD000024.

6. Adams HP, del Zoppo G, Alberts MJ et al. Guidelines for the early management of adults with ischemic stroke. *Stroke*. 2007; 38: 1655-1711.

脳卒中の二次予防に対する ジピリダモールとアスピリン

ESPS-2 試験

45

Dipyridamole and Aspirin for Secondary Stroke Prevention

Robert J. Claycomb

> 脳卒中または死亡のリスクは，アスピリン単独で 13%，ジピリダモール単独で 15%，その併用で 24%低下した。
>
> —— Diener et al.[1]

研究課題：ESPS-1 (European Stroke Prevention Study 1) 試験では，一過性脳虚血発作 (transient ischemic attack：TIA) あるいは脳卒中の既往がある患者において，1 日 3 回のアスピリン 330 mg に 1 日 3 回のジピリダモール (ホスホジエステラーゼ阻害薬) 75 mg を併用すると，脳卒中の発症が有意に減少した[2] [訳者注：日本では，ジピリダモールは脳卒中に未承認]。しかし，高用量のアスピリンは出血のリスクを上昇させた可能性があった[3]。本研究の課題：脳卒中二次予防および出血リスクに関しては，プラセボ，低用量アスピリン単独，ジピリダモール単独，アスピリンとジピリダモールの併用はどのような結果となるか[1]。

研究資金提供：Boehringer Ingelheim 社

研究開始：1989 年

研究発表：1995 年

研究実施場所：欧州 13 か国の 59 施設

研究対象：18 歳以上で，過去 3 か月以内の TIA あるいは確認された虚血性脳卒中のどちらかを有する患者

研究除外対象：(1) 消化性潰瘍，(2) 消化管出血の既往，(3) アスピリンあるいはジピリダモールに対する過敏症，(4) 血液凝固異常，(5) アスピリンまたは抗凝固

薬の継続が必要な何らかの状態，(6) 生命を脅かす何らかの状態，の患者

被験者数：6,602 人

研究概要：研究デザインの概要については図 45.1 を参照のこと。

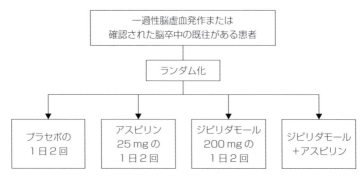

図 45.1 研究デザインの概要

介入内容：患者は以下のいずれかにランダム化された。(1) プラセボの 1 日 2 回，(2) アスピリン 25 mg の 1 日 2 回，(3) ジピリダモール徐放剤 200 mg の 1 日 2 回，(4) アスピリン 25 mg およびジピリダモール徐放剤 200 mg の 1 日 2 回。

経過観察：2 年。1 か月後，およびそれから試験完了まで 3 か月ごとに受診し，経過観察された。

エンドポイント（評価項目）：
　一次アウトカム：脳卒中発症，死亡
　二次アウトカム：TIA，心筋梗塞，他の虚血性イベント，他の血管性イベント

結果

- 「脳卒中リスクは，プラセボと比べて，アスピリン単独で 18.1% ($P = 0.013$)，ジピリダモール単独で 16.3% ($P = 0.039$)，併用治療で 37.0% ($P < 0.0010$)，有意に減少した」(表 45.1)[1]
- プラセボと比べて，死亡リスクが減少した治療はなかった。
- 抗血小板薬治療に関連して，他の血管性イベント（肺塞栓，深部静脈血栓，末梢動脈閉塞，網膜動脈閉塞）が統計学的に有意に減少した。
- 出血率は，アスピリンを含む治療を受けた患者で，プラセボに比べて約 2 倍上昇

した。しかし，ジピリダモール単独では出血率の上昇を認めなかった。

- ジピリダモールを含む治療を受けた患者で頭痛のために治療薬を自己中断した患者は 265 人（4.0%）であり，ジピリダモールを含まない治療を受けた患者での中断 70 人（1.1%）と比べてほぼ 4 倍であった。

表 45.1　ESPS-2 試験の主要結果のまとめ[a]

24 か月後の アウトカム	プラセボ	アスピリン単独	ジピリダモール 単独	ジピリダモール ＋アスピリン
脳卒中	15.8%	12.9%	13.2%	9.9%
脳卒中あるいは死亡	22.9%	20.0%	19.4%	17.3%

[a] 各値は，それぞれの治療に対して表示したアウトカムの患者の割合である。

批判と制限事項：

- 頭痛を呈した患者に対処するための適切な対策が講じられなかった[4]。
- 本研究では，独自のアスピリン投与計画が採用された。より一般的なアスピリン投与量は 81 mg/日であるが，本試験で本用量（25 mg 1 日 2 回）が採用されたのは，研究者たちは以前の治験[5,6]の結果をもとに低用量でアスピリンを使用したいと考えたが，81 mg のアスピリン錠剤が欧州で市販されていなかったからである[4]。また，薬理学的なデータでは，ジピリダモールとアスピリンの最適な比率は 8：1 であることが示された[4]。したがって，もしもより高用量のアスピリンが採用された場合は，より高用量のジピリダモールが採用されなければならず，頭痛のような副作用が増加するリスクがあった[4]。
- 本研究でのジピリダモール製剤は，ESPS-1 試験[2]で採用された 1 日 3 回の内服が必要な短時間作用型（アドヒアランスに影響しうる）ではなかった。ESPS-2 試験で採用された徐放剤は，1 日 2 回の内服で，患者のアドヒアランスを向上させ，より安定した血中濃度を達成した。
- 本研究が発表された当時，59 の異なる治験審査委員会で採択されているにもかかわらず，プラセボ群を含むことが非倫理的であるとして発表を拒否した査読者もいた[7]。しかしながら，本研究の当時，脳卒中後の予防としてアスピリンの有益性を一次アウトカムとして示した単一プラセボ対照試験はなかった[4]。また，ESPS-2 試験の結果が出て初めて，アスピリンは脳卒中の二次予防のために認可された。
- ESPS-2 試験は，データを改ざんした 1 つの施設をモニタリングで暴くことができた最初の治験の 1 つである[4]。その施設からの結果は解析には含まれず，したがって結果には影響しなかった。

関連研究と有用情報：

- アカデミア主導の ESPRIT（European/Australasian Stroke Prevention in Reversible Ischaemia Trial）試験でもまた，アスピリンとジピリダモールの効果が比較され，2 剤の併用が 3.5 年間の脳卒中の相対リスクを減少することが示された（アスピリン単独：13%，アスピリン＋ジピリダモール：16%）[8]。

- PRoFESS（Prevention Regimen for Effectively Avoiding Second Strokes）試験では，脳卒中の二次予防に対するアスピリンとジピリダモールの併用がクロピドグレルと比較され，2 つの抗血小板薬群間で違いを認めなかった[9]。その研究は，脳卒中の二次予防に対してアスピリン単独とクロピドグレル単独との間で有意差を認めなかった CAPRIE（Clopidogrel versus Aspirin in Patients at Risk of Ischaemic Events）試験[10]の特定のサブグループ解析と共同して，脳卒中後の患者に対する抗血小板薬治療の選択に関して相対的平衡を保つようにしていた。しかしながら PRoFESS 試験では，小血管病に続発する脳卒中の患者数が不均衡に組み入れられ，予想よりもイベント発生率が低下することにつながったため，結果に影響が及んだ可能性に注意を払うべきである。

- 注意すべきは，アスピリンとジピリダモールの併用も，クロピドグレル単独も，アスピリン単独に比べると高価ということである。

- 2014 年の米国心臓協会（American Heart Association）と米国脳卒中協会（American Stroke Association）のガイドラインでは，「アスピリン（50 ～ 325 mg/日）単独，あるいはアスピリン 25 mg とジピリダモール徐放剤 200 mg の 1 日 2 回の併用は，TIA または虚血性脳卒中後の将来の脳卒中予防として第 1 選択治療である」[11]，また「クロピドグレル（75 mg）単独は，アスピリン単独あるいはアスピリンとジピリダモールの併用の代わりとなる脳卒中二次予防薬として妥当な選択肢である」と記載された[11]。

要点と結果による影響： ESPS-2 試験は，脳卒中の二次予防に対して，低用量アスピリン（25 mg 1 日 2 回）とジピリダモール徐放剤（200 mg1 日 2 回）の併用療法は脳卒中のリスクを減少し，これはそれぞれの単剤療法に比べてリスクをより減少させることを示した。アスピリンおよびジピリダモール徐放剤の併用療法は，脳卒中の二次予防に対する抗血小板薬治療の第 1 選択として，今日勧められている〔クロピドグレルも（特にアスピリンアレルギーのある患者において）脳卒中の二次予防に対する第 1 選択薬であり，その他の治療に対して経済的な障壁がある場合にはアスピリン単剤も適応となる〕。

臨床症例 　**脳卒中の二次予防に対するジピリダモールとアスピリン**

症例病歴：
　過去の左皮質下ラクナ梗塞，高血圧症，脂質異常症，糖尿病，慢性連日性頭

痛の既往のある 63 歳女性が，脳卒中の退院後の定期受診に訪れた。入院中に，アスピリン 81 mg/日の内服を開始していた。長期間の心モニタリングでは，発作性心房細動を認めなかった。心疾患の病歴や，出血あるいは出血性素因の既往もなかった。彼女はアンジオテンシン変換酵素阻害薬，スタチン，1 日 3 回のインスリン，そして頭痛に対してトピラマートを内服していた。

　診察では右下肢の中等度の不全片麻痺を認め，杖歩行であった。ルーチンの採血では明らかな異常を認めなかった。頭部 MRI では慢性小血管病が明らかとなり，脳卒中の既往が確認された。

　この患者は，アスピリンとジピリダモール徐放剤の併用で治療すべきだろうか。

解答例：

　併用すべきでないだろう。この患者は，アスピリンやジピリダモールなどの抗血小板薬に対して明確な適応があり，抗凝固薬に対する説得力のある適応はない。トピラマートが必要な慢性連日性頭痛の既往があることを考えると，彼女はジピリダモールには耐えられないと考えられる。さらに，もしもジピリダモールがアスピリンと 1 つのカプセルに合わせて処方され（日常よくあることだが），頭痛のためにその合剤を中止してしまったら，抗血小板療法がまったくない状態でリスクにさらされてしまう。彼女にとっては，アスピリン 81 mg の毎日の内服を継続することが，妥当な選択である。

文献

1. Diener HC, Cunha L, Forbes C, Sivenius J, Smets P, Lowenthal A. European Stroke Prevention Study. 2. Dipyridamole and acetylsalicylic acid in the secondary prevention of stroke. *J Neurol Sci.* 1996; 143(1-2): 1-13.

2. The European Stroke Prevention Study (ESPS). Principal end-points. The ESPS Group. *Lancet.* 1987; 2(8572): 1351-1354.

3. Collaborative overview of randomised trials of antiplatelet therapy ― III: Reduction in venous thrombosis and pulmonary embolism by antiplatelet prophylaxis among surgical and medical patients. Antiplatelet Trialists' Collaboration. *BMJ.* 1994; 308(6923): 235-246.

4. Diener 先生からの個人的な情報

5. A comparison of two doses of aspirin (30 mg vs. 283 mg a day) in patients after a transient ischemic attack or minor ischemic stroke. The Dutch TIA Trial Study Group. *N Engl J Med.* 1991; 325(18): 1261-1266.

6. Swedish Aspirin Low-Dose Trial (SALT) of 75 mg aspirin as secondary prophylaxis after cerebrovascular ischaemic events. The SALT Collaborative Group. *Lancet.* 1991; 338(8779): 1345-1349.

7. Diener HC. How much esprit is in ESPRIT? *Stroke.* 2006; 37(11): 2856-2857.

8. Halkes et al., Aspirin plus dipyridamole versus aspirin alone after cerebral ischaemia of arterial

origin (ESPRIT): randomised controlled trial. *Lancet.* 2006; 367(9523): 1665-1673.

9. Sacco RL, Diener HC, Yusuf S, et al. Aspirin and extended-release dipyridamole versus clopidogrel for recurrent stroke. *N Engl J Med.* 2008; 359(12): 1238-1251.

10. A randomised, blinded, trial of clopidogrel versus aspirin in patients at risk of ischaemic events (CAPRIE). CAPRIESteering Committee. *Lancet.* 1996; 348(9038); 1329-1339.

11. Kernan WN, Ovbiagele B, Black HR, et al. Guidelines for the prevention of stroke in patients with stroke and transient ischemic attack: a guideline for healthcare professionals from the American Heart Association/American Stroke Association. *Stroke.* 2014; 45: 2160-2236.

脳卒中または一過性脳虚血発作後の高用量アトルバスタチン

SPARCL 試験

46

High-Dose Atorvastatin after Stroke or Transient Ischemic Attack

Brian Mac Grory

最近の脳卒中あるいは一過性脳虚血発作の患者に対して，1 日 80 mg のアトルバスタチンによる治療は，脳卒中，主要冠動脈イベント，血管再開通術のリスクを減少させた。

—— The SPARCL Investigators[1]

研究課題：過去 6 か月間に脳卒中または一過性脳虚血発作 (transient ischemic attack：TIA) を発症した冠動脈疾患の既往のない患者において，80 mg のアトルバスタチン［訳者注：日本では，通常は 10 mg，家族性コレステロール血症の重症例でも 40 mg まで］は脳卒中のリスクを軽減するか[1]。

研究資金提供：Pfizer 社

研究開始：1998 年

研究発表：2006 年

研究実施場所：主に米国，欧州，オーストラリアの 205 施設

研究対象：ランダム化の 1 〜 6 か月前に (1) 虚血性脳卒中，(2) 出血性脳卒中，(3) TIA の既往がある 19 歳以上の患者

研究除外対象：心房細動，心原性脳塞栓症，くも膜下出血の患者。歩行不可，mRS (modified Rankin Scale) が 3 点を超える，低比重リポ蛋白 (low density lipoprotein：LDL) コレステロール値が 100 mg/dL 未満の患者

被験者数：4,731 人

研究概要：研究デザインの概要については図 46.1 を参照のこと。

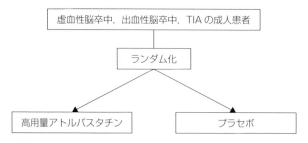

図 46.1 研究デザインの概要

介入内容：適格な患者は，80 mg/日のアトルバスタチンあるいはプラセボを服用するように，ランダムに割り付けられた。

経過観察：中央値 4.9 年。経過観察の受診は，登録の 1，3，6 か月後，および以降 6 か月ごとに予定された。

エンドポイント（評価項目）：
　一次アウトカム：ランダム化から最初の脳卒中までの期間
　二次アウトカム：脳卒中/TIA，主要な冠動脈イベント，主要な心血管イベント〔脳卒中および主要な冠動脈イベント，急性冠動脈イベント［訳者注：元論文には存在しているが原著の本文から抜けているため追加］，何らかの冠動脈イベント，血管再建術，何らかの心血管イベント（すなわち，先のいずれかの 6 つの基準に加えて症候性末梢血管障害）〕

結果

- 計 6,670 人の患者がスクリーニングに選択され，そのうち最終的に 4,731 人がランダム化された。2,365 人が 1 日 80 mg のアトルバスタチン群に，2,366 人がプラセボ群に割り付けられた。これらのうち，アトルバスタチン群では 2,272 人が試験終了まで追跡され，プラセボ群では 2,253 人が試験終了まで追跡された。ただし，ランダム化された患者はすべて最終的な解析に含まれた。
- ベースラインでの 2 群間の平均 LDL 値は同等であった。試験開始後 1 か月において，プラセボ群では変化がなかったのに対し，アトルバスタチン群では LDL 値が 53％低下した（$P<0.001$）。
- 平均 LDL 値は，アトルバスタチン群で 72.9 mg/dL，プラセボ群で 128.5 mg/dL であった（$P<0.001$）。総コレステロール値は，アトルバスタチン群で 147.2

mg/dL，プラセボ群で 208.4 mg/dL であった。

- 一次アウトカムは，アトルバスタチン群 265 人，プラセボ群 311 人で観察された。
- 脳卒中に起因する死亡の 2 群間の絶対差は 2.2%（95% 信頼区間：0.2 ～ 4.2%）であった。
- アトルバスタチンは脳卒中の相対リスクを 16% 低下させた（$P = 0.03$）。
- 脳卒中と TIA を合わせたリスク，および主要な冠動脈イベントのリスクが，アトルバスタチン群で減少した。
- 全死亡率は 2 群間で差がなかった。
- アトルバスタチン群で出血性脳卒中のリスクが上昇した（原因特異的調整ハザード比：1.66）。

批判と制限事項：

- 本研究では，それぞれの群で脳卒中に起因する障害のレベルに関するデータが収集されていなかった。脳卒中の集団で最も大きく影響するのは，死亡ではなく，障害による負担の増加であるため，この情報は重要である。
- 脳血管疾患および心血管疾患による死亡率はアトルバスタチン群で低下したが，全体的な死亡率は 2 群間で差がなく，本研究では検定力が不足していることが示唆される。本研究では，心房細動と冠動脈疾患の既往のない患者を特異的に扱っている。そのため，本研究の結果をより多くの人々に当てはめることは困難である。
- スタチン内服患者でよくみられ，しばしば内服継続困難の原因となる筋痛の発症率について，本研究では報告されなかった。
- 脳卒中の病型での分類がなかった。アテローム性動脈硬化病変のない（解離や小血管病の）患者において，スタチンで同様の効果が得られるのかは定かでない。
- 絶対リスク減少率は，5 年間で 2.2%（平均で年 0.5% 未満）である。そのうえ，スタチンの効果は長期内服後に初めて現れる。
- すべての著者は，本研究の資金提供を行った Pfizer 社と利益相反の関係にあった。

関連研究と有用情報：

- 2 型糖尿病を有する登録患者について特に検討した SPARCL（Stroke Prevention by Aggressive Reduction in Cholesterol Levels）試験のデータの二次解析では，その患者群ではスタチンの効果がないことが判明した[2]。
- 多施設研究である THRaST（Thrombolysis and Statins）試験では，脳卒中急性期（血栓溶解直後）におけるスタチン投与は，機能予後の改善と死亡率の低下において効果があると判明した[3]。
- Elkind ら[4]は，急性期虚血性脳卒中に罹患する前からスタチンを内服することの効果についての観察研究を報告した。すでにスタチンを内服していた急性期虚血

性脳卒中患者では，（90日での）脳卒中後死亡がより少なく，入院中の症状増悪のリスクが減少した。

要点と結果による影響：過去6か月以内に脳卒中あるいはTIAの既往があり，既知の冠動脈疾患のない患者では，1日80mgのアトルバスタチンが，その後の脳卒中のリスクを減少させた。これに関連して，アトルバスタチン群ではプラセボ群よりもLDL値および総コレステロール値が低下していた。5年間の治療必要数は，1人の脳卒中を減らすためには46人である。

臨床症例　　急性期虚血性脳卒中後の脂質降下薬の使用

症例病歴：

　高血圧と脂質異常症のある73歳男性が，血管リスク因子の管理が不十分なことと関連した小血管病に起因すると思われる急性期虚血性脳卒中の退院後，経過観察のためにプライマリケア医を受診した。脳卒中後に残存する障害はなく，基本的および手段的日常生活活動作は自立している。既知の冠動脈疾患はない。LDLコレステロール値は155mg/dLである。

　脂質降下薬としてのスタチン治療は，この男性にとってどのような有益な効果があるだろうか。

解答例：

　SPARCL試験では，1日80mgのアトルバスタチンで治療された（既知の冠動脈疾患あるいは心房細動のない）患者で，脳卒中による全死亡率が低下することが示唆された。アトルバスタチンはまた，ほんの少し出血性脳卒中のリスクが上昇する代わりに，将来の虚血性脳卒中のリスクを16%低下させた。したがって，この男性に将来の脳血管イベントの二次予防の継続の一環としてアトルバスタチンを勧めるのは妥当であろう。

文献

1. Amarenco P, Bogousslavsky J, Callahan A, et al. High-dose atorvastatin after stroke or transient ischemic attack. *N Engl J Med.* 2006; 355(6): 549-559.

2. Callahan A, Amarenco P, Goldstein LB, et al. Risk of stroke and cardiovascular events after ischemic stroke or transient ischemic attack in patients with type 2 diabetes or metabolic syndrome: secondary analysis of the Stroke Prevention by Aggressive Reduction in Cholesterol Levels (SPARCL) trial. *Arch Neurol.* 2011; 68(10): 1245-1251.

3. Cappellari M, Bovi P, Moretto G, et al. The THRombolysis and STatins (THRaST) study. *Neurology.* 2013; 80(7): 655-661.

4. Elkind MS, Flint AC, Sciacca RR, Sacco RL. Lipid-lowering agent use at ischemic stroke onset is associated with decreased mortality. *Neurology.* 2005; 65(2): 253-258.

高リスクの心房細動患者の脳卒中予防におけるワルファリン用量調節

SPAF Ⅲ試験

47

Adjusted–Dose Warfarin for Stroke Prevention in High-Risk Atrial Fibrillation Patients

Daniel C. Brooks

低用量・固定量のワルファリンとアスピリンとの併用療法は，血栓塞栓症の高リスクである非弁膜症性（心房細動）患者の脳卒中予防に対して十分ではない。ワルファリンの用量調節は，高リスク患者の脳卒中を減少させる。

―― The SPAF Ⅲ Investigators[1]

研究課題：心房細動患者の脳卒中予防において，アスピリンおよび低用量・固定量のワルファリンの併用療法は，用量を調節したワルファリンと比べて，(a) 同様に効果的か，(b) より安全か[1]。

研究資金提供：米国国立神経疾患・脳卒中研究所(National Institute of Neurological Disorders and Stroke) の脳卒中・外傷部門から資金を提供された。ワルファリンは DuPont-Merck 社，アスピリンは SmithKline Beecham 社［訳者注：現在は GlaxoSmithKline 社の傘下］から提供された。

研究開始：1993 年

研究発表：1996 年

研究実施場所：米国およびカナダの 20 施設

研究対象：研究開始前 6 か月以内に心房細動が確認され，かつ以下の特徴のうち 1 つ以上を有する成人患者。左室機能障害〔過去 100 日以内のうっ血性心不全あるいは左室内径短縮率 (fractional shortening：% FS) 25%未満〕，研究登録時の収縮期血圧が 160 mmHg を超えること，虚血性脳卒中，一過性脳虚血発作 (transient ischemic attack：TIA），全身性塞栓症の既往，76歳以上の女性．発症後30日以内の後遺症のない脳卒中あるいはTIAの患者は対象とした．

研究除外対象：人工心臓弁，僧帽弁狭窄症，最近の肺塞栓症などで抗凝固薬が必要な状態，アスピリンあるいはワルファリン禁忌の患者

被験者数：1,044人

研究概要：研究デザインの概要については図47.1を参照のこと．

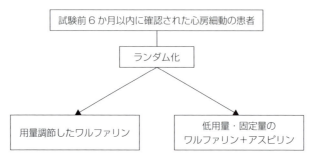

図47.1　研究デザインの概要

介入内容：調節量のワルファリン群の患者は，初回量を年齢に基づいて投与し，国際標準化比（international normalized ratio：INR）が2.0～3.0の範囲に安定するまで毎週測定しながら，用量を調節した．以降は少なくとも毎月測定した．低用量・固定量のワルファリン＋アスピリン群では，1週間あけて2回連続でINRが1.2～1.5の間に上昇するまでワルファリンを投与した．その後，INRは1か月後，3か月後，以降は3か月ごとに測定した．もしもINRが3.0を超えた場合，あるいは出血した場合，固定量を減量した．この患者群では，毎日325mgのアスピリンも内服した．

経過観察：平均1.1年

エンドポイント（評価項目）：
　一次アウトカム：虚血性脳卒中および全身性塞栓症の発症率
　二次アウトカム：TIA，後遺症が残るか致命的な脳卒中，大量出血，一次アウトカムのイベントと血管性疾患での死亡の複合

結果

- 平均 1.1 年の経過観察後という早い段階で，本試験は中断された。
- 一次アウトカムのイベント（虚血性脳卒中あるいは全身性塞栓症）の発症率は，調節量のワルファリン群と比べて，併用療法群で有意に高かった（**表 47.1**）。
- 併用療法群と比べて，調節量のワルファリン群では，後遺症の残る脳卒中が有意に減少した（**表 47.1**）。
- 大出血の発症率は，両群間で有意差を認めなかった（**表 47.1**）。

表 47.1　SPAFⅢ試験の主要結果のまとめ

アウトカム	調節量の ワルファリン （$n=523$）	低用量・ 固定量の ワルファリン ＋アスピリン （$n=521$）	絶対率 差分	P 値
総一次アウトカムイベント（虚血性脳卒中あるいは全身性塞栓症）	1.9%	7.9%	6.0%	＜0.0001
一過性脳虚血発作	2.7%	4.5%		有意差なし
すべての後遺症の残る／致命的な脳卒中	1.7%	5.6%	3.9%	0.0007
大出血（頭蓋内出血を含む）	2.1%	2.4%		有意差なし
一次アウトカムイベントあるいは血管性疾患での死亡	6.4%	11.8%	5.4%	0.002

批判と制限事項：アウトカムは盲検法で評価されたが，薬物の投与は非盲検であった。本試験の早期中断は，群間差を誇張しかねない。1 年間の追跡期間は十分でない可能性があり，長期間の安全性は評価できていない。調節量ワルファリンと比較された併用療法（アスピリンに低用量ワルファリンを追加）は，一般的な使用法ではない。

関連研究と有用情報：

- 2006 年の ACTIVE W（Atrial fibrillation Clopidogrel Trial with Irbesartan for prevention of Vascular Events）試験[2]では，心房細動患者の脳卒中リスク減少には，アスピリンとクロピドグレルの併用よりもワルファリンのほうが優れていることが示された。
- 本研究が発表されて 10 年を超える年月が経過し，3 つの新規経口抗凝固薬（ダビ

ガトラン，リバーロキサバン，アピキサバン）が，心房細動患者の脳卒中予防に対して，調節量のワルファリンと比較された。3つのすべての研究で，調節量のワルファリンには依然として高い効果があると示された[3-5]。

- 米国神経学会（American Academy of Neurology）[6]および米国心臓病学会（American College of Cardiology）/米国心臓協会（American Heart Association）[7]により出版されたガイドラインでは，心房細動患者の脳卒中予防に対して，ワルファリンはいまだに第1選択薬である。

要点と結果による影響：心房細動患者の脳卒中予防において，目標INR：2.0～3.0とした用量調節したワルファリンは，低用量・固定量のワルファリン・アスピリン併用に比べて，より効果的である。大出血の発症率は，両群間で同様であった。

臨床症例　　**心房細動の脳卒中予防**

症例病歴：

　心房細動と後遺症のない脳卒中の既往があり，ワルファリン開始後2年を超えて血管イベントのない77歳女性が，INRを頻繁に測定する必要のないように，ワルファリンを中止する，あるいは少なくとも減量できないか問い合わせるために，プライマリケア医を受診した。彼女は，代わりにアスピリンの内服を申し出た。

　本試験の結果に基づいて，あなたは彼女にどのような助言をすべきだろうか。

解答例：

　本試験は，心房細動患者の脳卒中予防において，アスピリンと低用量・固定量ワルファリンの併用に対して用量調節を行ったワルファリンのほうが優れていることを示した。その後に続くACTIVE W試験では，ワルファリンはアスピリンとクロピドグレルの抗血小板薬2剤併用療法よりも優れていることが示された。患者のCHADS$_2$（congestive heart failure, hypertension, age $>$75, diabetes mellitus, and prior stroke or transient ischemic attack）スコアは3点で，ROCKET AF（Rivaroxaban Once Daily Oral Direct Factor Xa Inhibition Compared with Vitamin K Antagonism for Prevention of Stroke and Embolism Trial in Atrial Fibrillation）試験の患者プロフィールと同様である。彼女はこれまでワルファリン内服で良好な経過だったので，現在の治療を継続するという助言もできる。しかし，頻繁なモニタリングの継続を強く望まないのであれば，定期的な抗凝固検査の必要がない新規抗凝固薬のリスクと利益について話し合うのもまた妥当である。

文献

1. Adjusted-dose warfarin versus low-intensity, fixed-dose warfarin plus aspirin for high-risk patients with atrial fibrillation: Stroke Prevention in Atrial Fibrillation III randomised clinical trial. *Lancet*. 1996; 348(9028): 633-638.

2. Connolly S, Pogue J, Hart R, et al., Clopidogrel plus aspirin versus oral anticoagulation for atrial fibrillation in the Atrial fibrillation Clopidogrel Trial with Irbesartan for prevention of Vascular Events (ACTIVEW): a randomised controlled trial. *Lancet*. 2006; 367(9526): 1903-1912.

3. Connolly SJ, Ezekowitz MD, Yusuf S, et al. Dabigatran versus warfarin in patients with atrial fibrillation. *N Engl J Med*. 2009; 361(12): 1139-1151.

4. Patel MR, Mahaffey KW, Garg J, et al. Rivaroxaban versus warfarin in nonvalvular atrial fibrillation. *N Engl J Med*. 2011; 365(10): 883-891.

5. Granger, CB, Alexander JH, McMurray JJV et al. Apixaban versus warfarin in patients with atrial fibrillation. *N Engl J Med*. 2011; 365(11): 981-992.

6. Culebras A, Messe´ SR, Chaturvedi S, Kase CS, Gronseth G. Summary of evidence-based guideline update: prevention of stroke in nonvalvular atrial fibrillation: report of the Guideline Development Subcommittee of the American Academy of Neurology. *Neurology*. 2014; 82(8): 716-724.

7. January CT, Wann S, Alpert JS, et al. 2014 AHA/ACC/HRS guideline for the management of patients with atrial fibrillation: a report of the American College of Cardiology/American Heart Association Task Force on practice guidelines and the Heart Rhythm Society. *Circulation*. 2014; 130(23): e199-267.

心房細動患者の脳卒中予防におけるダビガトラン

RE-LY 試験

48

Dabigatran for Stroke Prevention in Atrial Fibrillation Patients

Robert J. Claycomb

ダビガトランを 110 mg 投与した場合の脳卒中および全身性塞栓症の発症率は, ワルファリンと同程度であった。

—— Connolly et al.[1]

研究課題：直接トロンビン阻害薬であるダビガトランは, 用量調節したワルファリンと比べて心房細動患者の脳卒中リスクをどの程度減少させるか[1]。

研究資金提供：Boehringer Ingelheim 社

研究開始：2005 年

研究発表：2009 年

研究実施場所：アジア, 欧州, 北米, 南米の 44 か国の 951 施設

研究対象：心房細動および以下のいずれか 1 つ以上が確認された患者。(1)「脳卒中あるいは一過性脳虚血発作の既往」, (2)「左室駆出率 40% 未満」, (3)「研究登録前 6 か月以内の, ニューヨーク心臓協会 (New York Heart Association) 分類クラス II 以上の症候性心不全」, (4)「76 歳以上」, (5)「高血圧, 糖尿病, 冠動脈疾患を有する 65 〜 74 歳」[1]

研究除外対象：(1)「重症心臓弁疾患」, (2)「登録前 14 日以内の脳卒中」, (3)「登録前 6 か月以内の重症脳卒中」, (4)「出血リスクを上昇させる状態」, (5)「クレアチニンクリアランスが 30 mL/分未満」, (6)「活動性肝疾患」, (7)「妊娠」[1]

被験者数：18,133 人

研究概要：研究デザインの概要については図 48.1 を参照のこと。

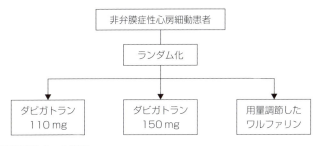

図 48.1 研究デザインの概要

介入内容：患者は，ダビガトラン 110 mg の 1 日 2 回内服，150 mg の 1 日 2 回内服，あるいは用量調節したワルファリンの 1 日 1 回内服，のいずれかに割り付けられた。ワルファリン群では，国際標準化比(international normalized ratio：INR)が 2.0 〜 3.0 を達成するように，少なくとも 1 か月ごとに評価し，ワルファリンの用量が調節された。ダビガトラン群では，INR や凝固状態の定期的なモニタリングはしなかった。治療にかかわらず，すべての患者は定期的な肝機能検査および経過観察のため「ランダム化の 14 日後，1 か月後，3 か月後，それから最初の 1 年は 3 か月ごと，以降は研究終了まで 4 か月ごと」[1]に受診した。

経過観察：2 年

エンドポイント(評価項目)：

一次アウトカム：脳卒中あるいは全身性塞栓症

一次安全性アウトカム：「ヘモグロビンが少なくとも 20 g/L [訳者注：2.0 g/dL]低下，2 単位以上の輸血[訳者注：輸血製剤(濃厚赤血球)の単位(U, unit)には日米差があり，日本の単位に換算した。米国における赤血球濃厚液の 1 単位は 450 〜 500 mL の血液から作成され，その量は約 300 mL である。一方で，日本赤十字社の赤血球濃厚液の 1 単位は 200 mL の血液から作成され，その量は約 140 mL と，米国の 1 単位は日本での約 2 単位に相当する]，重要部位あるいは臓器の症候性出血」[1]と定義される大量出血

その他のアウトカム：(1)「致命的な出血，症候性頭蓋内出血，ヘモグロビン値の少なくとも 50 g/L [訳者注：5.0 g/dL]低下を伴う出血，4 単位以上の輸血を要する出血，強心薬を要する出血，手術を要する出血」[1]のいずれかで定義される，生命を脅かす出血(大量出血のサブカテゴリー)，(2)心筋梗塞発症，(3)肺塞栓症，(4)一過性脳虚血発作，(5)入院

結果

- 「ダビガトランはいずれの用量も，ワルファリンに対して非劣性であった」[1] (**表 48.1**)。
- 「150 mg のダビガトランは，脳卒中あるいは全身性塞栓症に関して，ワルファリンよりも優れていた」[1] (**表 48.1**)。「110 mg (のダビガトラン) は，大出血に関して，ワルファリンよりも優れていた」[1] (**表 48.2**)。大出血に関しては，ダビガントラン 150 mg とワルファリンとでは，統計学的な有意差を認めなかった (**表 48.2**)。
- 肺塞栓症発症の発症率については 3 群間で統計学的な有意差を認めなかったが，心筋梗塞の発症率についてはダビガトラン 150 mg 群では 0.74%，ワルファリン群では 0.53% であり，統計学的な有意差があった。
- 3 群間において，脳卒中，全身性塞栓症，肺塞栓症，心筋梗塞，死亡そして大出血を複合して実質的な臨床効果のアウトカムを比較計算した。ダビガトラン 150 mg ではワルファリンに比べて，上記の複合事象が統計学的に有意に減少した (ダビガトラン 150 mg：6.91%，ワルファリン：7.64%，$P = 0.04$)。
- ワルファリン群では頻繁な凝固検査が必要であるにもかかわらず，治療の自己中断はダビガトラン 110 mg (7.3%)，150 mg (7.8%)，用量調節したワルファリン (6.2%) の 3 群間で同程度であった。
- 消化不良の発症率は，ワルファリン群と比べてダビガトラン両群で統計学的に有意に上昇した (ダビガトラン 110 mg：11.8%，ダビガトラン 150 mg：11.3%，ワルファリン：5.8%)。

表 48.1　主要結果のまとめ

イベント	ダビガトラン投与量[a]		調節量ワルファリン[a]	P 値 (ダビガトランとの比較)		
	110 mg	150 mg		110 mg 対ワルファリン	150 mg 対ワルファリン	150 mg 対 110 mg
脳卒中あるいは全身性塞栓症	1.53%	1.11%	1.69%	< 0.001[b]	< 0.001[b]	0.005
出血性脳卒中	0.12%	0.10%	0.38%	< 0.001	< 0.001	0.67
虚血性あるいは特定できない脳卒中	1.34%	0.92%	1.20%	0.35	0.03	0.02
後遺症を伴う／致命的な脳卒中	0.94%	0.66%	1.00%	0.65	0.005	0.02
血管障害が原因となった死亡	2.43%	2.28%	2.69%	0.21	0.04	0.44

[a] 各値は，1 年あたりの割合。

[b] 非劣性に対する P 値。その他のすべての P 値は優位性に対して計算された。

表 48.2　出血性イベント

出血の種類	ダビガトラン投与量[a]		調節量ワルファリン[a]	P値(ダビガトランとの比較)		
	110 mg	150 mg		110 mg 対ワルファリン	150 mg 対ワルファリン	150 mg 対110 mg
大出血	2.71%	3.11%	3.36%	0.003	0.31	0.052
大出血または小出血	14.62%	16.42%	18.15%	<0.001	0.002	<0.001
生命を脅かす出血	1.22%	1.45%	1.80%	<0.001	0.04	0.11
頭蓋内出血	0.23%	0.30%	0.74%	<0.001	<0.001	0.28
消化管出血	1.12%	1.51%	1.02%	0.43	<0.001	0.007

[a] 各値は，1年あたりの割合。

批判と制限事項：すべての群の約40%で，アスピリンの内服が許容された。アスピリンと経口抗凝固薬の同時使用により，出血リスクが上昇し，すべての群において大出血の発症が増加した可能性がある[2]。

　本研究が行われた当時，生命を脅かす出血に際して，ワルファリンの中和が普通に行われていたのに対し，ダビガトランの中和薬あるいは拮抗薬は何も確立されていなかった。

　腎不全患者での直接トロンビン阻害薬の安全性は，高齢者も含めて確立されていない。

関連研究と有用情報：

- RE-LY (Randomized Evaluation of Long-term anticoagulant therapY) 試験をより長期間経過観察したRELY-ABLE試験は，ダビガトランの安全性と有効性を両方とも立証し，低用量(110 mg)に比べて高用量(150 mg)では出血率が高いことを示した[3]。
- 米国神経学会(American Academy of Neurology)は最新の治療ガイドラインで，非弁膜症性心房細動患者におけるワルファリン治療の実行可能な代替薬として，ダビガトランを承認した[4]。

要点と結果による影響：本研究は，非弁膜症性心房細動患者における，脳卒中ならびに全身性塞栓症の予防に対して，ダビガトラン110 mgおよび150 mgは，調節量ワルファリンに比べて劣らないことを示した。ダビガトランは，抗凝固モニタリングの必要がなく，調節量ワルファリンの実行可能な代替薬となりうる。

| 臨床症例 | 非弁膜症性心房細動における脳卒中予防のためのダビガトラン |

症例病歴：

　右中大脳動脈の脳卒中および高血圧症の既往がある 77 歳男性が，（脳卒中の病因検索のために施行した）長時間心モニタリングにより発作性心房細動が判明した後に受診した。心不全の病歴や，出血の既往はなく，出血素因を認めなかった。

　診察では，左上肢の中等度の麻痺を認めたが，歩行障害を含め，その他に明らかな症状は認めなかった。ルーチンの臨床検査では，クレアチニンクリアランスは正常で，凝固障害も認めなかった。最近行ったルーチンの負荷検査では，冠動脈疾患はまったく認めなかった。心臓超音波検査では，弁膜異常は認めず，左室駆出率は正常であった。頭部 MRI では，複数の過去の心原性脳塞栓症と合致するいくつかの T2 高信号域を認めたが，新規脳卒中はなく，過去の出血も明らかでなかった。

　この患者は，脳卒中の二次予防のためにダビガトランで治療すべきだろうか。

解答例：

　治療すべきである。抗凝固薬が有益となる本患者において，ダビガトランはワルファリン治療の実行可能な代替薬である。この患者ではダビガトランの禁忌がなく，抗凝固モニタリングも必要なくなる。

文献

1. Connolly JS, Ezekowitz MD, Yusuf S, et al. Dabigatran versus warfarin in patients with atrial fibrillation. *N Engl J Med*. 2009; 361(12): 1139-1151.

2. Lechat P, Lardoux H, Mallet A, et al. Anticoagulant (fluindione)-aspirin combination in patients with high-risk atrial fibrillation. A randomized trial (Fluindione, Fibrillation Auriculaire, Aspirin et Contraste Spontané; FFAACS). *Cerebrovasc Dis*. 2001; 12: 245-252.

3. Connolly SJ, Wallentin L, Ezekowitz MD, et al. The long-term multicenter observational study of dabigatran treatment in patients with atrial fibrillation (RELY-ABLE) study. *Circulation*. 2013; 128: 237-243.

4. Culebras A, Messé SR, Chaturvedi S, Kase CS, Gronseth G. Summary of evidence-based guideline update: prevention of stroke in nonvalvular atrial fibrillation: report of the Guideline Development Subcommittee of the American Academy of Neurology. *Neurology*. 2014; 82: 716-724.

心房細動患者の脳卒中予防におけるアピキサバン

ARISTOTLE 試験

Apixaban for Stroke Prevention in Atrial Fibrillation Patients

Daniel C. Brooks

心房細動の患者において，アピキサバンは脳卒中または全身性塞栓症の予防に関してワルファリンよりも優れており，結果，出血は少なく，死亡率も低下する。

— Granger et al.[1]

研究課題：経口第Ⅹa因子阻害薬であるアピキサバンは心房細動患者において，(a)虚血性または出血性脳卒中や全身性塞栓症の予防，(b) 大出血とすべての原因による死亡，に関してワルファリンよりも優れているか[1]。

研究資金提供：Bristol-Myers Squibb 社，Pfizer 社

研究開始：2006 年

研究発表：2011 年

研究実施場所：北米，中南米，欧州，アジア太平洋 39 か国の 1,034 施設

研究対象：心房細動または心房粗動があり，次のうち少なくとも 1 つの脳卒中リスク因子を有する患者。75 歳以上，脳卒中，一過性脳虚血発作，全身性塞栓症の既往，直近 3 か月以内の症候性の心不全，左室駆出率が 40％未満，糖尿病，薬物治療を必要とする高血圧。

研究除外対象：可逆性の原因による心房細動，中等度から重度の僧帽弁狭窄，心房細動以外により抗凝固薬を必要とする病態（たとえば人工弁），発症 7 日以内の脳卒中，165 mg/日を超えるアスピリン，またはアスピリンとクロピドグレルの両方を要する患者，重篤な腎不全の患者。

被験者数：18,201 人

研究概要：研究デザインの概要については図 49.1 を参照のこと。

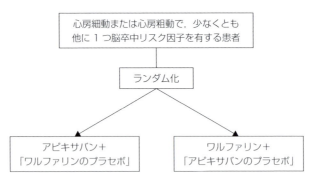

図 49.1　研究デザインの概要

介入内容：アピキサバン群の患者はアピキサバンとプラセボを投与された。アピキサバンは 1 回量 5 mg を 1 日 2 回投与された。次の 2 つあるいはそれ以上の基準〔80 歳以上，体重が 60 kg 以下，血清クレアチニン値 1.5 mg/dL（133 μmol/L）以上〕に該当する患者は 2.5 mg の用量で投与された。ワルファリン群の患者は，プラセボに加え，国際標準化比（international normalized ratio：INR）が 2.0 ～ 3.0 を達成するようにワルファリンを投与された。INR は，盲検化，暗号化されたベッドサイドの INR 機器を用いてモニターされた。患者の INR が治療域にある期間は Rosendaal 法で計算された[2]。現場や国レベルでの教育やフィードバックにより INR コントロールの質を向上させるためのプログラムが実行された。

経過観察：中央値 1.8 年

エンドポイント（評価項目）：
　一次有効性アウトカム：虚血性または出血性脳卒中，全身性塞栓症
　二次有効性アウトカム：すべての原因の死亡
　一次安全性アウトカム：大出血〔国際血栓止血学会（International Society on Thrombosis and Haemostasis：ISTH）の基準[3]に準じ，少なくとも 2 g/dL のヘモグロビン値の低下または少なくとも 2 単位の赤血球の輸血を伴うような臨床的に明らかな出血，重要部位での出血，死亡に至った出血〕
　二次安全性アウトカム：大出血および臨床的に関連のある小出血（大出血の基準を満たさないが臨床的に明らかな出血で入院，医師による内科的治療や外科的治療，抗血栓療法の変更に至ったもの）の複合。

結果

- 研究参加者の$CHADS_2$(congestive heart failure, hypertension, age > 75, diabetes mellitus, and prior stroke or transient ischemic attack)スコアの平均は 2.1 点であった。$CHADS_2$スコアは 0 〜 6 点で評価され，心房細動の患者の脳卒中のリスクを予測し，スコアが高いほどリスクが高いことを示す[4]。
- アピキサバン群ではワルファリン群よりも出血性脳卒中の発症率が 49% 低く，虚血性または不確定な型の脳卒中の発症率は 8% 低かった(これは統計学的に有意ではなかったが) (表 49.1)。
- 致死的な脳卒中は，アピキサバン群では 42 人，ワルファリン群では 67 人に発生した。
- 頭蓋内出血率はアピキサバン群で 0.33%/ 年，ワルファリン群で 0.80%/ 年であった(ハザード比：0.42, $P < 0.001$)。
- すべての出血率はアピキサバン群で 18.1%，ワルファリン群で 25.8% であり，絶対リスク減少率は 7.7% であった($P < 0.001$)。

表 49.1　ARISTOTLE 試験の主要結果のまとめ

アウトカム	イベント発生率(% / 年)		ハザード比	P 値
	アピキサバン	ワルファリン		
一次有効性アウトカム：脳卒中または全身性塞栓症	1.27%	1.60%	0.79	0.01
二次有効性アウトカム：すべての原因の死亡	3.52%	3.94%	0.89	0.047
一次安全性アウトカム：ISTH 基準による大出血	2.13%	3.09%	0.69	< 0.001
脳卒中，全身性塞栓症，大出血，すべての原因の死亡の複合	6.13%	7.20%	0.85	< 0.001

ISTH＝国際血栓止血学会

批判と制限事項：ワルファリン群の INR が治療域(2.0 〜 3.0)にあったのは期間のうち中央値 66.0%，平均値 62.2% であった。これは低いようにみえるが，ワルファリンに関連する他の研究と同様である。

関連研究と有用情報：

- ARISTOTLE (Apixaban for Reduction in Stroke and Other Thromboembolic Events in Atrial Fibrillation)試験の主要な結果は，先立つ研究である AVERROES

(Apixaban versus Acetylsalicylic Acid to Prevent Stroke in Atrial Fibrillation Patients who Have Failed or are Unsuitable for Vitamin K Antagonist Treatment)試験[5]で裏づけられている。これは同様のアピキサバン用法を低用量アスピリンと比較したもので，心房細動を有するもワルファリン投与の対象でない高リスクの患者において，大出血のリスクを変えることなく有意に脳卒中のリスクを減少させることを示した。

- 第48章で概説したRE-LY (Randomized Evaluation of Long-term anticoagulant therapY)試験[6]では，経口直接トロンビン阻害薬であるダビガトランがワルファリンと比較された。150 mgの1日2回のダビガトランは，脳卒中の発症率を低減させたが総合的な出血率は同様であった。110 mgの1日2回のダビガトランは同様の脳卒中発症率であったが，ワルファリンと比較して大出血は有意に少なかった。

- 第50章で概説するROCKET AF (Rivaroxaban Once Daily Oral Direct Factor Xa Inhibition Compared with Vitamin K Antagonism for Prevention of Stroke and Embolism Trial in Atrial Fibrillation)試験[7]では，もう1つの経口第Xa因子阻害薬であるリバーロキサバンがワルファリンと比較された。1日1回のリバーロキサバンは脳卒中と全身性塞栓症の予防に関してワルファリンに対して非劣性であった。頭蓋内出血および致死的出血率はリバーロキサバンで低かったが，他の大出血についての優位性はなかった。ROCKET AF試験の患者は，平均して脳卒中リスク因子がより多く，$CHADS_2$スコアの平均は3.5点であった(ARISTOTLE試験では2.1点)。

- 米国食品医薬品局(Food and Drug Administration：FDA)は，非弁膜症性心房細動による脳卒中と全身性塞栓症の予防，および深部静脈血栓症(deep venous thrombosis：DVT)と肺塞栓症(pulmonary embolism：PE)の治療，そして術後のDVT/PEの予防に対してアピキサバンを承認した。

- アピキサバンは，米国神経学会(American Academy of Neurology)[8]・米国心臓協会(American Heart Association)・米国脳卒中協会(American Stroke Association)[9]のガイドラインで，非弁膜症性心房細動における脳卒中予防に適した第1選択薬として支持されている。

要点と結果による影響：心房細動があり，それ以外の脳卒中リスク因子の少なくとも1つを有する患者では，アピキサバンはワルファリンと比較して脳卒中および全身性塞栓症のリスクを21％，大出血を31％，死亡を11％と有意に低下させた。

臨床症例　心房細動における脳卒中予防

症例病歴：

概ね健康で，良好に治療されている高血圧とインスリン非依存性糖尿病のある 65 歳男性が，1 週間断続的に生じる動悸を主訴にかかりつけ医を受診した。主訴のため彼はかかりつけ医の受診を急いで予約したのである。心電図で心房細動が明らかになった。

本研究の結果に基づき，あなたはこの患者の治療選択肢をどう考えるか。

解答例：

この患者は抗凝固療法を必要としている可能性がかなり高い。ARISTOTLE 試験の結果に基づくと，アピキサバンがワルファリンの代わりに強く検討されるべきである。この患者の CHADS$_2$ スコアは 2 点（高血圧と糖尿病）であり，これは ARISTOTLE 試験での CHADS$_2$ スコアの平均である 2.1 点に近い。さらに，患者のその他の既往は良好で，ARISTOTLE 試験におけるアピキサバンの除外条件（僧帽弁狭窄，人工弁，高用量のアスピリンの必要性，最近の脳卒中，重篤な腎不全）を含まない。ARISTOTLE 試験の結果に基づけば，この患者ではワルファリンの代わりにアピキサバンを投与することにより，脳卒中，全身性塞栓症，出血，死亡のリスクを減らせるであろう。

文献

1. Granger CB, Alexander JH, McMurray JJV, et al. Apixaban versus warfarin in patients with atrial fibrillation. *N Engl J Med.* 2011; 365(11): 981-992.

2. Rosendaal FR, Cannegieter SC, van der Meer FJ, Briët E. A method to determine the optimal intensity of oral anticoagulant therapy. *Thromb Haemost.* 1993; 69(3): 236-239.

3. Schulman S, Kearon C; Subcommittee on Control of Anticoagulation of the Scientific and Standardization Committee of the International Society on Thrombosis and Haemostasis. Definition of major bleeding in clinical investigations of antihemostatic medicinal products in non-surgical patients. *J Thromb Haemost.* 2005; 3(4): 692-694.

4. Gage BF, van Walraven C, Pearce L, et al. Selecting patients with atrial fibrillation for anticoagulation: stroke risk stratification in patients taking aspirin. *Circulation.* 2004: 110(16): 2287-2292.

5. Connolly SJ, Eikelboom J, Joyner C, et al. Apixaban in patients with atrial fibrillation. *N Engl J Med.* 2011; 364(9): 806-817.

6. Connolly SJ, Ezekowitz MD, Yusuf S, et al. Dabigatran versus warfarin in patients with atrial fibrillation. *N Engl J Med.* 2009; 361(12): 1139-1151.

7. Patel MR, Mahaffey KW, Garg J, et al. Rivaroxaban versus warfarin in nonvalvular atrial fibrillation. *N Engl J Med.* 2011; 365(10): 883-891.

8. Culebras A, Messé SR, Chaturvedi S, Kase CS, Gronseth G. Summary of evidence-based guideline update: prevention of stroke in nonvalvular atrial fibrillation: report of the Guideline

Development Subcommittee of the American Academy of Neurology. *Neurology*. 2014; 82: 716-724.

9. January CT, Wann LS, Alpert JS, et al. 2014 AHA/ACC/HRS guideline for the management of patients with atrial fibrillation: a report of the American College of Cardiology/American Heart Association Task Force on practice guidelines and the Heart Rhythm Society. *Circulation*. 2014. 130(23); e199-e267.

心房細動患者の脳卒中予防における リバーロキサバン

ROCKET AF 試験

50

Rivaroxaban for Stroke Prevention in Atrial Fibrillation Patients

Daniel C. Brooks

心房細動の患者において，リバーロキサバンはワルファリンと比較し脳卒中または全身性塞栓症の予防において非劣性であった。頭蓋内および致死的な出血はリバーロキサバン群でより少なかったが，大出血のリスクに有意差はなかった。

— Patel et al.[1]

研究課題：経口第Ⅹa因子阻害薬のリバーロキサバンは，非弁膜症性心房細動患者の虚血性・出血性脳卒中または全身性塞栓症の予防においてワルファリンに対し非劣性か[1]。

研究資金提供：Johnson & Johnson 社，Bayer 社

研究開始：2006 年

研究発表：2011 年

研究実施場所：45 か国の 1,178 施設

研究対象：非弁膜症性心房細動で，CHADS$_2$（congestive heart failure, hypertension, age > 75, diabetes mellitus, and prior stroke or transient ischemic attack）スコア（第 49 章で述べたとおり，CHADS$_2$ スコアは心房細動患者の脳卒中のリスクを予測するもので，0～6 点でスコアが高いほどリスクが高いことを示す）が 2 点以上で示される脳卒中リスクが中等度から高度の患者[2]

研究除外対象：血行力学的に重大な僧帽弁狭窄症，心臓人工弁，可逆性の原因による心房細動，発症 14 日以内のすべての脳卒中，ランダム化 3 日以内の一過性脳

269

虚血発作，心房細動以外による抗凝固薬の適応(たとえば静脈血栓塞栓症)，アスピリンを 100 mg/日よりも高用量を必要とする患者

被験者数：14,264 人

研究概要：研究デザインの概要については図 50.1 を参照のこと．

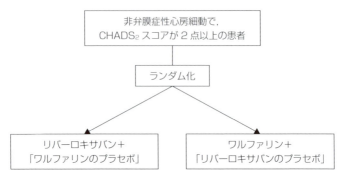

図 50.1 研究デザインの概要

介入内容：リバーロキサバン群の患者は，固定量のリバーロキサバン (20 mg/日，またはクレアチニンクリアランスが 30 ～ 49 mL/分の患者は 15 mg/日)を投与された．ワルファリン群の患者は目標国際標準化比(international normalized ratio：INR) が 2.0 ～ 3.0 を達成できるように用量を調節したワルファリンを投与された．盲検性が維持できるように，それぞれの群の患者は相当するプラセボを投与された．すべての INR は，薬剤の用量調節のために機器によって測定され，そのデータは中央モニタリングに送られた．その中央モニタリングは研究施設に対してワルファリン群の患者には真の INR を，リバーロキサバン群の患者には「偽の INR」を提供した．

経過観察：中央値 707 日

エンドポイント(評価項目)：
　一次有効性アウトカム：(虚血性または出血性)脳卒中と全身性塞栓症の複合
　二次有効性アウトカム：脳卒中・全身性塞栓症・心血管の原因による死亡の複合，脳卒中・全身性塞栓症・心血管の原因による死亡・心筋梗塞の複合，複合エンドポイントの個別の要素
　一次安全性アウトカム：大出血または臨床的に関連のある小出血イベント

結果

● 研究参加者の $CHADS_2$ スコアの平均は 3.5 点であった。

● リバーロキサバンは，ワルファリンに対して脳卒中または全身性塞栓症の予防の一次アウトカムの達成において非劣性であった（**表 50.1**）。

● 消化管からの大出血は，リバーロキサバン群（3.2%）においてワルファリン群（2.2%）よりも有意に多かった（$P < 0.001$）。

● しかし，頭蓋内出血は，リバーロキサバン群（0.5%）はワルファリン群（0.7%）よりも有意に少なかった（$P = 0.02$）。

● 脳卒中または全身性塞栓症の発症率は，ワルファリン群よりもリバーロキサバン投与を終えた患者においてリバーロキサバンからワルファリンへの切り替えの 1 か月以内に上昇していた（$P = 0.008$）。

表 50.1　ROCKET AF 試験の主要結果のまとめ

アウトカム	イベント発生率(数/100 患者)		ハザード比	P 値
	リバーロキサバン	ワルファリン		
一次有効性アウトカム：脳卒中または全身性塞栓症	1.7%	2.2%	0.79	< 0.001 (非劣性)
一次安全性アウトカム：大出血または臨床的に関連のある小出血	14.9%	14.5%	1.03	0.44
すべての大出血	3.6%	3.4%	1.04	0.58
頭蓋内出血	0.5%	0.7%	0.67	0.02
致死的出血	0.2%	0.5%	0.50	0.003

批判と制限事項：ワルファリン群の患者は，INR が治療域（2.0 〜 3.0）であった期間が中央値 58%，平均値 55%であった。これは第 49 章の ARISTOTLE (Apixaban for Reduction in Stroke and Other Thromboembolic Events in Atrial Fibrillation) 試験[3] よりも低い。ARISTOTLE 試験では別の経口第Ⅹa 因子阻害薬であるアピキサバンとワルファリンが比較された。

関連研究と有用情報：

● 第 48 章で概説した RE-LY (Randomized Evaluation of Long-term anticoagulant therapY) 試験[4] は，経口直接トロンビン阻害薬であるダビガトランとワルファリ

ンを比較したものである。ダビガトラン 150 mg の 1 日 2 回投与は，脳卒中の発症率を低減させたが総合的な出血率は同様であった。ダビガトラン 110 mg の 1 日 2 回投与は同様の脳卒中発症率であったが，ワルファリンと比較して大出血は少なかった。ダビガトランは，ワルファリンと比較して統計学的に有意に脳卒中リスクを低減させた唯一の新規経口抗凝固薬である。

- 第 49 章で概説した ARISTOTLE 試験[3]は，もう 1 つの経口第 Xa 因子阻害薬であるアピキサバンとワルファリンを比較したものである。1 日 2 回のアピキサバンはワルファリンと比較して，脳卒中と全身性塞栓症の予防で優れており，出血はより少なく，結果として死亡率は低かった。ARISTOTLE 試験では，ROCKET AF (Rivaroxaban Once Daily Oral Direct Factor Xa Inhibition Compared with Vitamin K Antagonism for Prevention of Stroke and Embolism Trial in Atrial Fibrillation) 試験よりも患者のワルファリン治療域 (INR：2.0 ～ 3.0) の平均がより高かった。しかし，ROCKET AF 試験の患者は，ARISTOTLE 試験の患者よりも平均して多くのリスク因子を有しており，平均の $CHADS_2$ スコアは，ARISTOTLE 試験では 2.1 点であるのに対して ROCKET AF 試験では 3.5 点であった。

- 米国食品医薬品局 (Food and Drug Administration：FDA) は，非弁膜症性心房細動による脳卒中と全身性塞栓症の予防，および深部静脈血栓症 (deep venous thrombosis：DVT) と肺塞栓症 (pulmonary embolism：PE) の治療，そして術後の DVT/PE の予防に対してリバーロキサバンを承認した。

- リバーロキサバンは，米国神経学会 (American Academy of Neurology)[5]および米国心臓協会 (American Heart Association) と米国脳卒中協会 (American Stroke Association)[6]のガイドラインで，非弁膜症性心房細動における脳卒中予防に容認できる第 1 選択薬とされている。

要点と結果による影響：非弁膜症性心房細動の脳卒中リスクが中等度から高度の患者では，虚血性・出血性脳卒中または全身性塞栓症の予防に関してリバーロキサバンはワルファリンに対し非劣性であった。リバーロキサバン群ではワルファリンよりも頭蓋内出血が少なかったが，すべての大出血率は同等であった。

臨床症例　　心房細動の脳卒中予防

症例病歴：

　心房細動があり，高血圧の既往と心不全での入院歴のある 76 歳男性が，ワルファリン以外の抗凝固療法の選択肢についての相談を希望した。彼の知人たちはワルファリンを処方されていたが，彼は頻回の INR 測定や食事について過度に注意することを望んでいなかった。

　本研究の結果に基づき，あなたはこの患者の治療選択肢をどう考えるか。

解答例：

　脳卒中リスクが中等度から高度であるため，この患者には抗凝固療法の適応がある。CHADS$_2$スコアは3点であり，ROCKET AF試験での平均CHADS$_2$スコアに近い。リバーロキサバンは適切な選択である。ROCKET AF試験が示したように，脳卒中リスクの減少においてワルファリンと比較してリバーロキサバンは非劣性であり，全体の大出血リスクは同等であった。リバーロキサバンは1日1回のみの内服でよいという点で，他の新規抗凝固薬より優れている。

文献

1. Patel MR, Mahaffey KW, Garg J, et al. Rivaroxaban versus warfarin in nonvalvular atrial fibrillation. *N Engl J Med.* 2011; 365(10): 883-891.

2. Gage BF, van Walraven C, Pearce L, et al. Selecting patients with atrial fibrillation for anticoagulation: stroke risk stratification in patients taking aspirin. *Circulation.* 2004: 110(16): 2287-2292.

3. Granger CB, Alexander JH, McMurray JJV, et al. Apixaban versus warfarin in patients with atrial fibrillation. *N Engl J Med.* 2011; 365(11): 981-992.

4. Connolly SJ, Ezekowitz MD, Yusuf S, et al. Dabigatran versus warfarin in patients with atrial fibrillation. *N Engl J Med.* 2009; 361(12): 1139-1151.

5. Culebras A, Messé SR, Chaturvedi S, Kase CS, Gronseth G. Summary of evidence-based guideline update: prevention of stroke in nonvalvular atrial fibrillation: report of the Guideline Development Subcommittee of the American Academy of Neurology. *Neurology.* 2014; 82: 716-724.

6. January CT, Wann LS, Alpert JS, et al. 2014 AHA/ACC/HRS guideline for the management of patients with atrial fibrillation: a report of the American College of Cardiology/American Heart Association Task Force on practice guidelines and the Heart Rhythm Society. *Circulation.* 2014. 130(23); e199-e267.

索引

和文索引

あ

アシクロビル　38〜41
アストロサイトーマ　134, 138
アスピリン　226, 228, 230, 234〜236, 239
　〜241, 244〜247, 253〜256, 261
アセチルコリンエステラーゼ(AChE)阻害薬
　2, 7
アセトアミノフェン　68, 125
アトルバスタチン　249〜252
アピキサバン　263, 264〜267
アルキル化薬　139, 140
アルテプラーゼ　195, 196, 198, 216
安静時振戦　52

い

一過性(脳)虚血発作(TIA)　222, 226, 230,
　244, 249, 250, 253, 258
　―― 後の高用量アトルバスタチン　249〜
　252
インターフェロンβ-1a　67〜70, 72, 77〜79,
　80, 82〜85
インターフェロンβ-1b　64, 69

う・お

ウォッシュアウト　3
ウロキナーゼ　216
運動疾患　49〜60

欧州連合神経学会　121
オーストラリア試験　101

か

外傷性脳損傷(TBI)　25, 106
覚醒維持検査(MWT)　161
過度の眠気(EDS)　160, 163
ガバペンチン　23
カルシウム拮抗薬　111

カルバマゼピン　22, 23
カルビドパ　51
カルビドパ・レボドパ合剤　54, 59
眼球脈波　229
冠動脈バイパス術(CABG)　193
顔面神経麻痺，片側性　38, 39

き

急性期虚血性脳卒中　190, 191, 196, 198,
　200, 203, 205, 206, 215, 216, 219, 234
　〜236, 239, 241, 252
　―― 後の静脈内血栓溶解療法　190〜193,
　195〜198
　―― に対するアスピリン　238〜241
　―― に対する血管内治療　200〜203, 205
　〜208, 210〜213, 215〜220
　―― に対する早期アスピリン　234〜237
　―― に対するヘパリン　238〜241
急性期脳卒中　238
急性細菌性髄膜炎　47
　―― に対する副腎皮質ステロイド　44〜48
急性視神経炎　146〜149
　―― に対する副腎皮質ステロイド　146〜
　149
急性脊髄損傷　187
　―― に対する副腎皮質ステロイド　183〜
　187
急性片頭痛発作に対するスマトリプタン　32
　〜36
球麻痺症状　126
局所脳虚血　225
虚血性脳卒中　190, 243, 249, 250, 253,
　254, 264
虚血性ペナンブラ　210
筋萎縮性側索硬化症(ALS)　129〜131
　―― に対するリルゾール　129〜132
筋力低下　131

く

組換えプロウロキナーゼ　201

275

くも膜下出血　111, 112
　—— に対する nimodipine　111〜115
グラチラマー酢酸塩　69, 72〜76, 90〜92
グリオブラストーマ　134, 135, 137〜140, 142
　—— におけるテモゾロミド　139〜143
　—— におけるメチル化された *MGMT* 遺伝子プロモーター　139〜143
　—— に対する放射線療法へのテモゾロミド　134〜138
クロピドグレル　246

け

頸動脈狭窄　226
頸動脈内膜剝離術(CEA)　221, 225, 228〜230, 232
外科的クリッピング　111
血管神経学　189〜273
血管攣縮　112, 113
血漿交換(PE)　118〜122, 124〜127
血栓除去　206
減圧開頭術　106, 108, 109
健康関連QOL(Health Utilities Index Mark 3)　39, 40

こ

抗 Parkinson 病　50
抗アセチルコリン受容体抗体陽性　126, 127
構音障害　131
抗血小板薬　241
抗てんかん薬　30
行動神経学　1〜13
広汎性外傷性脳損傷　109
　—— に対する減圧開頭術　106〜110
国際 RLS 評価尺度(IRLS)　165
国際血栓止血学会(ISTH)の基準　264
国際抗てんかん連盟(ILAE)の 2006 年のガイドライン　24
国際抗てんかん連盟(ILAE)の 2013 年のガイドライン　29
国際頭痛学会頭痛分類委員会(International Headach Society's Headache Classification Committee)の定義　32
国際標準化比(INR)　254, 259, 264, 270
昏睡　101

さ

最終観察値(LOV)　73
再発型多発性硬化症
　—— に対するナタリズマブ　77〜82
　—— に対するフィンゴリモド　82〜85
再発寛解型多発性硬化症(RRMS)　77, 80, 82〜85〜88, 90, 91, 93
　—— に対する経口BG-12　86〜88, 90〜93
坐骨神経痛　172, 173
　—— に対する早期手術　172〜176
左室機能障害　253
左室駆出率　258
左室内径短縮率　253

し

ジアゼパム　19, 153
視覚的評価スケール(VAS)　173
四肢筋力　126
　—— 低下　130
脂質異常症　252
脂質降下薬　252
視神経炎　146
ジスキネジア　56, 59
　—— スケール　57, 58
疾患修飾療法(DMT)　64, 69, 75
質調整生存年(QALY)　28
自発的循環回復(ROSC)　96, 97, 101
ジピリダモール　244〜247
ジフェンヒドラミン　125
重症筋無力症　124, 125, 127
　—— における血漿交換　124〜127
　—— における免疫グロブリン静注療法　124〜127
修正 Hachinski 虚血スコア　9
修正 Hoehn-Yahr スケール　50, 51
修正 WHO 基準　135
修正版オスウェストリー障害指数(ODI)　178
出血性脳卒中　249, 250, 264
小血管病　228, 252
症候性高度頸動脈狭窄に対する頸動脈内膜剝離術　221〜224
症候性中等度頸動脈狭窄に対する頸動脈内膜剝離術　225〜228
小出血　264
初回脱髄発作　67, 68

―― に対するインターフェロンβ-1a　67～
　　70
神経学的回復　96
神経学的な跛行　177
神経眼科学　145～149
神経感染症　37～48
神経救急医学　95～116
神経耳科学　151～156
神経腫瘍学　133～143
神経反復刺激試験(RNS)　125
進行期 Parkinson 病　56
進行性多巣性白質脳症(PML)　79
心室細動　96
心停止　96～98, 101, 102, 104
　　―― に対する低体温療法　96～100, 101～
　　104
深部静脈血栓症(DVT)　266, 272
心房細動　253, 254, 258, 263, 264, 272
心房粗動　263, 264, 267, 269

す

睡眠　159～170
睡眠障害国際分類　160
頭蓋内圧亢進　106, 109
頭蓋内動脈瘤　111, 112
スコポラミン　153
スタチン　251, 252
頭痛　31～36
スマトリプタン　32～35
スルファメトキサゾール・トリメトプリム(ST)
　　合剤　135

せ・そ

生活の質(QOL)　4, 23, 53, 57, 60, 135, 216
脊髄損傷(SCI)　183, 186
　　――,急性　187
脊柱管狭窄を伴う腰椎変性すべり症　177
脊椎障害　171
全身性塞栓症　254, 258, 259, 261, 264,
　　266, 269, 270, 272
選択的血管造影　225
前頭側頭葉変性症　12
全般性および分類不能てんかんに対するバルプ
　　ロ酸　27～30
全般性けいれん性てんかん重積状態　18

全般性てんかん重積に対するロラゼパム　18
　　～21
前方循環系の頭蓋内近位部閉塞　215

総合障害度スケール(EDSS)　63, 64, 68, 73,
　　78, 82, 83, 86, 90
組織プラスミノーゲン活性化因子(t-PA)　190
　　～192, 205, 206, 208, 219

た

第Xa因子阻害薬　263
大血管近位部の閉塞　210
大血管脳卒中　211
対光反射　107
大出血　264, 269, 270
多神経筋疾患　117～132
多発性硬化症(MS)　61～93
　　―― 委員会のガイドライン　69
　　―― 機能評価(MSFC)　83
　　―― の急性再発に対する経口副腎皮質ステ
　　ロイド　62～65
　　―― の急性再発に対する静注副腎皮質ステ
　　ロイド　62～65
　　――,臨床的に確実な　68, 72, 74, 75
ダビガトラン　258～262, 272

ち

中大脳動脈(MCA)
　　―― 血栓　201
　　―― 閉塞　200
中等度頸動脈狭窄　225
直接トロンビン阻害薬　258

つ・て

椎間板ヘルニア　172, 173, 176

低体温　96, 97, 102
　　―― 療法　99, 101, 103, 104, 109
定量的重症筋無力症スコア(QMGS)　124,
　　126
デキサメタゾン　45～47
テモゾロミド　134, 135, 138～140
てんかん　17～30
てんかん重積状態　19, 20

和文索引

277

と

ドイツ神経学会(German Society of Neurology)の Parkinson 病治療のガイドライン　57

動脈内血栓溶解療法　200, 205

動脈内治療　215

特発性全般性けいれん　30

ドネペジル　2, 3, 5, 13

ドパミン　165

ドパミン作動薬　51, 169, 170

ドパミントランスポーター結合　53

トピラマート　23, 27, 29, 247

な

内頸動脈

　── 狭窄　225

　── 高度狭窄　221, 222

ナタリズマブ　77〜80

ナルコレプシー　160, 163

　── に対するモダフィニル　160〜163

ナロキソン　183〜185

に

日常生活動作(ADL)　52, 56

ニューモシスチス肺炎　135, 138

ニューヨーク心臓協会分類クラス　258

認知症　12

の

脳外傷財団(Brain Trauma Foundation)の臨床ガイドライン　107

脳幹反射　99

脳機能カテゴリー(CPC)スケール　98

脳梗塞　229

脳脊髄液

　── 混濁　44

　── 細胞増加　44

脳卒中　222, 226, 244, 249, 258, 261, 266, 269, 270, 272

　── 後の高用量アトルバスタチン　249〜252

　── の二次予防に対するアスピリン　243〜247

　── の二次予防に対するジピリダモール　243〜247

　── リスク因子　263, 264

脳卒中予防　262, 267

　── におけるアピキサバン　263〜267

　── におけるダビガトラン　258〜262

　── におけるリバーロキサバン　269〜273

　── におけるワルファリン用量調節　253〜256

は

肺機能　126

肺塞栓症(PE)　266, 272

バルビツレート　107, 109, 110

バルプロ酸　22, 23, 27, 30

バンコマイシン　46

ひ・ふ

ピッツバーグ脳機能カテゴリー

ヒト免疫グロブリン静注療法(IVIG)　119

非弁膜症性心房細動　259, 261, 262, 266, 269, 270, 272

フィンゴリモド　82〜85

フェニトイン　19, 20

フェノバルビタール　19, 20

フェンタニル　98

副腎皮質ステロイド　44, 48, 62, 65, 127, 146, 148, 149

部分てんかんに対するラモトリギン　22〜25

フマル酸ジメチル　86, 90

浮遊耳石置換法(CRP)　152, 153, 156

プレドニゾロン　38〜40

　── 治療　42

へ

米国感染症学会(Diseases Society of America)による細菌性髄膜炎の治療ガイドライン　47

米国救急医学会の 2013 年の急性期虚血性脳卒中のガイドライン　193

米国食品医薬品局(FDA)　266, 272

米国神経学会(AAN)　41, 54, 69, 75, 131

　── および米国心臓協会/米国脳卒中協会の脳卒中予防のガイドライン　272

　── および米国心臓病学会/米国心臓協会の心房細動のガイドライン　256

　── の Guillain-Barré 症候群治療のガイド

ライン　121

―― の Parkinson 病の運動症状の変動とジスキネジア治療についてのガイドライン　59

―― の多発性硬化症治療のガイドライン　80

―― の非弁膜症性心房細動のガイドライン　261

―― ・米国心臓協会・米国脳卒中協会の脳卒中予防のガイドライン　266

米国心臓協会と米国脳卒中協会の 2014 年の虚血性脳卒中のガイドライン　246

米国心臓協会と米国脳卒中協会の脳卒中のガイドライン　224, 227

米国睡眠医療学会　163

米国卒後医学教育認定評議会(ACGME)　203

米国頭痛学会によるエビデンスに基づいた片頭痛

米国脳神経外科学会(AANS)と米国脳神経外科コングレス(CNS)

―― の合同ガイドライン委員会　183

―― の腫瘍に対する合同会議　137

米国脳卒中協会の虚血性脳卒中のガイドライン　236, 241

米国東海岸がん臨床試験グループ(ECOG)パフォーマンスステータス　140

ベクロニウム　102

ペナンブラ　211

―― 型　211〜213

ヘパリン　201, 238, 239, 241

ヘモグロビン　259

片頭痛　33, 35

―― 発作　32

変性すべり症　177

ペンタミジン　135

ほ

放射線療法　134, 138, 140

北米脊椎学会(NASS)の 2014 年の脊髄治療のガイドライン　180

歩行指標検査(AI)　63

ホスホジエステラーゼ阻害薬　243

ま・み

慢性小血管病　247

ミダゾラム　98, 102

む

無症候性頸動脈狭窄症　229, 230

―― に対する頸動脈内膜剥離術　229〜233

むずむず足症候群(RLS)　165, 166, 168〜170

――-QOL 質問票　167

―― に対する持続的ドパミン作動薬　165

め・も

メチルプレドニゾロン　63〜65, 68, 70, 146〜148, 183〜187

メマンチン　10, 11, 12, 13

免疫グロブリン静注療法(IVIG)　118〜122, 124〜127

――, ヒト　119

モダフィニル　160〜163

よ

腰仙髄根症候群　172

腰椎すべり症　178

腰椎変性すべり症　177, 181

―― に対する手術　177〜181

ら・り

ラクナ梗塞　228

ラモトリギン　22, 23, 27, 29

リバーロキサバン　269〜271, 273

良性発作性頭位変換性めまい(BPPV)　152〜156

―― に対する Epley 法　152〜156

リルゾール　130〜132

臨床診療ガイドラインのための多発性硬化症委員会　75

臨床全般印象度(CGI)　165

臨床的に確実な多発性硬化症(CDMS)　68, 72, 74, 75

れ・ろ

レベチラセタム　21

レボドパ　50〜52, 54

―― 関連運動合併症　56

ロチゴチン　165〜168, 170
ロラゼパム　18〜21

わ

ワルファリン　253〜256, 258〜261, 263〜
267, 269〜273

数字

5-HT$_{1B/D/F}$ 受容体の選択的アゴニスト　32

ギリシャ文字

α_4 インテグリン拮抗薬　77

欧文索引

A

Accreditation Council for Graduate Medical
Education(ACGME)　203
acetylcholinesterase(AChE)阻害薬　2, 7
ACST(Asymptomatic Carotid Surgery Trial)
試験　229〜233
ACTIVE W(Atrial fibrillation Clopidogrel
Trial with Irbesartan for prevention of
Vascular Events)試験　255
activities of daily living(ADL)　52, 56
ADAS-Cog(cognitive portion of the
Alzheimer's Disease Assessment Scale)
3, 5
ADCS-ADL$_{19}$(modified 19-item AD
Cooperative Study-Activities of Daily
Living Inventory)　11
AFFIRM(2002 Atrial Fibrillation Follow-up
Investigation of Rhythm Management)試
験　80
Alberta Stroke Program Early CT Score
(ASPECTS)　208, 217
Alzheimer's disease(Alzheimer 病)(AD)　2,
7, 8, 13
　―― に対するコリンエステラーゼ阻害薬
2〜7
　―― に対するメマンチン　8〜13
ambulation index(AI)　63
American Academy of Neurology(AAN)
41, 54, 69, 75, 131
　―― および American College of
Cardiology/American Heart Association
の心房細動のガイドライン　256
　―― および American Heart Association と
American Stroke Association の脳卒中予
防のガイドライン　272
　―― の多発性硬化症治療のガイドライン
80
　―― の非弁膜症性心房細動のガイドライン
261
　―― の Guillain-Barré 症候群治療のガイド
ライン　121
　―― の Parkinson 病の運動症状の変動とジ

スキネジア治療についてのガイドライン　59

――・American Heart Association・American Stroke Association の脳卒中予防のガイドライン　266

American Academy of Sleep Medicine　163

American Association of Neurological Surgeons(AANS)と Congress of Neurological Surgeons(CNS)

―― の合同ガイドライン委員会　183

―― の腫瘍に対する合同会議　137

American College of Emergency Physicians の 2013 年の急性期虚血性脳卒中のガイドライン　193

American Headache Society によるエビデンスに基づいた片頭痛

American Heart Association と American Stroke Association の脳卒中のガイドライン　224, 227

American Stroke Association の虚血性脳卒中のガイドライン　236, 241

amyotrophic lateral sclerosis(ALS)　129～131

ARISTOTLE(Apixaban for Reduction in Stroke and Other Thromboembolic Events in Atrial Fibrillation)試験　265, 271

ASPECTS →Alberta Stroke Program Early CT Score(ASPECTS)をみよ

as-treated 解析　179

AVERROES(Apixaban versus Acetylsalicylic Acid to Prevent Stroke in Atrial Fibrillation Patients who Have Failed or are Unsuitable for Vitamin K Antagonist Treatment)試験　266

B

Barthel Index(BI)　191, 196, 216

Behavioral Rating Scale for Geriatric Patients(BGP)　11

Bell 麻痺　38, 41

―― に対する副腎皮質ステロイド　38～43

Benadryl®　125

benign paroxysmal positional vertigo(BPPV)　152～156

BG-12　86～88, 90～93

BGP →Behavioral Rating Scale for Geriatric Patients(BGP)をみよ

BRANT(British Aneurysm Nimodipine Trial)試験　114

Brief Pain Inventory　39

C

canalith repositioning procedure(CRP)　152, 153, 156

CAPRIE(Clopidogrel versus Aspirin in Patients at Risk of Ischaemic Events)試験　246

carotid endarterectomy(CEA)　225, 228～230, 232

CAST(Chinese Acute Stroke Trial)試験　236, 238～241

CDR-SB→Clinical Dementia Rating Scale Sum of Boxes(CDR-SB)をみよ

Cerebral-Performance Category(CPC)　98

CHADS2(congestive heart failure, hypertension, age＞75, diabetes mellitus, and prior stroke or transient ischemic attack)スコア　256, 265, 267, 269～271, 273

CHAMPS(Controlled High Risk Avonex Multiple Sclerosis)試験　67～70

CHANCE(Clopidogrel With Aspirin in Acute Minor Stroke or Transient Ischemic Attack)試験　236

CIBIC-Plus(Clinician's Interview-Based Impression of Change Plus Caregiver Input)　4, 5, 11

Clinical Dementia Rating Scale Sum of Boxes(CDR-SB)　4

Clinical Global Impressions(CGI)　165

clinically definite multiple sclerosis(CDMS)　68, 72, 74, 75

clinically isolated

―― 初回脱髄発作　70

―― event　75

clinically isolated syndrome(CIS)　72

―― に対するグラチラマー酢酸塩　72～76

Cochrane レビュー 2008　241

cognitive portion of the Alzheimer's Disease Assessment Scale →ADAS-Cog(cognitive portion of the Alzheimer's Disease Assessment Scale)をみよ

computed tomography angiography(CTA) 216, 219

CONFIRM 治験 90〜93

coronary artery bypass grafting(CABG) 193

D

DECRA(Decompressive Craniectomy)試験 106〜110

deep venous thrombosis(DVT) 266, 272

DEFINE 治験 86〜88

DEFUSE(Diffusion and perfusion imaging Evaluation For Understanding Stroke Evolution)2 試験 213

Derriford Appearance Scale 59 39

disease modification treatment(DMT) 64, 69, 75

Dix-Hallpike 法 153, 155, 156

Doppler 超音波 229

Down 症 12

DSM(Diagnostic and Statistical Manual of Mental Disorders)-Ⅲ-R 2

Dyskinesia Scale 57

E

Eastern Cooperative Oncology Group (ECOG)パフォーマンスステータス 140

ECASS(European Cooperative Acute Stroke Study)Ⅲ試験 195〜198

ECST(European Carotid Surgery Trial)試験 223, 227

EDSS → Expanded Disability Status Scale (EDSS)をみよ

Epley 法 152, 156

Epworth Sleepiness Scale(ESS) 161, 162

EQ-5D(EuroQol Group 5-Dimension Self-Report Questionnaire) 216

ESCAPE(Evaluation Study of Congestive Heart Failure and Pulmonary Artery Catheterization Effectiveness)試験 219

ESPRIT(European/Australasian Stroke Prevention in Reversible Ischaemia Trial) 試験 246

ESPS(European Stroke Prevention)

――-1 試験 243

――-2 試験 243〜247

European Federation of Neurological Societies 121

excessive daytime sleepiness(EDS) 160, 163

Expanded Disability Status Scale(EDSS) 63, 64, 68, 73, 78, 82, 86, 90

Extended Glasgow Outcome Scale(GOSE) 106, 107

EXTEND-IA(Extending the Time for Thrombolysis in Emergency Neurological Deficits-Intra-arterial)試験 219

F

Fisher scale 114

Food and Drug Administration(FDA) 266

fractional shortening(%FS) 253

G・H

Gamunex® 125

Glasgow Outcome Scale(GOS) 45, 191, 196

GOSE→Extended Glasgow Outcome Scale (GOSE)をみよ

Guillain-Barré 症候群 118, 119, 121, 122
―― における障害の等級 119
―― における上肢の等級 120
―― における免疫グロブリン血漿交換 118〜122
―― における免疫グロブリン静注療法 118〜122

HACA(Hypothermia After Cardiac Arrest)試験 96〜104

House-Brackmann 顔面神経評価法 39

5-HT$_{1B/D/F}$ 受容体の選択的アゴニスト 32

Hunt and Hess 分類 111

I・K

IMS(Interventional Management of Stroke) Ⅲ試験 205〜208, 218

intention-to-treat(ITT) 23, 28, 90
―― 解析 174, 179

international classification of sleep disorders

160

International League Against Epilepsy
(ILAE)　24, 29

International Liaison Committee on
Resuscitation's Advanced life Support
Task Force　100, 104

international normalized ratio(INR)　254,
259, 264, 270

International Restless Legs Syndrome Rating
Scale(IRLS)　165

International Society on Thrombosis and
Haemostasis(ISTH)の基準　264

intravenous immunoglobulin(IVIG)　118～
122, 124～127

　──, ヒト　119

IRLS→International Restless Legs Syndrome
Rating Scale(IRLS)をみよ

ischemic-penumbra 仮説　210

IST(International Stroke Trial)試験　236

Kaplan-Meier 生存曲線　141

L

last observed value(LOV)　73

Lewy 小体型認知症　12

Likert 尺度　173

Low Back Pain Bothersomeness Scale　178

M

magnetic resonance angiography(MRA)
216

Maintenance of Wakefulness test(MWT)
161, 162

Medical Research Council dyspnea scale
(MRC 息切れスケール)　127

$MGMT$(O^6-methylguanine-DNA
methyltransferase)遺伝子プロモーター
139

$MGMT$(O^6-methylguanine-DNA
methyltransferase)Gene Silencing and
Benefit from Temozolomide in
Glioblastom　137

middle cerebral artery(MCA)閉塞　200

Mini-Mental State Examination(MMSE)　4,
5, 9, 135

modified Oswestry Disability Index(ODI)
178

modified Rankin Scale(mRS)　191, 201,
196, 206, 212, 216, 217

modified Thrombolysis in Cerebral
Infarction(mTICI)　218

MRC 息切れスケール→Medical Research
Council dyspnea scale(MRC 息切れスケー
ル)をみよ

MR CLEAN(multicenter randomized clinical
trial of endovascular treatment for acute
ischemic stroke in the Netherlands)試験
215～220

MR RESCUE(Mechanical Retrieval and
Recanalization of Stroke Clots Using
Embolectomy)試験　210～213, 218

mRS→modified Rankin Scale(mRS)をみよ

multiple sclerosis(MS)　61～93

Multiple Sclerosis Council for Clinical
Practice　69

　── Guidelines　75

Multiple Sclerosis Functional Composite
(MSFC)　83

myasthenic snar　127

N

NASCET(North American Symptomatic
Carotid Endarterectomy Trial)試験　221
～224

　── パートⅡ　225～228

NASCIS(National Acute Spinal Cord Injury
Study)試験　183～187

National Cancer Institute Common Toxicity
Criteria, Version 2.0　135

National Institutes of Health Stroke Scale
(NIHSS)　190～192, 196, 200, 205, 210,
216

Neuropsychiatric Inventory(NPI)　11

New York Heart Association 分類クラス
258

NIHSS→National Institutes of Health Stroke
Scale(NIHSS)をみよ

nimodipine　111～115

NINCDS-ADRDA(National Institute of
Neurological and Communicative

Disorders and Stroke-Alzheimer's Disease and Related Disorders Association)診断基準　2, 8

NINDS(National Institute of Neurological Disorders and Stroke)試験　190〜193, 197

NMDA(*N*-methyl-D-aspartic acid)受容体拮抗薬　8

O・P

ONTT(Optic Neuritis Treatment Trial)試験　65, 146〜149

oxcarbazepine　23

pancuronium　98

Parkinson 運動症状　56, 59

Parkinson 病　12, 50, 54, 56, 57
　　—— 質問票(Parkinson's Disease Questionnaire：PDQ-39)サマリインデックス　57, 58
　　—— 統一スケール(UPDRS)　51, 52, 56, 57
　　—— に対する脳深部刺激　56〜60
　　—— に対するレボドパ　50〜55

plasma exchange(PE)　118〜122, 124〜127

Practice Parameter: Initiation of Treatment for Parkinson's Disease: An Evidence-Based review　54

PreCISe(Effect of glatiramer acetate on conversion to clinically definite multiple sclerosis in patients with clinically isolated syndrome)試験　69, 72〜76

prednisone　146〜148

PROACT(Prolyse in Acute Cerebral Thromboembolism) II 試験　202

probable AD　2, 8

PRoFESS(Prevention Regimen for Effectively Avoiding Second Strokes)試験　246

progressive multifocal leukoencephalopathy (PML)　79

pulmonary embolism(PE)　266, 272

Q

QMGS→Quantitative Myasthenia Gravis Score(QMGS)をみよ

quality adjusted life-year(QALY)　28

quality of life(QOL)　4, 23, 53, 57, 60, 135, 216

Quality of Life Questionnaire　135

Quantitative Myasthenia Gravis Score (QMGS)　124, 126

R

relapsing-remitting multiple sclerosis (RRMS)　77, 80, 82〜85〜88, 90, 91, 93

RE-LY(Randomized Evaluation of Long-term anticoagulant therapY)試験　261, 266, 271

RELY-ABLE 試験　261

repetitive nerve stimulation(RNS)　125

RESCUE-ICP(Randomized Evaluation of Surgery with Craniectomy for Uncontrollable Elevation of Surgery with Craniectomy)試験　109

restless legs syndrome(RLS)　165, 166, 168〜170
　　——-QOL 質問票　167

return of spontaneous circulation(ROSC)　96, 97, 101

REVASCAT(Randomized Trial Of Revascularization With Solitaire FR® Device Versus Best Medical Therapy In The Treatment Of Acute Stroke Due To Anterior Circulation Large Vessel Occlusion Presenting Within 8 Hours Of Symptom Onset)試験　219

ROCKET AF(Rivaroxaban Once Daily Oral Direct Factor Xa Inhibition Compared with Vitamin K Antagonism for Prevention of Stroke and Embolism Trial in Atrial Fibrillation)試験　256, 266, 269〜273

Roland Disability Questionnaire　173

Rosendaal 法　264

r-proUK　202
　　—— 動注　201, 203

S

SANAD(Standard and New Antiepileptic Drugs)試験　25, 29
　　—— アーム A　22〜25
　　—— アーム B　27〜30

Sandoglobulin® 119
Schwab and England Scale 57, 58
Sciatica Frequency and Bothersome Index (SFBI) 173
SENTINEL(Safety and Efficacy of Natalizumab in Combination With Interferon Beta-1a in Patients With Relapsing-Remitting Multiple Sclerosis)試験 77〜81
Severe Impairment Battery(SIB) 11
SF36(Medical Outcomes Study 36-Item Short Form General Health Survey) (スコア) 173, 178
SPAF(Stroke Prevention in Atrial Fibrillation)Ⅲ試験 253〜256
SPARCL(Stroke Prevention by Aggressive Reduction in Cholesterol Levels)試験 249, 251
spinal cord injury(SCI) 183
SPORT(Spine Patient Outcomes Research Trial)試験 180
ST(スルファメトキサゾール・トリメトプリム)合剤 135
Stenosis Bothersomeness Index 178
Streptococcus pneumonia による髄膜炎 46, 47
SWIFT-PRIME(Solitaire™ with the Intention for Thrombectomy as Primary Endovascular Treatment for Acute Ischemic Stroke)試験 219
SYNTHESIS Expansion 試験 218

T

THRaST(Thrombolysis and Statins)試験 251
Thrombolysis in Cerebral Infarction(TICI) 206, 212
Thrombolysis in Myocardial Infarction (TIMI)分類 201, 202
tissue plasminogen activator(t-PA) 190〜192, 205, 206, 208, 219
TRANSFORMS(Trial Assessing Injectable Interferon Versus Fingolimod Oral in Relapsing-Remitting Multiple Sclerosis)試験 82〜85

transient ischemic attack(TIA) 222, 226, 230, 244, 249, 250, 253, 258
traumatic brain injury(TBI) 25, 106
Tylenol® 125

U・V

Unified Parkinson's Disease Rating Scale (UPDRS) 51, 52, 56, 57
——-Ⅱ 58
——-Ⅲ 58
—— スコア 52
UPDRS →Unified Parkinson's Disease Rating Scale(UPDRS)をみよ
US Modafinil in Narcolepsy Multicenter Study Group 162

VAS→visual analogue scale(VAS)をみよ
Veterans Affairs 試験 232
visual analogue scale(VAS) 173

W

World Health Organization(WHO)
—— パフォーマンスステータス 136, 138, 140
—— grading system 134, 139

■ 表紙・扉装丁・イラスト：ソルティフロッグ デザインスタジオ（サトウヒロシ）

医師として知らなければ恥ずかしい 50 の臨床研究
神経編

定価：本体 3,500 円＋税

2017 年 4 月 10 日発行　第 1 版第 1 刷 ©

編　者　デイビッド ウォン
　　　　デイビッド グリア

監訳者　岩田　淳
　　　　いわた　あつし

発行者　株式会社 メディカル・サイエンス・インターナショナル
　　　　代表取締役　金子　浩平
　　　　東京都文京区本郷 1−28−36
　　　　郵便番号 113−0033　電話 (03)5804−6050
　　　　　　　　　　　　　　　　印刷：日本制作センター

ISBN 978−4−89592−883−0　C 3047

本書の複製権・翻訳権・上映権・譲渡権・公衆送信権（送信可能化権を含む）
は (株) メディカル・サイエンス・インターナショナルが保有します。
本書を無断で複製する行為（複写，スキャン，デジタルデータ化など）は，「私
的使用のための複製」など著作権法上の限られた例外を除き禁じられています。
大学，病院，診療所，企業などにおいて，業務上使用する目的（診療，研
究活動を含む）で上記の行為を行うことは，その使用範囲が内部的であっても，
私的使用には該当せず，違法です。また私的使用に該当する場合であっても，
代行業者等の第三者に依頼して上記の行為を行うことは違法となります。

JCOPY 〈(社)出版者著作権管理機構 委託出版物〉
本書の無断複写は著作権法上での例外を除き禁じられています。
複写される場合は，そのつど事前に，(社)出版者著作権管理機構
（電話 03−3513−6969，FAX 03−3513−6979，info@jcopy.or.jp）
の許諾を得てください。